管理職のための
組織管理（看護感理）
バイブル

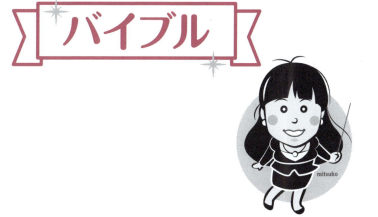

第9章 幸せな看護組織の管理職になるために

❶看護研究でAIに負けない看護師をつくる 430

❷看護研究と日常ケアのプロセスは
　近似である 445

❸研究支援で看護の質を上げる 461

❹クリティカルシンキングで看護の質を上げる 479

おわりに
〜看護に真理はない！だから，オモシロイ！ 494

　　　　　　索引 496

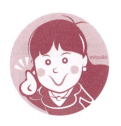

管理職の役割―― その3　**自分育て**

第7章　自分を知る

❶レジリエンス：折れそうで折れない耐性.....................328

❷SOC：センスオブコヒアランスを磨く.........................342

❸絆：ソーシャルキャピタルを醸成する.............................355

第8章　自分も他人も幸せに生きる

❶チーム医療：成功するチームづくり.................................368

❷チーム医療の促進：多職種連携と
マニュアル作成時の注意点...383

❸中長期的視野に立った強い看護部づくり.......................400

❹翻弄されない管理職であるために
～部長も師長も0歳から...413

❹多種多様だからこそ，
働き「がい」のある組織へ..................................257

第6章　発達課題から考える「個」育て

❶モチベーションとパフォーマンスマネジメント
（目標管理）..................................273

❷スタッフ育ては成人教育だけの視点ではなく
「学習者」の視点が大事..................................287

❸発達障害とうまく付き合う..................................299

❹困ったちゃんとうまく付き合う..................................313

管理職の役割——その2 **人育て**

第4章　役割を理解する

❶スタッフを知る（離職防止と定着促進）........................150

❷専門職としての役割を知る 162

❸管理職としての役割を知る 176

❹新しい部署へ異動した看護師長への支援.................190

第5章　管理職は「個」育て真っ最中

❶日常のコミュニケーションスキルで
組織と個人（スタッフ）を支援する 205

❷アサーティブコミュニケーションで
交渉術を味方につける！ 222

❸抵抗勢力こそよきパートナー（ベテラン編）..............243

第2章 マネジメントを知る

❶日常の看護と組織マネジメントの視点 63

❷外部環境（社会保障制度）とインクルーシブな
地域づくり 76

❸IPW（多職種連携）によるユビキタスケア 92

❹働き方改革と質担保（うつ病対策）にかかわる
マネジメント 104

第3章 非常時のマネジメントを知る

❶日常からの非常時対応 119

❷クライシスマネジメント 124

❸発災時マネジメントの実際 132

CONTENTS

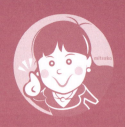

はじめに
〜「看護」の思考ができれば組織マネジメントはできる............... 3

管理職の役割──その1 組織育て

第1章 組織を知る

❶ 形の見えない，触れられない，組織って何？............. 12

❷ 組織の4ディメンション（方向）って何？..................... 24

❸ 組織を分析してみよう
　（定性的な組織分析）... 35

❹ 組織理解を深めてみよう（定量的な組織分析）............ 49

た「ヒト」という生き物を扱うプロでもあります。そうすると管理職はその対象を鑑みれば，「組織」と「組織成員」という2つの生き物をいかにうまく扱い，運営していくかというマネジメントのプロということになります。

　そこで，本書はこれらに呼応した3部構成です。第1部は組織を理解し育てる視点です。組織は不可視不可触ですが確実に存在します。それらをいかにマネジメントしていくのか，少しだけ「お金」にも触れていますのでサードレベルでも使える内容となっています。第2部は組織成員である「人」を理解し育てる視点です。現代日本の現状や組織の要である組織成員への支援などを織り交ぜています。第3部はスタッフも自分も自己実現のために看護師として幸せを感じながら仕事を楽しめる人生になるよう，自信を持っていただくための「自分」を育てるという視点でまとめました。組織運営の極意を知っていれば管理職として日々を楽しく幸せに過ごせます。

　そんな思いを込めて，『看護部長通信』で紹介した内容をさらにパワーアップさせて，皆様が看護師になってよかった〜♥これからも管理職を楽しむぞ〜！と思っていただけるようにまとめました。どうぞ気軽に手にとり，研修のテキストとして，職場の元気の素として利活用してください。たくさんの皆様に幸せをお届けできることを祈念しています。

　そして，この執筆を深い愛で応援・協力してくれた家族，編集部の髙橋克彰氏，榊原利之氏に感謝感謝感謝です！

2019年6月

中島美津子

はじめに
～「看護」の思考ができれば組織マネジメントはできる

　この本のタイトルには，「看護"感理"」と表しています。なぜで
しょう。「管理」って何となく官僚的上から目線のイメージではな
いですか？日本語では「統督する」という意味が包含され，異なる
意味合いになってきました。そのため現在では，「マネジメント」
というカタカナ表記が多いのですが，実は**「看護管理」という言葉
はもはや風前の灯**なのです。日本看護協会認定看護管理者教育課程
学習単元からも「看護管理」という言葉が激減し，代わりに「組織
管理」という言葉が増えました。そもそも「看護」を「管理」するっ
て意味不明ですので，昔から筆者は組織管理，組織経営と言ってき
ました。「看護」は管理されるものではなく，実践の科学であり「看
護」の「管理」ではなく「組織管理」「組織経営」「組織行動」「組
織心理」など，組織をいかにうまく運営していくかということを，
これから皆さんは学ぶこととなります。そのため本書のタイトルは
「感理」としています。

　その心は，日常の看護にあります。私たち看護師は，①国家資格
を持った科学者の専門職集団，プロである，②科学者として問題に
焦点を当て専門的知識に裏付けされた思考過程で行動する，③その
思考過程とは看護過程そのものであり，患者を右脳で「**感**」じ，左
脳で「**理**」性に基づく行動をとるケアを生業とする専門職集団です。
決して患者やスタッフを統督していません。この思考過程（看護過
程）は，組織理解やスムーズな組織運営で重要な役割を果たします。
皆さんがこれから学ぶ組織マネジメントは全く新しい考え方ではな
く，日常ケアの対象が「患者」から「組織」や「組織成員」に替わっ
ただけなので，「看護」ができれば組織管理もできるというわけで
す。しかも，④人間理解やコミュニケーションに関する学習も修め

組織育て

管理職の役割 その1

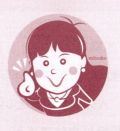

第 1 章
組織を知る

❶形の見えない，触れられない，組織って何？

学習目標

組織は見えない，触れられないが確実に存在し，外部環境の影響を受けている生き物のような存在であることを具体的に想像し，理解することができる。

　「組織は人なり」と言いますが，なぜそう言えるのか，その意味を理解し，組織というものを構造的に概観してみましょう。いわゆる"人体の組織"という時の組織は客観的に見ることが可能な境界が明瞭な物体ですが，"看護組織"という時の組織は，同じ組織と言えども，目で見ることができないし，境界も明瞭ではありません。

解説

人体の組織と看護組織の比較から，具体的な組織構造を思い描いてみる

人体の組織との共通点

　「"組織"についてなら解剖学でも微生物学でも学んだし，日常的に理解していますよ」という方がほとんどではないでしょうか。もちろんそれは，「人体」という私たち看護師が対象とするホモサピエンスなどの生物学的な組織ですよね。では，看護組織というのはご存じですか？病院組織というのはご存じですか？見たことがありますか？手で触れたことがありますか？もちろん，ないですよね。古より，いわゆる"看護組織"と言う時の組織を見たことがある人はいません。それはなぜか？それ自体の実体がないからです。

　では，ここで人体の組織について考えてみましょう。高校の生物の授業を思い出してください。人間の体を作っている最小単位は「細胞」ですよね。細胞は，核と細胞質からできています。核には，遺伝情報が書き込まれたDNA（デオキシリボ核酸）があり，細胞質にはミトコンドリアやリボソームがありましたよね。ミトコンドリアでは生きていく上で重要なエネルギーを産生していますし，リボソームでは遺伝情報を受け取ったRNA（リボ核酸）によってタンパク質を作り出し，細胞分裂する中である一定の働きをする細胞たちが集まって組織になります。その組織たちがさらに集まって固有の働きをする時に器官になり，それが体内であれば臓器と言われ，人体を形成しています。懐かしいですね〜！でも，これを懐かしがっていてはダメです。これこそが組織をうまく「管理」，つまりマネ

●表1　人体の組織と看護組織の共通点

人体の組織		看護組織	
細胞		一個人	スタッフ
核・DNA		信条・価値観・習慣	組織理念
細胞質	ミトコンドリア（化学反応・エネルギー産生）	文化形成 労働力産出	組織文化 ケアサービス
	RNA（タンパク質合成）	家族・仲間	人事管理
ゴルジ体	タンパク質の質管理と配送	ワーク・ライフ・インテグレーション	マネジメント部門
脂肪	ミトコンドリアでエネルギーとなる	プラス，マイナスのスイッチとしてのモチベーター	社会的評価 報酬（福利厚生） ほか

ジメントしていく時に大事な視点だからです。

　では，人体の組織については思い出したとしても，看護組織というものを見た人は皆無ですので，既述した生物体と比較して考えてみましょう（**表1**）。

　こうして並べてみると，組織成員の一人ひとりのケアの積み重ねが組織としてのケア活動というエネルギーになり，さらに同僚やさまざまな人間，部門などと共に，化学反応を起こしながら，新な活動を創出していくエネルギー産生を担当するミトコンドリアのようにもとらえられます。また，個々人が化学反応を起こしながら仲間をつくったり，社会最小単位の組織である家族を形成したりしている活動は，まるでRNAが生きる源のタンパク質を創生しているようにもとらえられます。組織的視点で言えば，RNAは組織内でうまく人的な合成ができるように人事管理をしているようなものです。このように，看護組織というのは，一人ひとりのさまざまな価値観を持ったスタッフが集まって組織文化を形成（合成）しながら，ケア

サービスという無形のサービスを産出している「生き物」であるととらえることができます。

ゴルジ体と比べても同じです。ゴルジ体が質管理をしているのと同じように，一個人では，仕事の質にも影響する人生のワーク・ライフ・インテグレーション（一人の人間のさまざまな人生での瞬間瞬間が積み重ねられ，一人の人間として成長しつつ生きていくことを前提にした考え方）を成し得ています。看護組織であれば，質管理をしていく役割のマネジャーがさながらゴルジ体ということでしょうか。思わず看護師長たちがゴルジ体の着ぐるみを着ている姿が思い浮かびます（笑）。

また，ミトコンドリアでエネルギー源になる脂肪と同じような役割をするのは，一個人で言えばあらゆる行動のスイッチとなるモチベーターです。それはプラスの場合もマイナスの場合もあります（詳細は第6章参照）。組織的視点で言えば社会的評価や給与・福利厚生などがあります。

さまざまな役割の細胞が集まって組織になる人体構造と同じように，看護組織も看護職一人ひとりが集まって，看護組織という1つのチーム（組織）をつくっているわけですね。「組織は人なり」とはまさにこのことです（**図1**）。

人体の組織と異なる点

とはいえ，人体とは異なり，看護組織という時の組織には**実体がありません**。不可視なものです。しかしそれを，まるで人体と同じようなものとして分かりやすく説明しようと試みたのが，動物生理学者ルートヴィヒ・V. ベルタランフィ（Ludwig V. Bertalanffy）

●図1　組織は人なり

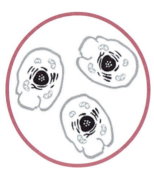

一つひとつの細胞は「核」と細胞質によってできている。細胞が集まり，組織となる！

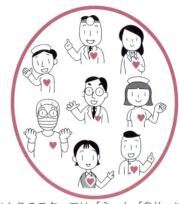

一人ひとりのスタッフは「心」と「身体」によってできている。スタッフが集まり組織となる！

です。私たち医療者にはお馴染みの恒常性維持「ホメオスタシス」から発展させたシステムに基づく「一般システム理論」という組織のとらえ方です[1]。"システム"とは複数の要素が相互作用，相互依存といった相互的な関係を持ちながらつくり上げているまとまり，という解釈で使われています。ここからは，「組織」という言葉を人体ではなく看護組織を表すものとして使っていきます。

　組織は，全体が部分の総和ではありません。これは経験済みですよね。スタッフ一人ひとりの能力の総和が，チームとして発揮できる能力であるとは限りません。同じ日勤や夜勤でも，その時のメンバーによって，人数分以上の業務が可能な時もあれば，そうでない時もあります。

　また，組織は生き物のように，それまでと同じようなバランスを保とうとする慣性の法則が働きます。右に行こうとすれば必ず左向きの力が働き，左に行こうとすれば右向きの力が働きます。つまり，

●表2　組織の特徴

非還元性：全体は部分の総和ではない
自己安定性：全体の秩序やバランスを保持しようとする機能
自己組織性：既存構造を自ら進化させ学習・進化する機能
オープン性：外界とエネルギーや情報のやり取りを行い，外部環境に適応する機能

何か組織内で新たな動きがあると必ず，それに反対する勢力が現れます。しかし，それは組織にとって恒常性維持のために必要な力なのです。そのあたりは別の章で詳述しますが，目には見えないけれども「安定を望むエネルギー」が働くのです。

また組織は，実体はなくてもずっと「存続したいというエネルギー」が働きます。そうですよね，明日からいきなりあなたの勤めている病院が潰れちゃったら困りますよね。スタッフのためにも存続しなければなりませんし，何よりも患者や地域のために医療組織はなくてはならない組織です。そのため，さまざまな外部環境に適応しようとホメオスタシスが働きつつ，適応するように組織自体が学習し，進化しようという文化が生まれてきます。つまり，外部とのさまざまなやり取りを通して，組織自体も進化していくという考え方です（**表2**）。

ベルタランフィは組織自体の「進化」までは述べていませんが，さまざまな組織論の基礎として他の理論に大きな影響を与えました。のちに「進化」までをも視野に入れて展開していくのは，経営学の巨匠と言われる「組織均衡論」を説いたチェスター・I.バーナード（Chester I. Barnard），その他，組織は事象を組織内に制度として組み込む「制度化」を展開しながら常に進化する「生き物」

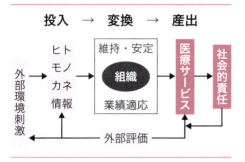

●図2　解放システムとしての組織

であると論じたフィリップ・セルズニック（Philip Selznick），組織の基準やルールがこれでよいのか，このままでよいのか，一個人ではなく組織としての運営基準に焦点を置き，組織の未来からの視点で，組織自体が自問することで問題を解決しながら組織は改革を続け生きているという「ダブルループ学習」「組織学習」を説いたクリス・アージリス（Chris Argyris）とドナルド・A. ショーン（Donald A. Schön）などです[2〜4]。いずれにしても，ベルタランフィの考え方は後世の組織理論家に多大なる影響を与えています。

　ベルタランフィは組織は進化するというよりも，恒常性を保とうとして，動物の組織と同じように組織内外の均衡を取りながら一つのシステムとして動いているという有機的開放システムであると考えました。この考え方は，さまざまな現象・事象・事物・物事を説明しようとしたもので，組織理論だけでなく，以降の経済学，政治学，教育学，社会学，心理学，医学，神経医学，気象学，天文学など実にさまざまな分野の理論構築の基礎にもなりました。人体の恒常性維持機能，つまり外部環境の変化があっても内部環境をある一定に保とうとする働きであるホメオスタシスが組織にも当てはまると考えたのです。

　では，組織を見てみましょう。組織というシステムは，外部環境刺激からヒト，モノ，カネ，情報としてエネルギーを入力します（**図2**）。

この時，他者からの評価や社会からの評価なども刺激となって働きがいなどに変換され，エネルギーとして入力されます。入力されたエネルギーは組織の内部において処理されて，製品あるいはサービスとして外的環境に出力されます。看護組織で言えば，目に見えない「ケア」という無形のサービスです。さらに，そのケアという目に見えない無形のサービスに対して，組織は外的環境から金銭や心理的満足というフィードバックを受け取ります。そして，それが次の組織への入力エネルギーとなっていくのです。

　ベルタランフィの考え方のほかには，社会学者のマックス・ウェーバー（Max Weber）が提唱した，組織を一つの機械的な箱としてとらえ，恒常性を保つ外部環境からの影響がない「官僚制組織」という考え方などもあります[5]。組織を生物学的にとらえたベルタランフィから始まり，その後さまざまな理論家が組織について述べており，ウェーバーも官僚制組織が優れた組織体系とも言わず，組織論はさまざまです。いずれにしても「組織は人なり」という考え方が基本となり，組織構造をどうとらえるかという議論から，徐々に組織を支えている組織成員に関する組織研究としてリーダーシップや意思決定理論，マネジメント理論へと発展していきます。

 実践のために

自組織を生き物としてとらえてみる

　「組織は人なり」という視点で，自分自身の所属する組織を考えてみましょう（**表3**）。

●表3　組織におけるあなたの立ち位置

看護組織		所属組織
一個人	スタッフ	あなた
信条・価値観・習慣	組織理念	あなたの信条・価値観・習慣
文化形成 労働力産出	組織文化 ケアサービス	どんな文化，雰囲気の組織？組織の機能は？（老健？急性期？訪看？ほか）
家族・仲間	人事管理	あなたの家族は？仲間は？
ワーク・ライフ・インテグレーション	マネジメント部門	あなたの役割は？人生で大事なモノは？人生の目標は？
プラス，マイナスのスイッチとしてのモチベーター	社会的評価 報酬（福利厚生） ほか	あなたの生きがいは？働きがいは？お給料は？

　今だから告白しますが，実は看護部長をしている時に，「は？？？勘弁してよ〜（>.<）」と思っていたことがありました。それは，「主人の扶養の範囲内で働きたいのでこれ以上は働けません」と言う看護師です。その時は，いやいやいやいや，国家資格保持者として，資格を活かして働いて，社会貢献として税金を払おうよ！と思っていたからです。でも，それはあくまでも筆者自身の価値判断基準であることに気がつき，今では一個人の価値観があって当然と，自分の考えを修正しました。つまり，それがいいとか悪いとかではなく，そういう信条・価値観の人なのです。

　例えば，男女混浴の露天風呂，なんで混浴なのよ〜（>.<）と，入りたくても入れないという人と，別に見られても減るものでもあるまいし，せっかくの風光明媚な露天風呂を楽しもう！という人と，それぞれ価値観が異なるのと同じだと思うのです。その価値観の違いが言動となるわけですから，なんで？と自分の価値観で判断せず，そういう人生観の看護師なのだと受け入れられるようになりました。

組織も同じです。組織によっていろいろな文化があります。それは組織内のさまざまな人同士の関係性から生まれる化学反応の結果です。当たり前のことですが，その組織のミトコンドリアによって産出されるエネルギーがいわゆる世間的に言う同じ「ケア」だとしても，介護老人保健施設の看護組織と急性期病院の看護組織と訪問看護ステーションの看護組織では，産出される「ケア」の質も量も違います。価値観が異なるのです。どの組織のケアにも優劣はなく，受け取る側の価値判断基準によるのです。組織を理解する時に，この価値観の違いはとても大事なのです。だからこそ，異質のものを組み合わせ，総体としてよい質のケアを提供できる組織に育てることがマネジメントの醍醐味でもあります！

　おまけですが，ここで知ってもらいたいのは，ゴルジ体の役割を担っている「ワーク・ライフ・インテグレーション」です。ゴルジ体は，細胞内のタンパク質の性質をいろいろな役割によってつくり出し，細胞外へ配送するというものです。これを個人に当てはめるワーク・ライフ・インテグレーションとは，時には看護師の役割，時には妻の役割，時には母親の役割，時には娘の役割，時にはチェロ奏者の役割，時にはPTA広報委員の役割，時にはご近所BBQ企画担当の役割（ちなみにこれらは筆者の役割でもあるのですが…苦笑）など，１つしかない一人ひとりの人間として，人生ではさまざまな役割を統合しているということを表しているとも言えます。

　いや，今，これを読んでいるあなたはもっとたくさんの役割を持って生きているかもしれません。そう，人はさまざまな役割を担いながら生きているのです。一つしかない体も精神も心も，いかに

うまくやりくりしながら，一人の人間の人生として仕事も人生も楽しみながら統合する，まるでこれはゴルジ体のようですよね。

　さて，**表1**の説明として最後にダイエットをしたいな〜痩せたいな〜と考えている方の大敵である脂肪について見てみましょう。実はこれはとても重要な役割をしています。それがないとミトコンドリアでエネルギーが産生されません。他者の評価を気にしながら仕事をするなんてタブーだと思っているかもしれませんが，やはり他者や社会からの評価というのはとても大事なことです。ましてや，自分の労働対価として支払われるお給料だって大事。看護師はお金じゃない，やりがいよ！なんてきれいごとも言えません。一般的に忌み嫌われる脂肪ですが，体にとってとても大事な存在であるように，称賛されたり，労働対価を求めることは何も恥ずかしがったり照れたりすることではなく，堂々と受けていいんです。それが他者や社会からの「承認」にもつながっていくからです。

チェックポイント！

- 人体の組織と看護組織の「組織」には共通点ありあり！
- 組織は人なり！人体が一つひとつの細胞から作られているように，看護組織は一人ひとりのスタッフが集まってできている
- ホメオスタシスの機能は，医療組織や看護組織などの組織でも成り立っている

お役立ち参考資料・文献

　組織に関してもっと深く学びたいという方には，次の著書をお勧めします！一般システム理論をとても詳細に述べてあります。

- ルートヴィヒ・V. ベルタランフィ著，長野敬，太田邦昌訳：一般システム理論―その基礎・発展・応用，みすず書房，1973．

　さらに組織というか，そもそも高校の時の生物学からしてよく分かんない！という方には，ヒトの細胞37兆個を擬人化して漫画にした『はたらく細胞』をお勧めします。休むことなく働いている細胞たちのドラマを，実に分かりやすく書いてあります！

- 清水茜著：はたらく細胞〈コミック1〜5巻セット〉，講談社，2015〜2017．

引用・参考文献
1）L・V. フォン・ベルタランフィ著，長野敬，太田邦昌共訳：一般システム理論―その基礎・発展・応用，みすず書房，1973．
2）C・I. バーナード著，飯野春樹訳：経営者の役割，有斐閣，1979．
3）P・セルズニック著，北野利信訳：組織とリーダーシップ，ダイヤモンド社，1975．
4）Chris Schon & David A. Argyris（1995），Organizational Learning II：Theory, Method, and Practice, Facsimile
5）マックス・ウェーバー著，濱嶋朗 訳：権力と支配，講談社，2013．
6）中島美津子：納得と協力が得られ，成果を導く「伝える力」を身につけよう！（その1），看護部長通信，Vol.12，No.3，2014．

第1章 組織を知る

❷組織の4ディメンション(方向)って何?

学習目標

> 組織理論を活用しながら,組織について4ディメンションから理解することができる。

　組織を理解する時には,看護師である私たちが普段,患者を理解する時に利用している4つの側面(身体的側面,精神的側面,社会的側面,スピリチュアルな側面)を使うと,とても分かりやすくなります。ここでは,組織を理解する時の考え方について学んでいきます。患者も組織も,4ディメンションです(**図1**)。

●図1　患者と組織のとらえ方の共通点

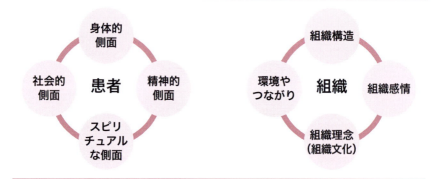

解説

組織の4ディメンションとは，患者理解の身体的側面，精神的側面，社会的側面，スピリチュアルな側面と同じである

身体的側面（組織構造）

　私たち看護師は，患者を理解する際は身体的側面，精神的側面，社会的側面，スピリチュアルな側面からとらえます。実は，「組織も人なり」ということから考えると，組織を理解する際にもほぼ同じようなことが言えるのです。もちろん，人体の身体的側面，つまり骨組みや臓器のようなものは目で見えますが，看護組織という時の組織の骨組み，つまり構造は目で見ることはできません。とはいっても，組織を作っている骨組みには，**表1**の4つの要素があります。これらは，組織の質にも影響します。

①物的要素

　物的要素といっても，経営母体の違いや，病院，クリニック，訪問看護ステーション，介護老人保健施設，特別養護老人ホーム，小規模多機能型居宅介護など，機能も含めたさまざまな施設があります。さらに施設設備も，ご立派なバブル時代を彷彿とさせる造りやとても機能的な動線を考えた造りなど，充実した組織もあれば，そうでない組織もあります。使用される医療機器もそうです。豊富な最新式のさまざまな医療機器を揃えているところもあれば，そうで

●表1　組織を作っている骨組み

物的要素	資本，施設，設備，機械，道具
社会的要素	外部環境（時流）
人的要素	組織成員
生産的要素	活動結果

はない旧式の医療機器で頑張っているところもあります。ただし，誤解のないようにしていただきたいのは，このような**物的要素が組織の質を決めるわけではない**ということです。旧式の医療機器しかない組織でも，質の高い医療を提供している組織はたくさんあります。医療機器だけでなく，普段使っているさまざまな道具も然りです。

②社会的要素

社会的要素は，いわゆる外部環境です。組織を取り巻き，組織へ影響を及ぼす厚生行政の流れ，例えば地域医療構想や地域包括ケアシステムでの立ち位置などです。また，国民のニーズも社会的要素の一つです。

③人的要素

今さらですが，人的要素というのはお分かりですよね。人員配置や，どのような能力を保持したスタッフが組織内にいるのか，また今後どのようなスタッフを必要とするのか，人を育てるための教育や学習の環境や情報共有のあり方なども含まれてきます。

④生産的要素

これがまさに「目に見えないケア」という商品のことです。私たちは，一人ひとりが患者に対峙しケアを実践しつつ，その集積から組織としてのケアという無形の商品に対して，診療報酬という対価を受け取っています。診療報酬は，我が国の医療制度の下，患者が医療費として強制的に支払っているものであり，それが私たち医療組織の報酬となります。つまり，私たちの仕事は無形の目に見えないケアへの対価をいただいているサービス業ということになります。物的要素，社会的要素，人的要素それぞれがお互いに影響し合いながら，

● 図2　常に変化している組織

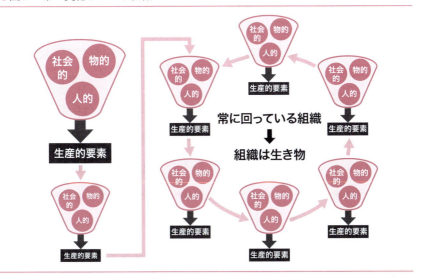

結果として生産的要素を生み出します。そして，生まれてきた生産的要素は，また次の物的要素，社会的要素，人的要素に影響するのです。

　無形のサービスとしての生産的要素に対する診療報酬が入ることで医療組織は成り立っています。そして，設備の充実や患者サービスに向けた次の行動への投資（例えば巡回バスを走らせるなど）が可能となります。さらに，職員の給与などの待遇改善にもつながると，そこで働きたいという仲間が増えることにもつながりますし，質の高い医療を無形のサービスとして提供することで，口コミで患者の数が増加するという経営への好影響だけでなく，社会的要素にも影響します（**図2**）。

＊　＊　＊

　このように，組織の構成要素は互いに影響を与えながら，常に変化・進化・継続していく目には見えない4つの要素から成り立つ「生き物」です。

精神的側面（組織感情）

　患者をとらえる4つの側面のうち精神的側面に値するのが，組織感情というものです。あまり聞いたことがないかもしれませんが，換言すると「空気感，雰囲気，ムード」といったものです。同じ組織であっても，例えば医療監視の来る日と，何でもない普段の日ではその空気感が異なりますし，メンバーによってもその時の空気感は異なりますよね。ところが，これもまた厄介なことに，目で見ることはできません。このような，組織の中でうごめく組織感情というものは，いわゆるインフォーマル組織の存在が関与すると言われ，その組織独自の雰囲気や文化を形成しています。このインフォーマル組織がとても重要な存在であるということを示したのが，かの有名なジョージ・エルトン・メイヨー（George Elton Mayo）たちによるホーソン工場での実験です[1]。

　組織経営の分野において，インフォーマル組織の大切さに気づく前までは，物理的な作業環境や作業条件が組織の作業能率に影響すると考えられていました。それより以前には，いわゆる古典的組織経営論で必ず出てくるフレデリック・W. テイラー（Frederick W. Taylar）の「科学的管理法」が中心でした[2]。テイラーは一労働者から管理職に抜擢され，その後，さまざまな工場の作業工程も含め，事物の可視化を図りました。そして，客観的に数値化するだけなく，労働者が安定した生産活動ができる環境確保のために何が必要であるのかについて研究を始めたのです（**表2**）。

　そのプロセスで彼が発見したことは，今は当たり前のように言われていますが，組織にとって大事なことは，単に労働者の作業の効

●表2　科学的管理法の特徴

①労働者の個々の判断ではなく客観的データを用いる。
②雇用者側で指導・育成した上で，科学的視点から実験的に人選と能力開発を行う。
③現場に問題解決を任せきりにするのではなく，マネジャー層が部下と密接に協力しながら科学的な法則に沿って仕事を進める。

フレデリック・W.テイラー著，有賀裕子訳:新訳科学的管理法―マネジメントの原点,
ダイヤモンド社，2009.

率化や工場の生産性を上げるということではなく，**「働き手を豊かにすること」**と**「組織を繁栄させること」**だという点です。組織成員を単なる機械の一部のように扱うのではなく，「個」として見ることの大切さと，組織の繁栄は個人の繁栄があってこそであるという考え方を示すと共に，さまざまな要素を可視化（変数化）し，科学的管理法は結局のところ単なる方法論ではなく哲学であると述べています[2]。テイラーは，決して数値だけを追求していたわけではなく，具体的に工場や生産現場の問題を解決するために組織改善行動を生涯にわたり現場で続けた実践家でもありました。

　そしてその後，これらの研究を受けて，さまざまな工夫をしても解決できない目に見えない何かしらの限界があることを言及したのが，メイヨーたちです。ホーソン工場での実験から組織感情に影響するインフォーマル組織の存在を見いだしたのです。さまざまな説明変数（結果に影響を与えると考えられる条件）を設定し，ホーソン工場で第1～9期にも及ぶ実験を繰り返しても，どうしても因果関係が明白にならないことがあることが言明されてきました。そこでその後，第10期から引き受けたのがメイヨーを中心としたメンバーでした。

　メイヨーは改めて，それまでの実験結果を再確認するためにさまざまな説明変数を設定し，どの変数が作業能率に影響を与えるかに

ついて実験を繰り返しました。その結果，最終的に残ったのは「監督方法の変更」でした。この変数は，従業員の心理と社会的要因との関係に配慮した「面接計画」でした。そこから，不満や苦情として表出されたことを要因として生産性との関係を考えるのではないことが分かりました。不満や苦情は他の人々との社会的関係の中で自己維持のための個人的指標なのであって，社会的状況，つまり置かれている環境との関係性を表したものであることを理解し，人々の精神的均衡を維持している「社会的要因との関係性」であることが分かってきたのです。

　加えて人間関係の視点で，表面的には表れない目に見えない暗黙の集団規範を自分たちでつくり，これらを破るものを仲間外れにしていたことが分かりました。そのため，組織成員は組織の仲間たちとのつながりを保つために作業効率や利潤を追求するのではなく，粛々と暗黙の集団規範を守ることが優先されるということが明らかになりました。これが，いわゆる**「感情の論理」に支配された「インフォーマルな組織」**です[3]。

　組織の精神的側面とは，組織感情，つまり組織の雰囲気やムードといったものによって支配されている目に見えない部分のことを表します。まさに手に取って見ることもできない，触れられない人間の精神的部分と同じですね。

社会的側面（環境やつながり）

　社会的側面は，その社会がどのような外部環境に置かれているのかという視点になります。医療組織は社会保障制度の中に組み込まれています。そこで社会保障制度も含め，我が国の医療に関する動

向については別項（外部環境〈社会保障制度〉とインクルーシブな地域づくり）で詳細を学ぶこととしましょう。

　要は，患者理解を深める時，その人がどのような教育を受けてきているのか，どのような住居に住んでいるのか，どのような支援体制があるのか，どのようなポジションの仕事役割なのか，家族構成はどのようなものか，経済的にはどのような状況なのか，ご近所付き合いはどのような状況かなどを情報として把握した上で患者の背景までをも理解することを実践し，患者を取り巻くさまざまな要素を一つひとつ紐解いていきながら，その関係性や優先度をケアの中に取り入れつつ，患者だけでなく家族支援としてのケアを実践していく，それと同じような視点で組織や組織成員を理解することが社会的側面です。

スピリチュアルな側面（組織理念・組織文化）

　スピリチュアルな側面は，個人で言うところの価値観・信条などにつながる部分です。すなわち，「組織理念または組織文化」ということになります。何を大事にしている組織なのか，どこに向かっていきたい組織なのか，組織としての価値観や方向性の部分です。

　組織理念は，大きく分けると3つあります[4]。1つ目は，まさに地域や社会から何を求められているのか，そのニーズへの対応とも言えるミッション，2つ目は，それらに応えるための組織としての生き様・ビジョン，3つ目は，地域や社会からのニーズに基づき，これから先もこの地で必要とされる価値ある組織であるかどうか，地域からのニーズに対するサービス提供できる「価値」（バリュー）です（**表3**）。

●表3　組織理念

ミッション	組織としての目的やその地域での立ち位置（存在感）
ビジョン	組織としてのあり方，理想
バリュー	必要とされている価値観

　これらの理念は組織の価値観とも換言できますので，組織を理解するためには，このように目に見えるもの，見えないものも含め，4つの側面から理解することが大切です。そして，個人も組織も幸福に向かって歩むためには，その組織の価値観と個人の価値観のベクトルを揃えることも大事です。

実践のために

組織構造を理解してスタッフのリクルートにも活かし，「価値」残る組織づくりをする

　例えば，あるスタッフの実例です。とある病院が急性期病院（二次救急）を掲げており，彼はそれに惹かれ，地域に根差しながらも急性期に関してしっかりと現場で学べる病院だと思って入職しました。しかし，入職して半年後，次年度からその病院は急性期の看板を下ろし，介護医療院の看板を掲げることが決定しました。彼は悩みました。その病院に入職して，5年後には急性期分野にかかわる認定看護師の資格を取得することを目標としていたからです。かろうじて勤務し続けたとしても，急性期分野における認定看護師になるための実績の積み上げができなくなります。そうなると「あ～，この病院にいても自分の目標には到達できないし，将来の夢も叶わないな～」ということで，組織離脱（退職）という道に進むこと

なったのです。これは、個人にとっても組織にとっても悲しいストレスフルな状況であり、組織と組織成員の目標が互いに双方向でないことで生じる現象です（**図3**）。

組織成員であるスタッフは、将来に関する夢も希望も抱きながら入職します。入職してからの目標達成ができるかできないかは、個人の努力だけでなく組織の意思決定がとても

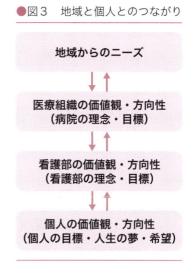

●図3　地域と個人とのつながり

大きな影響を及ぼします。そのため、組織理念と個人目標のベクトルが揃っていることはとても重要です。このように、組織のスピリチュアルな側面を的確にとらえられるように日常から明確に掲げておくことは、リクルートにとっても大切なことと言えます。自分の組織の方向性、価値（組織理念）を知ること、これは組織成員にとって死活問題にも発展しかねない、実はとても重要な側面なのです。

ここまで、組織理論を見ながら、組織の4ディメンションからの理解を進めてきました。マネジメントを進める上で大事なことは、組織をとらえながら、組織成員たちの方向性が組織理念のベクトルと合っているかということを常に確認することです。組織の方向性が地域から要請に応えられるかどうかによってその組織が「かち」残れるか否かが決まってきます。この時の**「かち」**は**「勝ち」ではなく、もちろん「価値」**です。地域に愛され、スタッフに愛され、患者に愛される、そんな組織になりたいですね。

チェックポイント！

- 患者も組織も，4ディメンション（身体的側面，精神的側面，社会的側面，スピリチュアルな側面）から理解する
- 組織は，物的要素・社会的要素・人的要素から生産的要素が生み出され，その生産的要素がまた物的要素・社会的要素・人的要素に影響し，構成要素同士が影響し合い循環し生き続ける
- この地で必要とされる価値ある組織であるかどうか，地域からのニーズに応えるサービスを提供できる「価値」残る組織になる

お役立ち参考資料・文献

いろいろな人がいろいろな組織理論を述べています。古典的な理論は教科書などを参考にするとして，もう少し進化した理論を学びたいな〜という方にお勧めの1冊です。

- DIAMONDハーバード・ビジネス・レビュー編集部編訳：組織能力の経営論，ダイヤモンド社，2007.

  組織感情って何？と思った方にお勧めの1冊です。

- 野田稔，ジェイフィール著：あたたかい組織感情—ミドルと職場を元気にする方法，ソフトバンククリエイティブ，2009.

引用・参考文献

1) 大橋昭一，竹林浩志：ホーソン実験の研究，同文館出版，2008.
2) フレデリック・W.テイラー著，有賀裕子訳：新訳科学的管理法—マネジメントの原点，ダイヤモンド社，2009.
3) 前掲1）
4) 波頭亮：組織設計概論—戦略的組織制度の理論と実際，産能大出版部，1999.
5) 中島美津子：納得と協力が得られ，成果を導く「伝える力」を身につけよう！（その3），看護部長通信，Vol.12, No.5, 2014.

第1章 組織を知る

❸組織を分析してみよう（定性的な組織分析）

学習目標

> 組織のライフサイクルを理解し，それらのサイクルを課題解決しながら発展する時に利用する組織内分析について理解することができる。

　ここまで，組織が生き物であることは学んできましたが，では組織は死に絶える生きとし生けるものと同じ「宿命（サダメ）」を歩んでいくのでしょうか？いいえ，違います。組織は人間とは異なり，何百年も生き続けることが可能なライフサイクルを持っている生き物なのです。ここでは，組織というものをどのように生き長らえさせるのかということについて学びます。

解説

組織の発達と人間の発達が似ていることを理解することで，組織を生き物としてより理解できる

組織の発達と人の発達を見比べてみると，さすが組織は人なり！本当によく似ています。200歳まで生きる妖怪のような人はいませんが，組織は200年も300年も生き続けられます。それでは人間が健康診断を受けるように，組織を見ていきましょう。

組織のライフサイクル

　私たち看護師は，患者を理解する時に，まず「どのような人かしら？」と患者自身のことを知ろうとします。どのような患者が，何の疾患を患ってしまったのか，あるいはけがをしてしまったのか，というように，人物からとらえます。その時，「ありのまま」でとらえるということに徹します。つまりフィルターをかけない，主観で見ないということです。これは換言すると，フィルターをかけることなく，個人の主観的判断基準は少し脇に置いておき，患者をとらえるということです。その時に，患者の発達段階の視点も見落としてはなりません。

　人にも人生があるように，組織にもライフサイクルがあります[1, 2]。人間は生涯，発達課題を乗り越えていく生き物であり，ずっと成長し続けていきます。ただし，人間は必ず死にます。一方組織は，何百年も何千年も継続して存在します。そこが組織と人間のライフサイクルで異なるところです（**表1, 2**）。よもや妖怪のような方はおられまい…！ぜひ，学生の時に学んだ発達課題と比べてみてください。実に頷けます！

①起業期

　いわゆる，"おぎゃぁ"と生まれた起業者段階は，人間の乳幼児期に相当します。信頼関係の構築は組織と社会の関係性だけなく，

●表1 人のライフサイクルと発達課題

乳児期 幼児期	重要他者（主に母親）との一体感・相互信頼を体験し，他者への安心感と自分自身の信頼感を獲得します。さらに自立性，積極性と共に，自制心が養われる時期です。この時期の課題は基本的信頼があります。これが獲得できないと，他者や自分を信じることができなくなり，基本的不信に陥ります。さらに，褒められることが大好きな幼児期には褒められたいという気持ちから自主的行動がとれるようになると同時に，自律性・自主性，恥や疑惑・罪悪感が生じます。
学童期	友人との関係性を築き，他者との比較による自己概念を形成しはじめる時期です。勤勉性と好奇心の獲得によりさらに心身ともに活動範囲が拡大しますが，周囲から認められないと自分はダメな存在であるという劣等感が植え付けられます。
思春期 青年期	本格的に自分という存在を考える自己概念形成の時期です。自分が分からなくなることにより，同一性拡散が生じます。
成人期	職業を選択後，社会人として社会的役割を担いながら，自己の生活基盤をつくり，結婚，子育てなど，幼少時とは異なる新たな社会生活基盤を築き，社会的役割が明確になり，それらに伴う社会的地位が確立すると同時に，家族・地域における役割が明確化し，仕事，家庭ともに生活が充実する時期です。家庭における育児の役割，会社での後輩育成の役割，地域での文化継承などの役割につきながら発達していきます。他者や社会とのつながりから親密性を獲得しますが，人間関係に親密さを築けなければ孤立・停滞が生じます。
老年期前期	心身共に老化を自覚し，仕事は後進の指導の役割を担うことで，第一線から退いた後も社会とのつながりを継続する時期であり，仕事も子育ても一段落し，家庭や地域における役割が変化しそれらに適応する時期です。人生の統合を感じながらも自己の価値を見いだします。それらがうまくいかなければ人生を悔い，悲嘆や絶望が生じ自暴自棄になることもあります。
老年期後期	人生の締め括りの時期です。社会との関係，家族関係，地域との関係など，死を迎える準備と共に，終焉を認識した人生の楽しみを見つける時期でもあります。

森岡周：発達を学ぶ，P.124，協同医書出版社，2016. を参考に筆者作成

●表2　組織のライフサイクルと発達課題

起業期 （乳幼児期）	この世に組織が誕生します。組織を起業した人の考え方に賛同した仲間が組織成員となり，社会からの基本的信頼の獲得による生き残りを優先します。組織成員が若く，さまざま新しいアイデアが出されますが，まとめるためのリーダー的役割が必須となります。
確立期 （学童・思春 期・青年期）	発達してきた組織は分化を始め，組織構造を模索しながら強いリーダーシップにより組織構造も確定していきます。一方，部門化によりそれまでのトップリーダーから複数のリーダーへの権限移譲を進める時期となり，組織成員は他者との切磋琢磨の結果，劣等感を感じる場合もあります。また，組織の特性や強みを認識することで活動範囲が広がり発展していく一方で，競合他社も出現し，自組織の発展に向けてさまざまな試行錯誤を繰り返し，組織の存在価値を見いだします。
安定期 （成人期）	組織安定に向けたルールが増える一方で，一度安定化した組織は変化を好まず，組織の官僚化が進む時期でもあります。また，市場の変化によりコモディティ化が起こりやすい時期です。
膠着・脱皮期 （老年期）	さらに確固たる組織として拡大した場合，組織の規模が大きくなればなるほど官僚的組織となり，新しいアイデアを出されたとしても生かしにくい，変化を好まない組織文化や縦割り，分化化された組織となります。そのため，この時期は積極的にコモディティ化を防ぐため，新たなアイデアの創出の機会を増やし，新たな組織へと脱皮・進化する時期となります。
発展か 衰退か…	外部の変化のスピードについていけない場合は，外部環境とのホメオスタシスの破綻を来し，組織として最終的損失を最小限にするために解散し終焉を迎えます。膠着・脱皮期を持続することも可能であるため，その場合は，世代交代やさまざまな変革を進めながら，何百年も生き続ける組織となります。

組織内の組織成員間でも重要な要素であり，不信感を抱くような組織や仲間と毎日仕事をしていても，組織コミットメントは醸成されません。

②確立期

　人間にたとえると学童・思春期・青年期といういわゆる自己概念形成の時期に相当します。自組織の存在価値や存在意義を明文化

し，組織内への定着を図ります。まだまだ社会との信頼関係においては不安定な部分もあり，組織一丸となって組織発展に邁進する，やる気が充実している時期でもあります。

③安定期

社会からの信頼を獲得し，事業拡大や原資調達もさらに拡大が可能となります。人間にたとえると充実した長い長〜い成人期に相当します。その間，さまざまな紆余曲折を経験しながら，人間として常に成長し続けるのと同じように，組織もさまざまな環境からの影響や，時に組織内からの変化の動きなども合わせ，自組織の安定に向けたさまざまな試練を乗り越えつつ拡大・発展していきます。

④膠着・脱皮期

安定感を強く望みながら，さらに拡大し，さまざまな部門化による発展をしつつも，全体としてさまざまな問題が出現します。拡大した組織をまとめることの問題（人事に関すること）や組織の膠着化などが見られるようになります。人間で言えば老年期です。ちょうど“頑固おやじ”という言葉があるように，何かに固執し変化を好まず，新たなことに挑戦することが億劫になる時期です。組織の安定を促進することが優先され，組織の退行現象やコモディティ化（高付加価値を持っていたものが一般的・当たり前なものになり社会的価値が低くなること）につながる「守り」に入る時期でもあります。安定を望み変化を避ける，ん？あなたは大丈夫？（笑）

さて，その時に，守りつつも新たなことに挑戦し，さまざまなアイデアを吸収しつつ外部環境の変化に対応しつつ脱皮できる組織であれば，そのまま何十年も何百年も生き続けることとなり，変幻自

在に時代に即した形で何百年も生き続けることができるのです。ここが人間と異なる部分です。組織は，組織理念という確固たる道しるべと，それを可能にする組織の骨組みでもあり中核でもある「ヒト」は世代交代という形をとりながら，組織自体は存続させることが可能となります。人はおおよそ120歳が限度ですが…いや，もしかしたら「あたしゃ，200歳まで生きる予定ですけど，何か？」とお叱りを受けるかもしれませんが…（笑）。

組織分析は組織の健康診断

　組織という生き物の発展と衰退を見極めるためにも，組織がどのような生き物かを分析することが肝要です。いわゆる，組織経営における組織分析と経営戦略の視点です。こういう話になると，いやいや，ちょっと苦手…という人もいるのではないでしょうか。大丈夫です！「ヒト」を理解できれば，組織分析もできます！

　「ヒト」を分析する時には，まずどのような分析をしますか？分析と言うと，何となく冷たい感じですので，換言するとすれば「体調を看る時」とでも言いましょうか。

　例えば，具合が悪くて診察に来た患者であれば，そもそも医療に関係を持ちたいというベクトルを持っていますから，自ら自分のさまざまな属性に関する情報を提供してくれますし，今の症状を自ら説明してくれます。時には代理の方が説明してくれることもあります。しかし，健康診断の患者はどうでしょうか。自ら不具合を感じないため，不具合を表出することはありませんが，いろいろな検査をして心身をアセスメントすることで，目に見えない，気がつかなかった不具合を発見したりしますよね。組織分析はまさに，この健

康診断のようなものです。

　健康か不健康かにかかわらず，まずは生体データとして身体計測をします。その時からすでにメタボリックシンドロームかも…と冷や冷やしながら計測を受ける人もいますよね。さらにバイタルサインズを測定し，聴力，視力，心電図，尿検査，採血による血液検査，胸部Ｘ線検査，腹部エコー検査，便検査，そのほか個人によりさまざまな検査をします。そして，これらの数値を標準的な指標と比較して，今の身体の状態を把握します。そして，場合によっては，改善が必要な部分は改善方法を一緒に考えます。

　しかし，客観的な検査で分からないこと，例えば普段の運動習慣や食事の習慣，喫煙や飲酒の習慣などは具体的に面接をしながら確認したり，自己申告シートに記入してもらいます。検査データは前日や数日前までの生活などを加味しないと具体的判断をしかねます。そこで面談をしてみると，実は別の悩みを抱えていたり，具体的な不具合に関する相談になったりすることもあります。まさにこれらの手順を組織に当てはめるのが，組織分析です。扱う対象が「ヒト」ではなく「組織」になったと考えてください。

　組織分析には，健康診断の数値データのような定量的な数値として組織の過去の状況がぱっと一目で分かる財務諸表による分析と，健康診断の面談データのような定性的な組織の内部に関する分析があります[3]。前者に関しては別項で触れますので，ここでは組織の定性的な分析を見ていきましょう（**図**の枠で囲んだ部分）。

分析方法

　具体的にどのように分析すればよいのでしょうか？結論から言う

●図　組織分析のフレーム

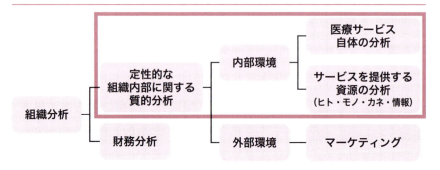

羽田明浩：ナースのためのヘルスケアMBA, P.178（図6-2），創成社，2017.を参考に筆者作成

と，その方法はた〜くさんあります。看護理論と同じです。患者理解に使用する看護理論も対象や自分の得手不得手により，オレムをよく使う人もいれば，ヘンダーソンを使う人，いやいやそこはナイチンゲールでしょうという人，いや適応していくわけだからロイでしょ，やっぱりペプロウでしょ，いやレイニンガーでしょ，などさまざまな看護理論を専門職として使い分けていますよね。それと同じように，組織の形態や特性により使用するツール・方法は異なりますし，個人の使い勝手のよさもあります。そのため，"この組織にはこの分析方法"という断定は不要，無意味です。そこで，わりとよく使われるものを紹介しておきましょう。

　表3に示すように，組織内部を分析する方法と組織外部を分析する方法がありますが，詳細は他の専門書に譲るとして，簡単に説明します[4〜8]。

①VRIO（ブリオ）分析

　経営学研究者のジェイ・B.バーニー（Jay B. Barney）が開発した，主に経営資源の分析に使うフレームワークです。経営資源（リソー

●表3　代表的な組織分析方法

	視点	種類
組織内部分析	組織全体や経営的視点	VRIO分析
		7S分析
		成長マトリクス
	事業内容の視点	PPM分析
		バリューチェーン分析
	組織の機能の視点	4P分析
組織外部分析	組織内も包含した視点	3C分析
		SWOT分析
	組織外部の視点	PEST分析
		5Forces分析

ス）を価値のある資源（Value），希少性のある資源（Rarity），模倣されにくい資源（Imitability），これらの資源をうまく使える組織力（Organization）の4つの視点で評価します。その結果，組織内部に存在する資源を可視化し，強みの質が分かり，他の組織との競争優位性を見極めることが可能となります。

②7S（ナナエス）分析

　コンサルティング会社のマッキンゼー社が提唱している，組織の全体的な経営に関する分析に使うフレームワークです。組織のハード面に関して，組織図などで表される組織構造（Structure），経営戦略や長期的経営計画などの戦略（Strategy），組織を運営するための仕組みや制度などのシステム（System）という3つのS，組織のソフト面に関して，組織が保有している能力（Skill），組織内成員の質や特徴を表す人材（Staff），組織の風土や文化，意思決定の傾向などのスタイル（Style），社員が大切に共有している共通の

価値観（Shared value）という4つのSの7つの項目について評価します。その結果は経営戦略や問題分析で使用するよりも，企業理念の浸透や企業価値の向上などに使用します。

③成長マトリクス

戦略経営論の父と言われているイゴール・アンゾフ（Igor Ansoff）によって提唱された，経営戦略を分析するためのマトリクスによるフレームワークです。市場と商品（サービス）について現在のままの市場にするか，新規の市場にするか，商品（サービス）について現在のままのサービスにするか，新規のサービスにするかを2×2のマトリックスで確認することで，市場浸透型か，市場開発型か，製品開発型か，多角化かの4つの戦略を見定める時に使用します。

④PPM（プロダクト・ポートフォリオ・マネジメント）分析

コンサルティング会社のボストン社が提唱している，組織の事業に関する分析に使うフレームワークです。市場成長率と相対的市場占有率をそれぞれ高→低により，花形商品（Star），金のなる木（Cash Cow），問題児（Problem Child），負け犬（Dog）の4つの象限（項目）に分けます。自組織の事業やサービスについて潜在的な成長率と市場シェアの状況から，各事業のポジションを明確にし，どの事業に投資すべきか意思決定する時に使用します。

⑤バリューチェーン分析

マイケル・E. ポーター（Michael E. Porter）が提唱したバリュー・チェーン（価値連鎖）という考え方を基に，組織の事業内容に関する分析に使うフレームワークです。組織の活動を「主活動」

と「支援活動」に分け，自組織や競合組織の分析を行い，市場の変化や消費者ニーズの変化などを鑑み，競合組織が次にどのような戦略を打ってくるのかを予測する時や自組織の強みを整理する時に使用します。

⑥4P分析

自組織の機能（急性期や慢性期，回復期など）について分析する時に使うフレームワークです。製品（Product＆service），流通（Place／Channels），販促（Promotion），価格（Pricing）の視点から，その機能をどのようにして拡大していこうかということを考える時に使います。さらに顧客の視点で，顧客価値（Customer Value），顧客コスト（Cost），利便性（Convenience），コミュニケーション（Communication）を合わせて分析することをその頭文字をとって4P/4C分析と言う時もあります。

⑦3C分析

組織の内部環境を含めた外部環境の分析に使うフレームワークです。Customer（市場・顧客），Competitor（競合），Company（自組織）の３つの視点から組織の外部環境がどのような経営環境にあるのか現状を分析し，経営課題の可視化，戦略の代替案の発想を得る時に使用します。

⑧SWOT分析

これは皆さんがよく使うフレームワークの一つですね。自組織の内部経営資源について，プラスの視点とマイナスの視点からStrength（強み）とWeakness（弱み）について考えます。外部環境に関しては，Opportunity（機会）やThreat（脅威）という視点

で考えます。これらを2×2のマトリクスで構成し，戦略策定やマーケティングの意思決定，経営資源の最適化などを実施する時に使用します。

⑨PEST（ペスト）分析

　経営学者のフィリップ・コトラー（Philip Kotler）が提唱したもので，Politics（政治），Economy（経済），Society（社会），Technology（技術）という4つの視点から分析するフレームワークです。自分たちではコントロールすることができないマクロ環境，例えば診療報酬改定や法律改正などがそれに当たります。その時，自組織にとってそのマクロ環境（外部環境）が，現在または将来にどのような影響を与えるか把握・予測するために使用します。

⑩5Forces（ファイブフォース）分析

　最後に，マイケル・E.ポーターが提唱した考え方で，コントロールすることができない組織の外部環境（マクロ環境）の中で自組織が直接かかわることで，ある程度コントロールすることが可能な部分（ミクロ環境）の分析に使われるフレームワークです。新規参入の脅威，代替品の脅威，買い手の交渉力，売り手の交渉力，業界内の敵対関係の強さの5つの要因（five force）について収益の分析をする時に使用します。

＊　＊　＊

　このように，組織分析をする方法はいろいろありますので，看護理論と同じく，一つでもよいので何か自分の中で使い慣れたフレームワークをつくっておくことをお勧めします。

実践のために

健康に見えても健康診断でがんの早期発見につながるように，組織も経営分析という健康診断をすることで意外なところにある病巣の早期発見ができる

　さて，組織にライフサイクルがあること，そしてそれを深く知るには具体的手法で組織分析してみることについて見てきました。そう，あたかも，人が人間ドックで検査を受けるのと同じように，組織の健診をしてみましょう。血液の流れがどうか（経営資金），ドロドロになっていないか（組織の風通し），血圧はどうか（資金流通と組織成員の元気度），肺活量はどうか（組織の潜在力），筋力低下はどうか（組織構造の耐久性・順応性），心機能や肝機能などはどうか（組織中枢の質），そして認知機能はどうか（組織の意思決定）など，自分の体を普段からしっかりと多角的にとらえて健康を保つように，組織の健診をする感覚で多角的に組織をとらえて分析してみましょう。その上で，例えば人間ドックを受けてみて，精密検査が必要で，さらに検査が必要である場合には早期発見・早期治療ということでcure and careしますよね。それと同じで，組織も組織診断をしてみて，あれれ？大丈夫かな？というところは，早期発見・早期治療ならぬ，自組織へのcure and careとしての経営戦略を考えることが重要です！

チェックポイント！

- 組織は，人間と異なり，何百年も生き続けることが可能なライフサイクルを持っている生き物である

- 人のライフサイクルにも乗り越えていく発達課題があるように，組織のライフサイクルにもその段階に応じて発達課題がある
- 組織分析は，組織の健康診断！定量的な数値として組織の過去の状況がぱっと一目で分かる財務諸表による分析と，定性的な組織内部に関する分析があり，さまざまな看護理論というツール（道具）を使いこなすように，組織の形態や特性により使用する分析ツール・方法は異なる

お役立ち参考資料・文献

　組織を理解する時に，成長発達という視点から見てきましたが，改めてヒトの成長・発達について学びたい方にお勧めの1冊です。

- **森岡周：発達を学ぶ，協同医書出版社，2016.**

　組織分析に関して全体的な方法について学びたいけど，そこまで専門書過ぎず網羅してあるものがよい方へお勧めの1冊です。

- **デービッド・A．アーカー著，今枝昌宏翻訳：戦略立案ハンドブック，東洋経済新報社，2002.**

引用・参考文献
1）森岡周：発達を学ぶ，協同医書出版社，2016.
2）Richard L. Daft著，高木晴夫訳：組織の経営学―戦略と意思決定を支える，ダイヤモンド社，2002.
3）羽田明浩：ナースのためのヘルスケアMBA，創成社，2017.
4）Howard E.Aldrich著，若林直樹他訳：組織進化論―企業のライフサイクルを探る，東洋経済新報社，2007.
5）羽田昇史，中西泰夫：サービス経済と産業組織，同文舘出版，2005.
6）KPMG FAS：図解でわかる企業価値評価のすべて，日本実業出版社，2011.
7）日本総合研究所経営戦略研究会，手塚貞治監修：経営戦略の基本，日本実業出版社，2008.
8）林總：経営分析の基本，日本実業出版社，2015.

第 1 章 組織を知る

❹組織理解を深めてみよう （定量的な組織分析）

学習目標

人体に血液が流れていないと生きていけないように，組織には「お金」の流れがとても重要であることを理解し，組織運営のためのお金の流れを理解することができる。

「お金の計算，全然だめ～>.<」とか，「看護は損得勘定でするものじゃない！」とか，「そういうことは事務が担当すればいいんじゃないの？」など，さまざまな「逃げ」の理由を並べ立て，いまだにこれらの学習に着手していない方のために，ここでは，とても簡単に組織の血液とも言える「お金」の流れについて学んでいきましょう。組織が借金まみれで潰れたら，元も子もないですものね～（苦笑）。

解説

定量データは人体に酸素を送る血液の流れのようなものである（財務諸表を知る）

● 図1　組織分析のフレーム

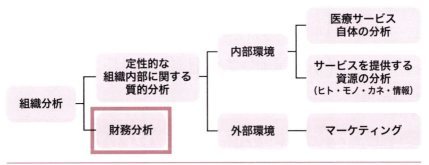

羽田明浩：ナースのためのヘルスケアMBA, P.178（図6-2）, 創成社, 2017.を参考に筆者作成

　前項で，組織を知るために組織の定性的なデータに関することを学びました。ここでは，組織の定量分析について学びましょう。

　定量分析とは，一言で言うと**財務分析**です（図1）。背に腹は代えられません。医療組織は慈善事業のように寄付で成り立っているわけではなく，またボランティア活動でもありません。医療法の第7条には「営利を目的とする者に開設の許可を与えない」とあります。非営利の原則です。しかし，営利企業ではありませんが，一般企業と同じように，収益性の視点は組織を運営していく上でとても大事です[1]。生き物としての組織へのエネルギーが必要であるのと同義です。

　いわゆる「決算」とは，組織の成績表です。ある一定期間（会計期間）の「経営の成績表（財務諸表）」で，「赤字」や「黒字」などと言われる経営を表す指標となります。その中でも，貸借対照表，損益計算書，キャッシュ・フロー計算書は「財務三表」と言われています[2〜4]。

貸借対照表（BS：Balance Sheet）

　決算期末の組織の体力，つまりどれくらいの余力があるのかとい

●図2　貸借対照表

資産

流動資産
・現金，有価証券，小切手，
　為替，普通預金，当座預金，
　手形，売掛金
・未収金（患者の未払い金）
・医薬品
・診療材料
　　　　　　　　　　　　など

固定資産
・医療組織の建物
・土地
・医療機器
　　　　　　　　　　　　など

左＝右

負債（他人資本）

流動負債
・短期借入金（返済が1年以内）
　支払手形，買掛金（未払金）
・未払いの税金
・賞与引当金
　（6月と12月の賞与の組織は
　1月から3月までの分）
固定負債
・長期借入金（返済が1年以上）
・退職給付引当金
　（将来支払う退職金や年金）
　　　　　　　　　　　　など

純資本（自己資本）
・資本金
・未処分利益（繰越利益）
　繰越剰余金や別途積立金
　　　　　　　　　　　　など

う財産（資産や負債など）を表すものです。どれくらいの使えるお金としての「資産」があるのか，「借金も財産のうち」と言われるように，いわゆる借金などの「負債」も，一見，自分の持ち物ではないけれども，他人から借りている資産であると考えます。そして，本物の自分の資産のことを「純資産」と言い，それらのバランスを「貸借対照表」と言います（**図2**）。

　資産は「何にお金を使ったか」ということを表します。では，そのお金がどこから出てきたのか，そのお金の出どころ，つまり資金の調達方法が**図2**の右側です。他人からの資本なのか，自分の資本なのかということです。借金も財産のうちであることを表したものです。ということは，貸借対照表は必ず左右の合計が等しくなければなりません。

損益計算書（PL：Profit and Loss Statement）

　組織活動とその結果（原因），換言すると**どれだけ使って（損）,
どれだけ儲けたのか（益）**ということを計算したものを表していま
す。もちろん医療組織は営利目的ではありませんのでめちゃくちゃ
儲かる必要はありませんが，組織を運営していくためにエネルギー
源となるお金（収益）は必要です。入ってくるお金である収益には，
医業収益，医業外収益，臨時収益があります。医業収益には，いわ
ゆる入院診療，外来診療，保健予防活動（予防医学センターなど），
文書料，室料差額などがあります。医業外収益には，駐車場の料金
による収益や給食収益，配当金や利息などがあります。臨時収益に
は，ビルや土地の売却などによる収益が当てはまります。

　次に，出ていくお金である費用には，医業費用，医業外費用，臨
時費用があります。医業外費用には，材料費，給与費，委託費，設
備関係費，研究研修費，経費などがあります。医業外費用には，支
払利息，患者外給食材料費，臨時費用には，固定資産廃棄損，固定
資産売損などがあります。この入ってくるお金と出ていくお金の
「差」が利益となります（**図3**）。最も重要な利益は**経常利益**です。
式で表すと次のようになります。

医業利益＝「医業収益」－「医業費用」

経常利益＝「医業利益」＋「医業外収益」－「医業外費用」

●図3　損益計算書

医業費用 （原価・経費）	医業収益
利益	

　医療組織は，「診療報酬」という入っ
てくるお金がある程度決まっている組
織です。一般企業のように，爆発的に
何かが急に売れるとか，インスタ映え

するという口コミで急に客が増えるなんてことはまずありません。そもそも病院の客が増える＝患者増というのは，あまりよいことではありませんよね（笑）。一方，健診者が増えるのはよいことです。公定価格のような診療報酬が決まっていることでサービス確保にもつながっています。入ってくるお金があまり変化しないのであれば，医業費用が大きくなると利益が小さくなり，医業費用を抑えると利益が大きくなることが分かります。ということは，患者の増加を見込むというヘンテコな目標ではなく，日常的に経営感覚を持ちながら医業費用を抑えるような日常業務をしているかどうかが医業利益に影響すると考えられます。もちろんある程度決まっているとはいえ，医業収益を上げるために，普段から請求漏れがないようにチェック機能体制を整備し，できるだけ医業収益を上げる仕組みを構築することも組織活動として大事です。

　もうここまで説明すると，「経営のことなんて関係ない」とは言えませんよね（苦笑）。それだけ大事な医業収益，診療報酬としての収益につながる組織活動には，実は看護師がなくてはならない存在なのです。誤解を恐れずに大げさに換言すれば，「医療組織は看護師で支えられている！」です！「医師は稼ぐけれど，看護師は稼がない」と実しやかに口にする人がいますが，それは間違いです。例えば，看護師が存在し，看護という無形のサービスが提供され，それが看護記録として存在することで，初めて診療報酬が入ってきます。医師も看護師も薬剤師も栄養士もリハビリテーションスタッフも事務方も，すべてなくてはならない互いに必要な存在なのです。

　中でも，医療組織の中でマジョリティを占めている看護部が，ど

れだけ経営的センスを持ちながら仕事をしているか，日常的に看護師たちを教育しているかということが組織経営に影響を与えるため，スタッフ教育の中に経営に関する教育は必須です。看護師の中には「経営的なことは管理職の人たちが考えることだ」と勘違いしていたり，中には管理職の方がスタッフ教育の中に診療報酬に関する学習会を組み込んでいなかったりする組織もありますが，現場での日々の活動の結果が収益につながることを鑑みれば，経営に関する知識を持ち行動する組織成員を醸成することがいかに大事かが分かると思います。「看護はお金じゃない！」とか，「お金のことは事務に任せればいい」なんて考えているようでは，経常利益に看護部が貢献することはできません。湯水のごとく溢れてくる資金なんてあり得ません。地道な日々の活動の結果，地道に入ってくるものです。

　例えば，ご自宅の家計だって同じですよね。家庭という組織を運営するためには，必ずその運営費が発生します。1カ月の収入のことなどまったく考えず，高額な家や車を買うようなことはありません。いちいち日々の買い物で細やかに家計簿をつける人も少ないかもしれませんが，家庭を運営していくため，毎月の入ってくるお金と出ていくお金は，ある程度見通しを立てながら生活しています。組織も毎年，毎月，いや週単位，日単位の収益を丁寧に可視化しながら確認するプロセスが，面倒ですがとても大事なのです。まるで人体が活動するために必要な酸素を血液が運んでいるのと同じように，組織が活動をするためには，そのエネルギーとなるお金がないと活動することができません。

キャッシュ・フロー計算書（CS：Cash Flow Statement）

　最後に，お金の見通しを立てるという視点で，財務諸表の3つ目，キャッシュ・フロー計算書を見ていきましょう。皆さんは，「黒字倒産」という言葉を聞いたことがありますか？「勘定合って銭足らず」ということです。会計上は儲かっているのに，支払いに充当するお金が不足してしまい，最終的に倒産する状況です。いわゆる見通しが甘かった…というタイプの倒産が黒字倒産です。家庭運営でも見通しを立てながら日々の生活をしているのと同じように，組織も入ってくるお金「インフロー」と出ていくお金「アウトフロー」の動きを明らかにして，実際の一定期間の財政状態の変動（資金の収支）を可視化することで見通しを立てることが大切です。それが，キャッシュ・フロー計算書です。

　この時の「キャッシュ」とは，決して現金だけを指しているわけではありません。預金者がいつでも払い戻しを要求できる要求払い預金や現金同等物も含みます。キャッシュ・フローには，利益を上げるための事業活動，さらに資産を増やすための投資活動，きっちりお金を集めるための財務活動という3つの活動があります。中でも，事業活動によるキャッシュ・フローが重要です。いくらの資金を投入して，いくらの収益を上げ，いくらの費用を払って，いくらの余剰金を獲得したのか，常にこの流れを考えながら，組織が常に黒字になることを設定した事業活動にしなければなりません。例えば，前述した貸借対照表での現金増加と損益計算書の現金が異なり，「利益はあるけれども手元資金増加が少ないぞ？」ということは多々あります。それ自体がいけないわけではありませんが，なぜそ

のような状況になるのか，具体的に数値を確認しながら，運営を見通すために可視化したものがキャッシュ・フロー計算書になります。

よく，「期末」という言葉は聞きます。定められたある期間の初めの時期を「期首」と言います。組織の経営数値を見る場合には，このある一定期間というのがいわゆる1年間だと思ってください。4月が期首で，3月が期末のところは3月が決算期となります。10月が期首で9月が期末というところは9月が決算期となります。特に決まっているものではなく，組織によって決算時期は異なります。「決算価格」とか「大決算セール」なんてよく目にしますが，年中，決算セールの看板があるお店があることに，「このお店の決算は何月や？」と違和感を覚えている筆者です（笑）。

ということで，簡単に言うと，キャッシュ・フロー計算書は，期首にあった資金が，どれくらい収入があって，どれくらい支出があって，最終的に期末にはどれだけの資金になった，という流れが分かるもので組織のお小遣い帳のようなものです！

実践のために

財務諸表分析を簡単に見てみよう

さて，財務諸表の根底には，簿記という考え方が必要になります。ここではそれらについて詳しくは触れませんが，簿記には組織を一つの生き物としてとらえて組織という生き物から見た「貸方」「借方」という考えが存在します。つまり，先ほどお小遣い帳のようなものと書きましたが，実は簿記は，お小遣い帳とは書く場所が全く

第1章 組織を知る

●表1　財務諸表分析方法

比率分析	○○に占める△△の割合
実数分析	項目の金額を一人当たり，一ベッド当たりなど単価計算の分析に利用する
比較分析	ベンチマーク分析とも言われ，公表された業種別指標や産業別指標などを基準値として自組織との比較をする
時系列分析	ヒストリカル分析とも言い，数期間ある決まった指標を年度間比較する
％分析	貸借対照表，損益計算書の各項目の割合を％表示にするもの
貸借対照表構成比率	各項目の金額を総資産の金額で割って％表示したもの総資産を100として比較する
損益計算書百分比	各項目の金額を医業収益で割って％表示したもの原価や費用に関しても同じように原価率，費用率として表せる

羽田明浩：ナースのためのヘルスケア MBA，P.143〜145，創成社，2017. を参考に筆者作成

反対になります（苦笑）。お小遣い帳は，左から右に引き算して残金いくら，という感じで右向きの流れとなりますが，簿記は貸方から借方への左向きの流れになります。もう，これだけでも，チンプンカンプン，なんのこっちゃ？と頭が混乱すると思いますので，基本的には簿記については事務の専門の方がきっちり行ってくれますので，看護師としてはそこまで分からなくてもよいです。なぜなら，財務諸表はさすがに看護師が作成するよりも，事務的専門職が作成したほうがいいですから！ただ，経営会議やさまざまな経営資料などで，書いてある数値の意味が分かると，さらに組織のことがよく分かります。いわゆる，数値の意味を知る，情報化されたデータから組織をアセスメントする，それが表1のような財務諸表分析です。

　ただし，人体のアセスメントも，その瞬間だけのことではなく，継続的に観ていくのと同じように，これらの財務諸表分析はあくま

57

でも単発的にするものではなく，継続して観ていかなければ比較することはできません。興味のある方のためにもう少し行間を割きますが，例えばベンチマーク分析は特に気をつけなければなりません。その医療組織の専門性や，設置主体，地域性，職員構成，アクセシビリティなど，さまざまな影響する要素がありますので，ある一時期に標準に比べて自組織はうんと低いから駄目だ…と短絡的に考える必要はなく，ヒストリカル分析と組み合わせ，自組織のデータを丁寧に見ていくことが大事です。

　これは，患者でも同じです。正常値を逸脱していたら，即治療するかというとそうでもないですよね。例えば体温です。平熱が37度の人が37.5度になる時と，平熱が35度の人が37.5度になる時とは，同じ体温計の客観的数値でも，そのアセスメントおよび対応は異なりますよね。心拍でもそうです。1分間の脈拍数が60回以下の場合は徐脈と言いますが，では60回/分以下は危険かというと，日常的にとても心臓を鍛えている人とそうでない人とではまったく異なりますので，その人の平常との比較が大事ですよね。組織は生き物です。それぞれの組織によって，もともとの体力，性質，外部環境が異なりますので，一概に標準値と比べて一喜一憂する必要はまったくありません。よい方向に経過を追っていくための数値だと考えましょう。

　さらに，財務諸表は，組織の「総合力」「収益性」「効率性」「安全性」「成長性」の5つの視点で分析をしていきます（**表2**）。

　「総合力」はいわゆる組織としての利益を上げる力の基本ですので，総合的な収益性を示しています。医療組織は利益追求ではない

●表2　財務諸表分析の視点

総合力	自己資本利益率＝当期純利益÷自己資本 総資産利益率＝経常利益÷総資産
収益性	医業利益率＝医業利益÷医業収益 経常利益率＝経常利益÷医業収益 当期純利益率＝当期純利益÷医業収益
効率性	純資産回転率＝医業収益÷総資産 総資産回転期間＝総資産÷（医業収益÷365） 売上債権回転率＝医業収益÷売上債権（未収金等） 売上債権回転期間＝売上債権÷（医業収益÷365） 棚卸資産回転率＝医業費用÷棚卸資産 棚卸資産回転期間＝棚卸資産÷（医業費用÷365） 仕入債務回転率＝医業費用÷仕入債務（未払金等） 仕入債務回転期間＝仕入債務÷（医業費用÷365）
安全性	流動比率＝流動資産÷流動負債 固定比率＝固定資産÷純資産 固定長期適合率＝固定資産÷（固定負債＋純資産） 自己資本比率＝自己資本÷純資産
成長性	医業収益成長率＝医業収益増加額÷基準時点の医業収益 純資産成長率＝総資産増加額÷基準時点の純資産残高

羽田明浩：ナースのためのヘルスケア MBA，P.146～151，創成社，2017.を参考に筆者作成

ため，「収益性」の計算として**表2**に挙げた3つは使えます。「効率性」は，まさに効率的に組織が動いているかということを示した指標です。「安全性」とは，その組織の財務的な安全性と資金の支払い能力を判断する場合に使用します。流動比率とは短期的な支払い能力を表し，一般的に120％以上は必要であると言われ，100％以下は支払い能力に問題があると判断されます。固定比率は，どれだけ返済負担のない資産を持っているかという視点から，この数値が低ければ低いほど資金調達の安定性を示しています。固定長期適合率は，固定資産への資金調達の方法として短期資金で賄っている場合は100％以上となってしまいます。最後に「成長性」は，この数

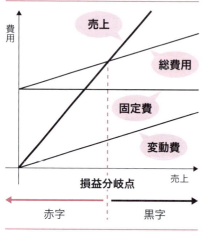

●図4　損益分岐点

羽田明浩：ナースのためのヘルスケアMBA, P.152（図5-7），創成社, 2017.を参考に筆者作成

値が高いほど成長しているということを示します。

損益分岐点（BEP：Break Even Point）

最後に，もう一つだけ頑張りましょう！とても大事な「どこまで活動すればよいの？」ということを示す，損益分岐点です。入ってくるお金と出ていくお金が交差する点で，収益がゼロになる医業収益，世にいう「トントン」のことです。つまり，これ以上は採算が合わないとか，最低でもこれくらいはないと組織として運営できないなどという時の基点となるものです（図4）。

入ってくるお金がなくても，出ていくお金があります。それが**固定費**です。医療組織の建物が賃貸であったとします。そうすると，まったく外来患者も入院患者もゼロの日でも，その賃貸料は発生します。いわゆる開店休業中でも，そこにいるスタッフの給与は発生しますし（労務費），医療器材の定期点検などメンテナンス料も必要です。もちろん税金も発生します（租税公課）。反対に，常に変動するのが**変動費**です。医業収益（売上高）にもかかわる医業費用（売上原価）です。図4に示すように，どの時点でゼロになるのか，医療組織としても収益は上げなければなりません。このように，医業収益から変動費を差し引いたものを**限界利益**と言います。そし

て，限界利益が固定費と同額となる際の医業収益のことを損益分岐点と言います。

＊　＊　＊

　いろいろと示しましたが，ご安心ください。イマドキはIoT化されていますので，いちいち手計算する必要はありません。事務の方だって，いちいち計算機を片手に仕事をしているわけではないのです。スタッフの看護師であれば数値の意味が分からなくても構いませんが，管理職は数値の意味さえ分かれば大丈夫です！つまり，数値データに意味づけして，解釈し，アセスメントするという看護と同じです。大切なことは，数値だけをとらえるのではなく，それが表している意味をとらえ，解釈し，行動する科学者としての看護師と同じように，組織の数値も，それが意味するものを科学的に判断し，組織運営に活用できるという視点です。

チェックポイント！

- 人体に血液が流れていないと生きていけないように，組織には「お金」の流れがとても重要である
- 「決算」とは組織の成績表であり，ある一定期間（会計期間）の「経営の成績表（財務諸表）」が赤字や黒字などと言われる経営を表す指標となり，貸借対照表，損益計算書，キャッシュ・フロー計算書は「財務三表」と言われる重要なものである
- 医業収益から変動費を差し引いたものを限界利益と言い，固定費と同額となる際の医業収益のことを損益分岐点と言う

お役立ち参考資料・文献

　財務諸表に関する文献はたくさんありますが，財務諸表に特化したもので読みやすいと思います。

- **落合孝裕：決算書の読み方が面白いほどわかる本―数字がわからなくても「決算書のしくみ」を読み解くポイント35（改訂版），KADOKAWA，2015.**

引用・参考文献
1）羽田昇史,中西泰夫：サービス経済と産業組織，同文舘出版，2005.
2）羽田明浩：ナースのためのヘルスケアMBA，創成社，2017.
3）日本総合研究所経営戦略研究会,手塚貞治監修：経営戦略の基本，日本実業出版社，2008.
4）林總：経営分析の基本，日本実業出版社，2015.

第2章
マネジメントを知る

❶日常の看護と組織マネジメントの視点

学習目標

> ケアマネジメントと組織マネジメントの共通項を理解し，ケアマネジメントプロセスを組織マネジメントに活かすことができる。

　マネジメントというと，管理職の役割と思っている人が多いかもしれませんが，もともとは「manage（やりくりする）」から派生した言葉で，現状を調査分析して，よい方向に導いていくための行動のことを指します。その対象が患者であれば「ケアマネジメント」，組織であれば「組織マネジメント」となります。ただそれだけのことです。

　患者に関するケアマネジメントについては，皆さんはすでに3～4年間かけて専門的な知識を積み重ね，演習・実習でスキルを磨

き，国家試験に合格し，医療・介護・福祉の現場で「患者またはその家族」を科学的に分析できる看護のプロとして活躍しています。では，同じマネジメントでも組織マネジメントは，日常のケアマネジメントと何が異なるのでしょうか。答えは「対象が違う」，本当にただそれだけなのです。

解説

組織マネジメントに求められる技術，それは対象は異なるけれど看護過程と同じである

組織マネジメントとケアマネジメントの対象

　近頃は誤解がなくなってきたとはいえ，いまだに「経営」は院長・事務長・看護部長などのいわゆる「病院の三種の神器」と称される方々がするものだと思っている看護師も存在するようです。確かに日々の看護には「経営」という文字は無縁に感じますが，その実，大きな山が小さな小さな砂粒の集合体であるのと同じように，経営というのは「一人ひとりの職員の行動の積み重ね」であり，さらにそれらの一つひとつの砂粒をうまくつなげているジョイントの役割をしているのが看護師長であり，全体として組織行動という目に見えないケア提供体という組織にまとまっているのです。経営・運営という言葉は漢字で書いてあると何となく小難しく感じるので「マネジメント」という言葉で表されます。

　では，そのマネジメントとはいかなるものか。実はそれはもう看護師の皆さんは，すでに毎日実践されているのですよ〜！そうで

す。看護師は，患者に対してケアマネジメントをしているわけですが，そのプロセスは看護過程ですよね。ということは，組織を経営・運営することも，まるっきりケアマネジメントと同じ要領で構いません。扱うデータが少し異なるだけなのですから！ケアマネジメントは対象が患者，組織マネジメントは対象が組織やスタッフたちというだけです。

対象は違えどもプロセスは同じ

　私たちは，看護師として患者，あるいはその家族やステークホルダーに焦点を当て，「ケア」をマネジメントしてきました。具合の悪い患者がいた時に，この患者はどこに不具合があるのか，まずは**不具合をアセスメント**し，**専門的な知識を駆使して臨床判断**をします。その結果，顕在化している問題だけでなく，潜在化している問題，将来的にその患者や家族がいかに幸せな人生を送れるのかという視点で**問題・課題を可視化**し，その解決に挑みます。その時，最終目標は言わずと知れた「患者（家族）の幸せ」です。それらに到達するために，さらに**フォーカスして現状を把握**します。そこでも，さらなる専門的知識に基づき主観的情報と客観的情報からどのような状態になるのが患者の幸せに帰結するのかという視点でアセスメントし，**評価できる目標**を立てます。

　この時，患者のストーリーラインを**「想像」する能力**は，看護の質の根幹を担う重要な能力と言えます。患者の幸せを想像できないと，真の意味での目標や計画などに発展しないからです。また，目標に到達するために，患者の何をモニタリングして変化を確認するのか観察項目を挙げ，何を実践するのか行動計画を立て，何を教育

● 図1　看護過程

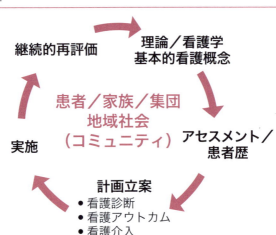

T. H. Herdman(2013). Manejo de casos empleando diagnósticos de enfemeria de la NANDA International. [Case Management using NANDA International nursing diagnosis]XXX CONGRESOFEMAFEE2013. Monterrey. Mexico. (Spanish).

T．ハザー・ハードマン，上鶴重美：NANDA-I 看護診断原書第10版，P.22，医学書院，2016.

的にかかわっていくのか教育支援計画を立てます。この時に重要な能力はケアを**「創造」する能力**です。そして**計画を実践して評価**するという，**図1**の看護過程に示すような，科学者としての科学的思考プロセス（POS：Problem Oriented System）によってケアをマネジメントしながら看護を実践しています。

　対象が患者の場合，年齢や基礎疾患，苦痛の部位や程度，家族背景など，さまざまな属性を分析しながらケアを実践していきます。患者が置かれている外部環境を知り，患者の中で何が不具合となっているのかについて内部環境を知り，そこから何のデータを観ていきながら，その患者が何を幸せと望んでいるのか，それに即した目標を立てて実践し，評価し，またフィードバックする，そう！まさに看護過程の展開です。

対象が組織の場合，組織の置かれている外部環境を知る，そして組織の内部を知ることで組織全体を把握します。例えば病棟師長であれば，病棟の外部環境というのは，病院全体の組織やその地域などを言います。内部環境とはまさにその所属病棟のことです。病棟の状況を表すさまざまな客観的データや，スタッフの意見，面接からの情報などスタッフの主観的情報，自分が感じている主観的情報などを照合し，組織内環境を把握します。その時，組織の素敵な点も同時に見ながら，組織のよいところはもっと伸ばし，改善が必要なところはスタッフや組織に働きかけながら改善し，さらに未来志向の視点で改革を進めていくことで，病棟のマネジメントをしていくのです。つまり，組織をマネジメントしていく中で大切なことは，「ヒト事」と「組織の事」の2つに大別できます。

実践のために

一朝一夕には醸成できないからこそ，日々のマネジメントとしての「視点」の積み重ねが大事である

　看護の学習は基礎教育から3～4年間かけて患者やその家族という人間を理解するためのさまざまな学習を積んできました。例えば人体の解剖学・生理学や病態生理学，薬理生理学を学び，不健康になった場合にどのようなケアが必要になり何を実践するのかを学びます。さらにその後，社会の最小単位でもある家族や地域，社会保障制度や厚生労働政策などの学習も積み，国家資格を取得後も実践の科学としてケアマネジメントを実践しながら，さまざま学習を重

ね，ケアマネジメントのスキルを磨いています。

　一方，組織に関しては基礎教育を3～4年も受けていません。そのため，対象が「組織」になった場合，まずは組織に対する多角的な理解が必要になります。それらを学ぶために日本看護協会の認定看護管理者研修を受講したり，大学院で経営学を修めたり，スタッフの育成や教育に関して学んだりと，組織の場合も同じように，構造的なこと，機能的なこと，そして常に外部環境に影響を受けながら変化する「生き物」として組織が不健康になった場合，つまりいろいろな組織的な不具合を呈した時にどのように解釈し実践すればよいのかということを新たに学びます。さらに，組織という目に見えない生き物だけでなく，組織成員という目に見える生き物の理解を深めるための学習も重ね，組織という生き物を理解しながら組織マネジメントを実践しつつ，さまざま学習を重ね，組織マネジメントのスキルを磨いています。

　ではまず，解剖学を学んだように，具体的に経営を考える時に，例えば目の前の病棟経営・運営に関するデータを観てみましょう。第1章でも触れたように，健康診断結果のCBCやTBAなどの血液検査や生理学的・病理学的検査などを通して体内環境を見るように，病棟であれば，その病棟の運営状況を表すデータを観ます。では，どのようなデータを把握すればよいでしょうか。それには，いわゆる「ヒト（スタッフ）」「モノ」「カネ」があります。

「ヒト（スタッフ）」のデータを知る

　まずは「ヒト」です。看護組織の組織マネジメントには組織成員，つまりケアを実践する看護師がいないことには何も始まりません。

●表1　入院基本料による人員配置根拠の例（10対１）
　　　　全員健康でまったく休まないという前提!?

	数値	根拠
１日平均患者数	28	100％稼動
１日の必要看護師数	3（2.8）	患者数÷届出基準 （10対１）⇒　÷10
必要看護労働時間	24	３人×８時間
１日に必要な看護労働時間は３勤務分	72	24時間×３
１カ月30日間	2,160	72時間×30日
１カ月間の届出時間	13.67	2,160時間÷158時間
常勤換算必要人員	14	小数点切り上げ
夜勤看護師配置２人の場合	４勤務分	
病棟として必要な夜勤回数	４×28日＝112回	
一人当たりの夜勤回数	112回÷８回分＝14人	
実際は30〜31日間でシフトを組むので	４×31÷８＝15.5人	

　入院基本料も配置される看護師数によって診療報酬が異なり，看護師配置は病院経営に直結します。つまり，看護師が病院経営を支えていると言っても過言ではありません。だから，というわけではありませんが，ケアのためにはスタッフ配置はとても大事です。実際には業務の煩雑さや日々の業務内容によって規定以上の人数の傾斜配置をしているという実態もあります。ケアの質保証のために，単に頭数を揃えるのではなく，業務内容を把握した上で，サービスの質低下が起こらないように工夫しているのです。

　さらに，その「ヒト（スタッフ）」に最大限の能力を発揮してもらうためには労務管理，一般的にはいわゆる勤務管理表というものを作成し，前述した診療報酬の算定基準に見合う労働力の配分をしなければなりません。例えば，10対１の看護師配置の病院の場合を見てみましょう（**表１**）。一つの病棟に患者数が28人とします。

常に満床の病棟であれば許可病床数と同じになりますが，実際は直近の平均患者数で起算します。10対1であれば，患者28人に対して看護師が2.8人となりますが，人間は体を切り分けることができないので小数点は繰り上げます。7対1であれば÷7，10対1であれば÷10，15対1であれば÷15と計算します。もしも，ここで小数点計算をしてしまえば，後の計算にとても大きく影響します。例えば，21床の病棟は小数点で計算すると最終的に必要人員は9.92となりますが，整数で計算すると14.17となります。そうなると10人と15人，その差5人となります。ですから，小数点でないほうがよいと筆者は考えています。

　次に，必要な看護労働時間を計算します。1日一人8時間勤務として，1日に必要な看護師数分の必要看護労働時間ですので，2.8人であれば8×2.8，でも小数点ではなく整数で考えると8×3＝24時間分の労働が必要となります。また，3交代勤務だと仮定すると，1日24時間なので1日8時間働くとしたら必要な看護労働時間は3勤務分となり，24時間×3勤務分＝72時間となります。さらに，1カ月を30日間として1カ月に必要な総看護労働時間は72時間×30日間＝2,160時間となります。

　次に1カ月の看護師一人当たりの労働時間を確認します。例えば，ある病院では1週間39.5時間で，39.5×4週間＝1カ月158時間で計算しているので，厳密には月によって28日間，30日間，31日間と日数が異なるため総所定労働時間が違ってきます。そこを確認しつつ，1カ月に一人158時間働けるとして必要人数は2,160時間÷158時間＝13.67人となりますので，整数計算で最低でも14人

は必要だということになります。これは夜勤の計算ではありません。診療報酬は，夜勤は厳密には患者10人に一人の看護師とまでは要求していません。ただし，もちろん全員がまったく休まず仕事ばかりしているわけではないため，欠勤率（本人の病気や子どもなどの家族の病気も含む）や公休，年休取得などを考慮し，この労働時間から引き算をしなければなりません。さらに，委員会活動や研修などの時間も引きます。そうなると，過去の実績から，1週間39.5時間では計算できません。1週間の仕事時間をまるまる患者へのケアに費やしているという前提での数値ですから，実際は患者への直接ケアでない時間を削除すると34〜35時間で計算します。これはあくまでも一例であって，人間が計算する前提ですが，今どきは人間の頭ではなく，勤務管理ソフトやエクセルで計算式を当てはめて常にコンピュータが実質人員を計算してくれます。

　このように勤務管理表というのは労務管理表でもあるので，少なくとも労働基準法と自分の病院の就業規則はしっかりと認識していなければなりません。前述した例では，1週間の規定が39.5時間という就業規則ですが，皆さんの病院は何時間でしょうか。休日の考え方，休憩時間の取り方，年次有給休暇，時間外労働，産前・産後休業，育児休業など，労働基準法に照らし合わせ，法定労働時間や所定労働時間ギリギリの勤務表作成をするのではなく，2019年4月から施行された新たな有給休暇の取り方なども踏まえ，スタッフのライフストーリーを考えた勤務表を作成することは大切な役割となります。

「モノ」のデータを知る

　「モノ」としては，例えば薬品管理に関して，麻薬・向精神薬の

管理，劇薬・毒薬の管理，ハイリスク薬の管理，一般薬および消毒薬の管理など，法律に即した管理が求められます。ほかにも，一般的な医療材料やさまざまな物品や備品も過不足なく，日々使えるようにしておくことが大事です。この“過不足なく”というところがとても難しいため，もしも初めて看護師長や看護部長として着任したら，緊急用の分は別にカウントして，日常的には何がどれくらい必要となるのか，1年目は業務分析から始めると翌年の予算を組む時に根拠となる数値を出すことができます。

　それだけではなく，組織は日々の一人ひとりの行いの積み重ねです。「モノ」についてはスタッフ一人ひとりが，患者からいただいたサービス料を無駄なく，また患者に還元できるように，「モノ」についての経営的視点を持つための教育も大事です。その視点を日常的に認識するかしないかで，無駄な出費は変動します。

「カネ」のデータを知る

　「カネ」と言うと，看護は「カネ」ではない！ととらえる人もいますが，第1章で触れたように，医療組織は慈善事業をしているわけではありません。国民からいただいた保険料の中から診療報酬として病院が受け取り，その一部がスタッフの給与に変身し，それを給与としていただくことで，またスタッフも生活でき，仕事もでき，患者にケアを実践できるという循環があるのです。ですから，病院は黒字でなければ患者によいケアを提供できません。スタッフであっても，次のような項目がどのようになっているのかを知ることで経営参画が可能となります。また，患者に選ばれる質の高い病院であるために，質に関する指標にも注目していくことが大事です。

①針刺し事故発生件数←質

②転倒・転落発生件数←質

③褥瘡発生率←質

④退職者数←質

⑤超過勤務時間（総）←質

⑥超過勤務時間（個人）←質

⑦病棟稼動率（％）←一日平均入院患者数÷許可病床数×100

⑧入院単価←入院収益÷入退院患者数

⑨死亡患者数←病院の機能によっては瀕死の方を受け入れる役割があるので要注意

⑩平均在院日数

⑪一日平均患者数

⑫一日平均外来患者数

⑬一日平均外来患者単価

⑭新規外来患者数および新入院患者数

⑮病床回転率←365日÷平均在院日数

⑯人件費率

⑰医業利益（医業収支と経常収支）

⑱職員一人当たり医業収益

⑲学習行動指数←職員一人当たりの学会，研究会，研修会参加度

　おそらくもっと細かく見れば，その組織の経営や質を表す数値はそれぞれの組織でまだいろいろとあると思いますが，今回はざっくりと示してみました。

73

「ヒト（スタッフ）」「モノ」「カネ」については，その病院の規模や機能，職員の配置の場合は能力や専門性など，全体をマネジメントする中で，さまざまな指標が出てきます。しかしそれらの把握・理解・改善をすべて一人で乗り切ろう，頑張ろうとしないことです。前述のような数値データは，例えば医事課の得意そうな職員と普段からラポール（良好な人間関係）を形成しておき，分からないことや知らないことは，どんどん教えてもらったらよいのです。もちろん，自分自身が調べることで新たな知見も増えるので，訊いてばかりではいけませんが，立っている者は親をも使え，って言いますものね（苦笑）！

病院全体の経営を素敵なものにしていくためには，職種や領域や部署に関係なく，互いに経営的視点を切磋琢磨してブラッシュアップしていくことが大切です。そんな心理的安全性の高い組織（何でも言える組織）のほうが全体として支え合う受援力が醸成され，無駄のない，無理のない組織経営・運営ができます。

では最後に，具体的に組織のどのようなデータを把握したらよいのかを，あくまで例ですが**表2**に列挙させていただきましたので，よろしければご参照ください。

チェックポイント！

- 日々のケアマネジメントと組織マネジメントは「対象」が異なるだけである
- 対象は異なるけれど展開するプロセスは看護過程と同じ！
- 組織を日常的にヒト（スタッフ），モノ，カネの視点でもとらえる

●表2　把握しておきたい組織のデータと労働環境に関する法律の例

〈経営に関する数値（例）〉
　一日平均入院患者数，一日平均外来患者数，平均在院日数，患者一日当たり入院収益，患者一人当たり入院収益，外来一人当たり外来収益，病床回転率（人），病床稼働率（％），外来／入院比，医業利益率，人件費，職員一人当たり医業収益

〈労働環境に関する数値（例）〉
　所定労働時間，届出労働時間，三六協定，年次有給休暇取得率，夜勤交代制勤務の勤務間隔，夜勤時間，離職率，離職者数，平均勤続年数，職員純増数，職員満足度，医師事務作業補助者配置数，育児休暇取得数，育児休暇取得者数，短時間勤務制度利用者数，介護休業取得者数，身体的・精神的休暇取得数，健康診断受診率，プレゼンティズム，過重労働面談数，夜勤免除率，研修・学会への参加数，学会への発表数，教育費投資額　など

〈労働環境に関する法律（例）〉
　労働基準法，パートタイム労働法，労働者派遣法，男女雇用機会均等法，労働安全衛生法，育児介護休業法，労働組合法，保健師助産師看護師法，医師法，病院法，医療法，救命救急士法，介護保険法，社会福祉士及び介護福祉士法，看護師等の人材確保の促進に関する法律

　お役立ち参考資料・文献

　改めて，看護過程って何だろう？と思ってしまう方は，学生に戻ったつもりで看護過程の本を読むのもよいですが，実は科学的思考プロセスという視点を持つことが大切ですから，看護という枠にとらわれることなく，一般的な視点として次の本をお勧めします。そもそも医療系は理系なのですが，世の中には文系頭のまま看護師になっている方もいるようですので，そのような方には面白おかしく読めると思いますよ～！
● 竹内薫：文系のための理数センス養成講座，新潮社，2017.

引用・参考文献
1）T．ハザー・ハードマン，上鶴重美：NANDA-I看護診断原書第10版，P.22，医学書院，2016.
2）中島美津子：病院・看護部経営・運営に必要な数値・データの収集・解釈・活用基本のキ，看護部長通信，Vol.15，No.6，2018.

第2章 マネジメントを知る

❷外部環境（社会保障制度）とインクルーシブな地域づくり

学習目標

看護組織を取り巻く外部環境を理解し，組織の未来を想像・創造することができる。

　ケアマネジメントの対象である患者を理解する時に，患者の外部環境を理解しつつケアを展開するのと同じように，組織という生き物を対象にする組織マネジメントでも，組織を取り巻く外部環境を知ることによって，その内部環境への影響を考えることができます。外部環境というと，その地域，自治体，そして日本の医療制度を含む社会保障制度という仕組みも関係してきます。すなわち，2025年を乗り越える「地域医療構想」，そして2040年を乗り越える「地域包括ケアシステム」という大きな国の流れです。

解説

地域包括ケアシステムで2040年を乗り越える！

地域医療構想としての位置づけ

　地域医療構想や地域包括ケアシステムについては，すでにご存じ

●表1　高齢化の進行に関する国際比較　　　　　　　　　　厚生労働省公表資料

国	65歳以上人口割合（到達年次）			到達に必要な年数
	7%	14%	21%	7%→14%
日本	1970	1994	2007	24
中国	2001	2026	2038	25
ドイツ	1932	1972	2016	40
イギリス	1929	1975	2029	46
アメリカ	1942	2015	2050	73
スウェーデン	1887	1972	2020	85
フランス	1864	1979	2023	115

1950年以前はUN,The Aging of Population and its Economic and Social Implications（Population Studies, No.26, 1956）およびDemographic Yearbook, 1950年以降はUN, World Population Prospects, The 2006 Revision（中位推計）による。ただし、日本は総務省統計局『国勢調査報告』および国立社会保障・人口問題研究所『日本の将来推計人口』（2006年12月推計）による人口（[出生中位（死亡中位）] 推計値）。1950年以前は既知年次のデータを基に補間推計したものによる。

で，敏感に反応されていることでしょう。賢い組織の経営者はすでに団塊世代ジュニアが後期高齢者に突入する時期の2039〜2040年を焦点にしています。いわゆる多死時代です。**表1**に示すように，我が国の高齢化のスピードはフランスの4〜5倍となっています[1]。高齢者が急速に増えるということは，人は亡くなる前に医療組織のお世話になるわけですから，お亡くなりになる方がどっと医療組織に押し寄せてくるということです。実際のデータでも我が国では病院で亡くなる方が8割を占めています（**図1**）[2]。つまり，多死時代は医療需要が劇的に増えるということです。

　そうなると，あなたの地域はその医療需要の増加に耐えられますか？また医療は介護や福祉とも切っても切れません。組織マネジメントを考える時，看護部の将来を考える時，目先の2025年のことではなく，多死時代の頂点である2039〜2040年を乗り越えられるような「必要とされる看護力」を提供できる看護部を運営してい

●図1　死亡の場所別にみた年次別死亡数百分率

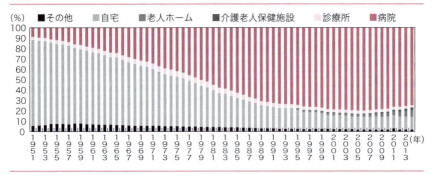

厚生労働省公表資料，意見交換資料－2参考1「【テーマ1】看取り参考資料」，P.6，平成29年3月22日

くために，自分の組織が存在する地域の将来像を知ることは人財育成の観点でも重要です。

　今年入職した人は，そこで50年間仕事をするかもしれないのです（内閣府は生産労働人口の設定を74歳までとしたデータを出しています！），先がどうなるか分からない組織に入職するわけないですよね…。あるいは，入職したのはいいけれど，実はその後すぐに地域医療構想に基づき病院機能の変更などがあった場合，リクルートする時の謳い文句と入職してからの現実が異なり，結局，話が違うということで離職するという，入職したスタッフにとっても組織にとってもお互いに不幸なミスマッチとなります。それらを避けるためにも，自組織の二次医療圏の地域医療構想に基づく20年後，30年後，50年後の構想をしっかりと想像しながら，組織のマネジメント，すなわち**組織の将来を「想像」し，組織を「創造」しているか**，今一度，よ〜く振り返ってみましょう！一般企業ではすでに，"2050年を語る"などの謳い文句と共に，学生確保の就職活動会場で自組織の未来を語っています。未来を見つめてみましょう！

　厚生労働省だけでなく，経済産業省，内閣府，総務省など，また

都道府県やシンクタンクなど複数の公的機関や研究機関が，さまざまな推計データを公開しています。それらのデータを把握しながら，自組織を取り巻く外部環境を「想像」してみましょう。その上で，今後，そのような組織を「創造」していくために，どのような人財が必要だから，どのような人材をリクルートして育てていこうかというリクルート計画を立てます。

社会保障制度と地域包括ケアシステムの理解

　一方，我が国のプライマリーバランスは**図2**のような状況です[3]。超高齢社会のための自然増加に加え，高度先進医療による高額の薬や治療が施されることで，国民医療費は増えていく一方です。しかし消費税増税などを実施し，歳入の調整を図るため「お金」はそこまで憂うことはありません。できるだけ国民が健康的に生活し，できるだけ医療にかかわりを持たなくなるように仕掛けていくことで，歳出のほうもコントロールすればよいのです。これも地域にかかわる医療者に求められる組織運営の視点です。

　それはつまり，健康的に年を取っていけるような生活習慣の支援という視点です。例えば**図3**は，平均寿命と健康寿命の差を表しています[4]。お叱りを承知で少し過激な表現をすると，その差10年間は，薬漬け，座りきり，寝たきりをつくり出しているとも言えます。そうなると，**図2**のように社会保障費のマジョリティを占める医療にかかる費用がさらに増えます。その結果，我が国のプライマリーバランスはさらに悪くなり，借金大国として子孫に借金を残すだけでなく，社会保障制度の破綻を招きかねません（しかし，実際には「お金」は大丈夫ですから！）。

● 図2 一般会計における歳出・歳入の状況

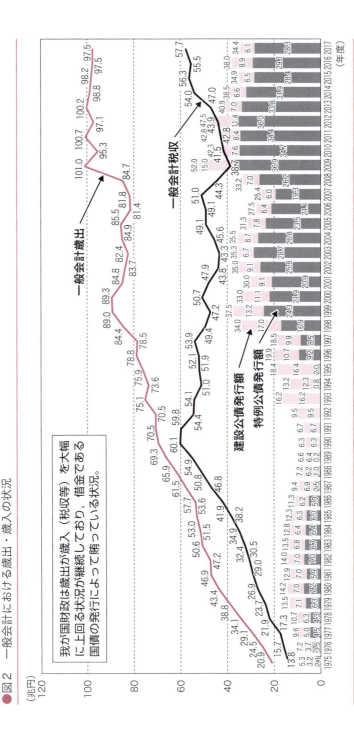

注1) 2016年度までは決算、2017年度は予算による。
注2) 公債発行額は、1990年度は湾岸地域における平和回復活動を支援するための財源を調達するための臨時特別公債、1994～1996年度は消費税率3％から5％への引上げに先行して行った減税による租税収入の減少を補うための減税特別公債、2011年度は東日本大震災からの復興のために実施する施策の財源を調達するための復興債、2012年度および2013年度は基礎年金国庫負担2分の1を実現するための年金特例公債を除いている。

厚生労働省：第56回社会保障審議会医療部会資料、平成29年11月24日

●図3　平均寿命と健康寿命の推移　　　　　　　　　　厚生労働省公表資料

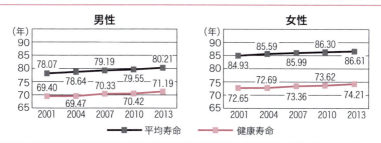

平均寿命：2001・2004・2007・2013年は厚生労働省「簡易生命表」，2010年は「完全生命表」

　ではなぜ，社会保障制度自体が破綻しては困るのでしょうか。社会保障制度と言えば，社会的弱者を助け，守るというようなイメージかもしれません。しかし社会保障制度は国の安寧のために存在するものなのです。これが破綻したらストライキや暴動やテロなど国全体が不安定な状況になる危険性が出てくるので，それらを防ぐために存在します。

　そのあたりは，社会保障制度がドイツのビスマルク政策をお手本につくられたことを思い出してみてください。当時，資本主義が台頭してきたドイツ帝国では，「隣国」「疫病」「労働者」が怖かったのです。隣国は分かりますよね。攻め入ってこられたら困ります。疫病も分かります。致死率の高い病気が国民に蔓延したら，国としての存続が危ぶまれます。そして最後に労働者です。資本主義の社会では，工場や会社が作られ，そこには働いてくれる労働者が必要です。もしも，その労働者が暴動やストライキを起こしたらどうでしょう。経営者たちは工場や会社の運営が立ち行かなくなります。さらに，暴徒化して大規模なデモなどに発展すれば国の安寧も保たれません。そこで，労働者たちが暴動を起こさず，気持ちよく仕事

ができるように，世界で初めて社会保障制度を作ったのがドイツです。ちなみに，介護保険制度も世界で初めて導入したのはドイツです。

　社会保障制度は，**図4**に示すように，日本国民として一生かかわる大切な制度です[5]。国民の生活を保障するためのさまざまなかかわりを支えている社会保障制度が存続する上で，社会保障費の大部分を占める医療費の増加は，国家財政を逼迫させるわけです。高齢化率のスピードが前代未聞なわけですから，のんびりと社会保障制度の検討を…なんて言っていたら国が破綻してしまう危険性があります。そこで，もう背に腹は代えられぬ！国民一人ひとりに協力してもらおう！ということで，地域包括ケアシステムが発動されました。この地域包括ケアシステムは，決して病院とクリニックの連携とか，訪問看護ステーションや訪問診療と地域中核病院との連携とか，そういうレベルの話ではなく，真意は国民の皆さんにも国を支えている社会保障制度の破綻回避を担っていただくという目的を包含しているものなのです。そのために，**資料**の左下の4つの円があるのです[6]。

　共助，公助，互助，自助については，もちろん皆さんご存じのことでしょう。共助は国としての義務でもあるけれど権利も保障されたものですよね。例えば，国民皆保険ということで，医療保険は給与から強制的に天引きされています。でも，医療保険は医療にしか使われませんし，国民皆がその恩恵を受ける権利もあります。

　しかし，もはや共助だけでは立ち行かなくなってきたので，共助だけでなく公助でも何とか保障するようにしましょうということで，自治体が主体の公助にも協力していただきます。自治体の場合

●図4　国民生活を生涯にわたって支える社会保障制度

厚生労働省ホームページ：平成29年版厚生労働省白書―社会保障と経済成長

年齢軸：出生　6歳　12歳　15歳　18歳 20歳　40歳　50歳　60歳　70歳　75歳　引退後

ライフステージ：就学前　就学期　就労期（子育て）　引退後

【保健・医療】
健康づくり
健康診断
疾病治療
療養

- 健診、母子健康手帳等
- 健診、未熟児医療、予防接種等
- 事業主による健康診断
- 特定健診・特定保健指導
- 高齢者医療
- 医療保険（医療費保障）

【社会福祉等】
児童福祉
母子・寡婦福祉
障害（児）者福祉

- 保育所
- 放課後児童クラブ
- 地域の子育て支援（全戸訪問・育児支援家庭訪問事業等）
- 児童手当
- 児童扶養手当
- 保護を要する児童への社会的養護等
- 在宅サービス（居宅介護、デイサービス、短期入所、補装具の給付等）
- 社会参加促進（スポーツ振興等）
- 介護保険（在宅サービス、施設サービス等）
- 施設サービス（障害者支援施設等）
- 手当の支給（特別障害者手当等）

【所得保障】
年金制度
生活保護

- 遺族年金
- 障害年金
- 老齢年金
- 資産、能力等すべてを活用してもなお生活に困窮する者に対し、最低限度の生活を保障

【雇用】
労働力需給調整
労災保険
雇用保険
職業能力開発
男女雇用機会均等
仕事と生活の両立支援
労働条件

- 職業紹介、職業相談等
- 高齢者雇用
- 障害者雇用
- 働いて事故にあった時、失業した時など
- 公共職業訓練、労働者個人の自発的な職業能力開発を支援
- 男女雇用機会均等・育児休業・介護休業等
- 最低限の労働条件や賃金を保障　労働者の安全衛生対策

● 資料　地域包括ケアシステムの5つの構成要素と「自助・互助・共助・公助」

○高齢者の尊厳の保持と自立生活の支援の目的のもとで，可能な限り住み慣れた地域で生活を継続することができるような包括的な支援・サービス提供体制の構築を目指す「地域包括ケアシステム」。

平成25年3月
地域包括ケア研究会
報告書より

地域包括ケアシステムにおける「5つの構成要素」

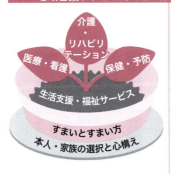

「介護」「医療」「予防」という専門的なサービスと，その前提としての「住まい」と「生活支援・福祉サービス」が相互に関係し，連携しながら在宅の生活を支えている。

【すまいとすまい方】
● 生活の基盤として必要な住まいが整備され，本人の希望と経済力にかなった住まい方が確保されていることが地域包括ケアシステムの前提。高齢者のプライバシーと尊厳が十分に守られた住環境が必要。

【生活支援・福祉サービス】
● 心身の能力の低下，経済的理由，家族関係の変化などでも尊厳ある生活が継続できるよう生活支援を行う。
● 生活支援には，食事の準備など，サービス化できる支援から，近隣住民の声かけや見守りなどのインフォーマルな支援まで幅広く，担い手も多様。生活困窮者などには，福祉サービスとしての提供も。

【介護・医療・予防】
● 個々人の抱える課題にあわせて「介護・リハビリテーション」「医療・看護」「保健・予防」が専門職によって提供される（有機的に連携し，一体的に提供）。ケアマネジメントに基づき，必要に応じて生活支援と一体的に提供。

【本人・家族の選択と心構え】
● 単身・高齢者のみ世帯が主流になる中で，在宅生活を選択することの意味を，本人家族が理解し，そのための心構えを持つことが重要。

「自助・互助・共助・公助」からみた地域包括ケアシステム

自助
■ 自分のことを自分でする
■ 自らの健康管理（セルフケア）
■ 市場サービスの購入

互助
■ 当事者団体による取組
■ 高齢者によるボランティア・生きがい就労
■ ボランティア活動
■ 住民組織の活動

共助
■ 介護保険に代表される社会保険制度およびサービス

公助
■ ボランティア・住民組織の活動への公的支援
■ 一般財源による高齢者福祉事業等
■ 生活保護
■ 人権擁護・虐待対策

【費用負担による区分】
● 「公助」は税による公の負担，「共助」は介護保険などリスクを共有する仲間（被保険者）の負担であり，「自助」には「自分のことを自分でする」ことに加え，市場サービスの購入も含まれる。
● これに対し，「互助」は相互に支え合っているという意味で「共助」と共通点があるが，費用負担が制度的に裏付けられていない自発的なもの。

【時代や地域による違い】
● 2025年までは，高齢者の一人暮らしや高齢者のみ世帯がより一層増加。「自助」「互助」の概念や求められる範囲，役割が新しい形に。

● 都市部では，強い「互助」を期待することが難しい一方，民間サービス市場が大きく「自助」によるサービス購入が可能。都市部以外の地域は，民間市場が限定的だが「互助」の役割が大。
● 少子高齢化や財政状況から，「共助」「公助」の大幅な拡充を期待することは難しく，「自助」「互助」の果たす役割が大きくなることを意識した取り組みが必要。

厚生労働省ホームページ

● 図5　一般世帯総数に占める世帯主75歳以上の単独世帯割合の推移
　　　　（2015年，2030年，2040年）

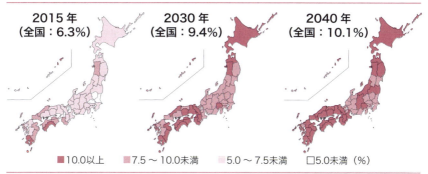

国立社会保障・人口問題研究所ホームページ：日本の世帯数の将来推計（都道府県別推計）（2019年推計），P.75

は，それぞれの自治体の税金が財源となります。その結果，税金収入が多いところと少ないところでは国民が皆等しく恩恵に与るというわけにはいかない不公平が生じます。それでも，致し方ないことです。なぜなら，そこを選んで住んでいるのは，ほかの誰でもないその人の意思だからです。

　さらに，公助だけでは心許ないために，その地域の人のつながりとしての互助にも頼ることになります。そうなると，こちらもまたお分かりですよね。互助機能というのは，耳聴こえはとてもソフトで心地のよいものですが，実際には財源が不確定であり，その互助機能自体が不安定であり，そのような互助機能が盛んなところに住んでいればその恩恵に与れますが，そうでなければ，例えば孤独死もあり得るかもしれないという危険性も孕んでいます。

　我が国では単身世帯がどんどん増加しています[7]。国立社会保障・人口問題研究所は，2040年にはすべての都道府県で単独世帯が最大の割合を占めるようになり（**図5**），65歳以上の世帯に占め

る単独世帯の割合は，2040年にはすべての都道府県で30％以上となり，特に東京都では2040年に29.2％に達することを報告しています。さらに，50歳男性の4人に1人が独身ですし，女性が男性より長生きするものですから高齢女性の独居も増えているというのです。しかも，日本人のその年代の人たちは「人様に迷惑をかけてはいけない」と厳しく言われている世代でもあり，受援力（支援を受ける力）が乏しいという文化的背景も相まって，互いに交流もなく，隣に住む人は何する人ぞ，という近隣との薄い関係性に陥る中で互助機能があっても機能せず，なければなおのこと孤独死などにつながるという，そんな危険性さえ孕んでいる生活となってしまうのです。そこで，最終的には，できるだけ自分で自分の身体のことはしっかりとマネジメントしていきましょう，というセルフヘルプである自助という視点です。以上が4つの円が表している概要です。

　自助というのは，おそらく皆さんもすでにご存じのセルフメディケーションもそのうちの一つと言えます。さらに国民には，メタボリックシンドロームだけでなく，昨今やたらと「ロコモティブシンドローム」「サルコペニア」「フレイル」などの予防について普及啓発活動が広がってきているところでもあります。これらを普及することで，国民一人ひとりが自分の健康的な生活を自分でマネジメントし，社会保障制度の破綻を回避したいというのが国の目的でもあります。それで国民一人ひとりに協力してもらおうという意図で，この地域包括ケアシステムが動き出しているのです。ということは，その地域の医療の崩壊を招かないような組織的活動として，これらのことを鑑みた普段からの看護組織としての活動が展開されて

いるかという視点も，組織マネジメントで大事な部分となります。

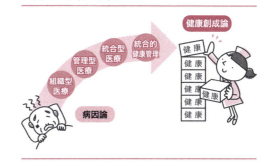

●図6　組織の変遷

ベッドサイドで患者やその家族に最も接するのは，看護師です。その看護師がメタボリックシンドロームも含めた「ロコモティブシンドローム」「サルコペニア」「フレイル」などの予防を包含した看護計画を立て，実践していくことで，その地域住民の健康度が上がり，亡くなる前の方々が病院に押し寄せてきて医療需要過多となり，供給側が超多忙で慢性的人員不足にあえぎ苦しむことのないようにするのも，看護部に求められる経営・運営の視点となります。

まさに組織マネジメントが，不健康であると言われていた人たちを対象にしていた病因論の時代から，**不健康・健康を問わず国民の健康を創成していく医療としての組織であり続ける**ことが求められるという健康創成論へと変遷を遂げていることを体現していくことが組織に求められているのです（**図6**）。それをスタッフに伝え，実践していくことがマネジメントの役割でもあります。

実践のために

インクルーシブな地域包括化の実践のためには，口先だけはない，ホンモノのインクルーシブという認識の醸成が必要である

●表2　ユネスコでのインクルーシブ教育に関する考え方

①すべての児童・生徒が属し，受け入れられ，援助を受けられる場であり，同級生や仲間，学校社会の全員にサポートされる場
②子どもによって異なる学習スタイルやペースを受容し，それを育む場
③適切なカリキュラム，学校組織，リソースの利用，地域社会とのパートナーシップを通して教育の平等を保障する場

●表3　地域包括ケアシステムにおけるインクルーシブな地域づくり

①地域住民が属し，受け入れられ，援助を受けられる場であり，地域の仲間，地域の全員にサポートされる場
②地域住民によって異なる生活スタイルやペースを受容し，それを育む場
③適切なライフストーリーへの支援，地域の医療組織や社会的リソースの利用，地域社会とのパートナーシップを通して生活の平等を保障する場

地域包括ケアシステムはインクルーシブな地域づくり

　国民に協力していただく地域包括ケアシステムとして最も大事な考え方は，**「インクルーシブな地域づくり」**です。インクルーシブとは，「すべてを包括した」という意味があり，地域包括ケアシステムそのものを表しているとも言えます。もともとは，「障害児も教育を受ける権利があるのに教育現場で差別されている」ということから，どのようなハンディキャップがあったとしても，教育を受ける権利を擁護するという目的で，国連ユネスコで提唱されたインクルーシブな学校（Inclusive School）が始まりです（**表2**）。これらを地域包括ケアシステムにおける地域づくりという視点で換言すると，**表3**のように表せます。

　これらの地域包括ケアシステムというインクルーシブな地域づくりを進めるために，トリプル改定として，2018年度診療報酬改定が行われました。当時はよく，ダブル改定という視点で語られました。それだけ医療と福祉の溝があるということでしょうか。しかし，

今ではもうトリプル改定として，障害福祉サービス等報酬改定がなされ，2016年の障害者総合支援法等の改正を基に，障害者が将来的にも安心してその地域で暮らしていけるように，親や擁護者が先に亡くなったとしてもその地域でその人らしく生活していけるような仕組みを社会的な支援として構築することを地域包括ケアシステムとして展開していくことであることは，多くの医療関係者が知るところとなっています。個々人の力だけではなく，互助機能だけでもなく，公的な社会的仕組みとして持続的に「相談できること」「緊急時の対応ができること」「社会的刺激の体験ができること」「障害者支援にかかわる人材育成」「地域に体制としてあること」を目指した地域づくりです[8]。

　そもそも，医療を受ける「非日常」の状態と介護を受ける福祉や障害の「日常」の状態とは，明確な線引きができません。考えてみてください。その大昔は，看護も，介護も，嫁や娘の役割でした。資格もいりませんでした。日常的に人々の中では営まれていたのです。つまり共生です。その地域住民のあらゆる健康の段階の人々が生活できるインクルーシブな地域づくり，それが地域包括ケアシステムなのです。

　これまで見てきたように，地域医療構想や地域包括ケアシステムという国全体の大きな流れが起こっている外部環境に適応するよう，組織の将来を「想像」し，組織を「創造」していくために，**表4**のような視点で組織を見てみると，また違った組織づくりに発展するかもしれません。

　ということは，さらにこれらの変化から，どのような地域に変貌を遂げるのか，地域住民に必要とされる医療組織であり続けるため

●表4　組織の将来を考える時の視点

①地域の人口構造
②地域の疾病構造
③介護サービス必要量
④利用者構造
⑤勤務者の構造
⑥都市整備計画（アクセシビリティ）
⑦地域のインフラストラクチャー整備

に，その地域に「価値」を残すために，地域住民が何を望んでいるのか，地域住民に何が必要なのか，地域のマーケティングという視点も重要になってきます。それは診療報酬に翻弄され，医療組織としてどのようなサービスを提供することが経営にプラスかという視点とは真逆の，今は診療報酬は付かなくても地域住民が望むサービスを提供していたらそこへ診療報酬が付くようになった，というサービスを先取りする組織への進化が求められていることを示唆しているのです。

チェックポイント！

・国だけでは賄えなくなった社会保障制度（共助）を何としても死守するために，都道府県という自治体に下ろし（公助），さらに地域住民へ「共助」として助け合いの環境をつくり，そして「自助」として自分自身のヘルスマネジメントをする時代に応えるために地域医療構想と地域包括ケアシステムがある

・ホンモノの地域包括ケアシステムとはインクルーシブな地域づくりである

・どのような地域に変貌を遂げるのか，地域住民に必要とされその地域に「価値」を残す医療組織であり続けるために，地域のマーケティングという視点も重要である

お役立ち参考資料・文献

　大局的な厚生行政という視点を入れて学んできましたが，「今さらだけど，医療保険って何？介護保険って何？」という方のために，毎年，関係者向けに改訂されながら，分かりやすく書かれている次の本をお勧めします！小難しくない感じがいいですよ〜！

- NPO法人日本医療ソーシャルワーク研究会編：医療福祉総合ガイドブック2018年度版，医学書院，2018．

引用・参考文献
1）厚生労働省公表資料，P.1
　https://www.mhlw.go.jp/seisakunitsuite/bunya/hukushi_kaigo/kaigo_koureisha/chiiki-houkatsu/dl/link1-1.pdf（2019年4月閲覧）
2）厚生労働省公表資料，意見交換資料－2参考1「【テーマ1】看取り参考資料」，P.6，平成29年3月22日
　https://www.mhlw.go.jp/file/05-Shingikai-12404000-Hokenkyoku-Iryouka/0000156003.pdf（2019年4月閲覧）
3）社会保障審議会医療部会参考資料3－1「平成30年度診療報酬改定の基本方針（骨子案）に関する参考資料」，P.16，平成29年11月24日
　https://www.mhlw.go.jp/file/05-Shingikai-12601000-Seisakutoukatsukan-Sanjikanshitsu_Shakaihoshoutantou/0000187024.pdf（2019年4月閲覧）
4）前掲3），P.8．
5）平成29年厚生労働白書，P.8，図表1-1-4「国民生活を生涯にわたって支える社会保障制度」
　https://www.mhlw.go.jp/wp/hakusyo/kousei/17/dl/1-01.pdf（2019年4月閲覧）
6）厚生労働省地域包括ケアシステム平成25年3月地域包括ケア研究会報告書「地域包括ケアシステムの5つの構成要素と自助・互助・共助・公助」
　https://www.mhlw.go.jp/seisakunitsuite/bunya/hukushi_kaigo/kaigo_koureisha/chiiki-houkatsu/dl/link1-3.pdf（2019年4月閲覧）
7）国立社会保障・人口問題研究所ホームページ：日本の世帯数の将来推計（都道府県別推計）（2019年推計），P.75
　http://www.ipss.go.jp/（2019年4月閲覧）
8）厚生労働省：平成30年度障害福祉サービス等報酬改定における主な改定内容，平成30年2月5日
　https://www.mhlw.go.jp/file/05-Shingikai-12201000-Shakaiengokyokushougaihokenfukushibu-Kikakuka/0000193396.pdf（2019年4月閲覧）
9）中島美津子：病院・看護部経営・運営に必要な数値・データの収集・解釈・活用基本のキ，看護部長通信，Vol.15，No.6，2018．

第2章 マネジメントを知る

❸ IPW（多職種連携）による ユビキタスケア

> **学習目標**
>
> 人口減少や需要過多が到来する未来の医療組織を創造するために，ユビキタスケアのための医療組織チーミングを理解できる。

　生産年齢人口の減少により，さまざまなところで，RPA化（Robotic Process Automation）なる，人間以外でもよいところは機械やロボットに託すという傾向になっていきます。看護師の人数も減少するため，看護師が行っていた業務もさまざまな専門的職種と協働する「多職種連携（IPW：inter-professional work）」の時代になっています。ではそういう時代に，看護師は何を求められているのでしょうか。

解説

今までと同じことを踏襲するだけでよい？未来志向のチーム医療が必要である

シンギュラリティ（singularity）

　「シンギュラリティ」とは，物理や数学の世界でよく使われる言葉で，日本語では「特異点」と訳されています。早い話が，技術的にこれ以上開発不可能である地点に来た時，人工知能が人類の能力を超えるということを表したIT業界の言葉です。くしくも，昨今の新聞に人工知能やロボットといった文言がない日はありません。改めて，次世代の共存生物としての人工知能やニューロコンピュータの存在があることを実感させられます。しかし，まだまだそれらが人間を超えることはありません。なぜなら，それらのアルゴリズムをつくるには，優秀なお手本がないと機械学習によるディープラーニングができないからです。

　一方で，IT業界では2045年には人工知能が人間を超えると言っています[1]。本当にそうであるかどうかは別として，人口減少で労働者が減少していく中，人間がしなければならない仕事と，人間ではないロボットがすればよい仕事を振り分けて，少しでも労働負担を軽減したいという考えはよく分かります[2]。そのため今後もRPA化は加速し，私たちの看護業界も看護師でなければならない仕事とは何かが問われてきます。

　一昔前，まだ筆者が新人看護師の頃は，病棟付けの薬剤師，栄養士，OT，PT，ST，MSW，PSW，退院調整者，介護福祉士などはいませんでした。先輩に教わりながら，一つひとつ学習を重ね，すべて看護師が行っていました。しかし近年，さまざまな業種が医療現場で活躍するようになり，それはそれで専門性があってよいことではあると考えますが，看護師の業務自体はどんどんほかの職種にシフトしていっています。さらに，生体データも医療機器で測定で

きますので，バイタルサイン測定も看護師でなくてもできます。そうなると，残すは外部センサーで測定できない患者の内界にかかわることを表象化することです。すなわち，今後はシグナルをサイン化する認知発達の仕組みにも似た「徴候」を察する専門性に裏付けされた観察能力とコミュニケーション能力，そしてアセスメント能力が求められることになります。

多職種連携＝IPW

　このように，さまざまな専門性のある職種と連携していく世の中になっていますが，これがIPWという考え方です。IPWを医療組織の中で展開していく上で，マジョリティを占める看護部こそ，率先してその概念の根底に流れている「お互いを理解し学び合う」ということを進めていかなければなりません。そもそも医療は複数の職種でチームとして展開していますので，いわゆる「チーム医療」として多職種連携は当たり前です。

　時々「頭痛が痛い」と言う人がいますが，実は「チーム医療」という言葉そのものが「頭痛が痛い」と同じなのです。なぜなら，そもそも医療は複数の職種が協働しながら進めていく「チーム」です。医療＝チームなのですから，あえて**「チーム医療」と言うと，まるでそれは「チームチーム」と言っているのも同然**ですよね（苦笑）。そのため，海外では「チーム医療」とは言いません。そもそも医療がチームですから。むしろ「チーミング」という名詞ではなく動名詞で使われます[3]。すなわち，「医療のチーミング」ということです。

医療のチーミング

　日本で「チーム医療」という言葉を造り，2010年にチーム医療

を推進させるべくチーム医療推進会議をつくった厚生労働省の資料にも，「チームアプローチを実践するためには，様々な業務について特定の職種に実施を限定するのではなく，関係する複数の職種が共有する業務も多く存在することを認識し，患者の状態や医療提供体制などに応じて臨機応変に対応することが重要である」と明記してあります[4]。実はチーミングを包括しているのです。いわゆる名詞的な「チーム」の場合は，人々が共通の目標を目指して協力する境界のある，常設の，固定されたメンバーというイメージがありますよね。しかし，実際の医療現場ではそうはいきません。その日の日勤メンバーによっても異なりますし，患者層の入れ替わりもあります。また，物理的に離れた場所でつながっている状況も多々あります。遠隔医療もその中の一つです。リーダーの役割に関しても，誰がリーダーとして適切であるのかということは患者の置かれている状況にもよります。命にかかわる急性期では，やはり医師が中心となるチーミングですが，急性期を過ぎれば明らかにケアが中心となり，退院後の生活者としての患者支援では，医師よりもほかの職種が中心となります。

　このように，外部環境がどんどん変化していく中においては「チーム」というよりも，まさに「チーミング」であると筆者は考えています。**新たなアイデアを生み出し，その答えを探し，問題を解決しながら，人々のやる気スイッチを入れながら，アウトカムを出していく発展的プロセスそのものである「チーミング」**。そのため，チームに「ing」が付き，流動的対応を可能とする組織が，いわゆる医療チームなのだと考えます。その場合の，つまり，チーミングとい

う意味でのチーム医療では，メンバー各々が考えて行動する，すなわち次の個人学習行動がとれることが求められます[5]。

①質問する

②情報を共有する

③支援を求める

④証明されていない行動を試みる

⑤うまくいかなかった状況を情報共有する

⑥他者の意見を求める

　これは医師の仕事，これはPTの仕事，これは薬剤師，これは栄養科，これはMSW，これは介護福祉士，これは医療事務，これは…，とあまりにもほかの職種に業務を振るばかりだと，最終的に看護師は何する人ぞ？ということになります。今，我が国は全人口が減少しているわけですから，医療関係の仕事をする人だけを確実に確保するわけにもいきません。どの業種も人が不足しています。お酒造りや漁業，建設業界やIT産業，いろいろなところが人材不足となってきています。看護師もこれ以上増えないし，ほかの職種も増えないという前提で，チームの中での役割を考えていく必要があります。

　医療のチーミングという考え方でいくと，看護師の役割は何でしょうか？確かに多職種連携という状態は，それぞれの専門とする役割により複数の職種が一人の患者にかかわり，より深い知識と技術を保証されるメリットはありますが，患者にしてみれば，誰に何を話せばよいのか分からない状況とも言えます。そうならないような「連携」という役割が，看護師に残された役割の一つでもあると考えます。最も患者の身近にいて，専門性があり，他職種につなぐ

ことができるのは，看護師です。

　これから先，人工知能が発展し，RPA化が進めば，入力するデータを収集する人，アルゴリズムを入力する人，そして端末をうまく仕事に取り入れられる人の3種類の職務が残ると言われており，看護師は絶滅危惧種ならぬ絶滅職種と言われています[6]。しかし，筆者はそうは思いません。対人業務である看護師は，ケアというものは標準化されたケア方法があるとはいえ，患者一人ひとりへのケアは微妙に調整することが求められるので，確実に将来も残っていく仕事だと考えています。そのためには，そもそもその「標準化されたケア方法を微妙に調整すること」ができる能力が必要となります。チーミングの中で，本当に必要とされる看護師がいる病院こそが，うまくチーミングができ，結果としてうまく組織マネジメントができると考えます。

　これからのシンギュラリティの時代のIPWの中で，看護師は，さまざまな職種をつなぐコーディネーターとしての役割に加えて，看護師という科学者の能力を活かし，地域・在宅での看護師としての活躍が期待される職業だと考えます。ということは，マネジメント能力もあり，実践もできるという看護師を育成していくことが求められます。その上で，医師，薬剤師，歯科医師，放射線技師，検査技師，PT，社会福祉士，MSWなど，ほかの多くの職種が，同職種だけでなく，他職種への理解を深めていくことに積極的に看護師が関与し，看護部だけでなく他部門との理解が進むことによって組織内の凝集能（Group Cohesion）が高まり，組織での働きがいにもつながるIPWを強力に推し進めていくことができると考えます。

実践のために

切れ目のないケア＝ユビキタスケアへの仕掛けを考える

廃用性症候群は看護師の責任？

　私たち看護師は，すべての行為が【医師の指示の下】ではありません。自分たちの判断で実施してよいことがた〜〜くさんあります。むしろ，そちらのほうが多いのです。しかし，例えばOT，PT，STは【医師の指示の下】でなければ計画を立てることができません。その違いは大きいのです。看護師は，自分たちで判断し，拘縮予防のリハビリテーションをしてよいのです。そのために筋骨格系の学習もしてきているはずですものね。もっと，ベッドサイドで看護師が早期からリハビリテーションをどんどん進めていき，ADL低下を予防すべきだということをとても強く感じます。

　ある病院で，看護師に上腕二頭筋と僧帽筋と三角筋の位置を確認したら，「？」という反応にショックでした。では，筋肉注射はどのように客観的・科学的に確認しているのかしら？と考えたのですが，その看護師いわく「イマドキ筋肉注射なんてしませんよ〜」と言うのです。確かにそうかもしれませんが，部位を知っておかないと拘縮予防はどうするのかしら？どの筋とどの筋が拮抗筋なので，どのように体位を動かせばより介助者に負担がかからないとか，患者のサルコペニアを予防できるとか，そういうことは考えないのかな？？？悲しいことですが，思わず，なるほど！こういう看護師がADLの低下を誘発させているのかもしれないと，ADL低下が退院を困難にしているという事実にも納得してしまいました。

皆さんはどう感じますか？筆者は，まさに看護師のベッドサイド支援が薄くなってきているからなのではないかと推測しました。でもこれは，決して看護師の怠慢から来るものではありません。看護師はいつの時代も一生懸命，まじめすぎるくらいに仕事をしています。チーム医療の中で，患者へのケアの時間が記録や間接業務に取られすぎているという現場の多忙さも一因なのかもしれません。

切れ目のないユビキタスケアのためのチーミング

　本来の看護師のベッドサイドでの役割を増やすためには，どうしても業務調整が必要になります。しかし，だからといって，連携という名の下にほかの職種に業務を回すだけでは，右の物を左に動かしただけであり，病院組織全体のチーミングとは言えません。

　大辞林によると，「連携」とは「連絡提携の意。連絡を密に取り合って，一つの目的のために一緒に物事をすること」とあります[7]。ただ単に情報を流すだけでなく，目的達成のために一緒に物事をなすこと，行動することです。まさに，患者の幸せのために私たち医療者が何をなすべきなのか，それを判断し，マネジメントする役割が，看護師に求められる「連携」だと考えます。そこで改めて，**図**を見てください[8]。これを仮に，輪切りにしたとしましょう。すると，金太郎飴みたいに，どの場所を切ってもそこに存在する職種は「看護師」であることが分かります。

　そうです。「連携」のために，これからいかに地域・在宅を含め，さまざまな場所で，組織で，活躍できる「連携（マネジメント）」を担える看護師を育成していくかを考え，連携という行動をとるために，病院の中だけでしか働けないような看護師を製造しないということで

厚生労働省：地域包括ケアシステム

● 図 地域包括ケアシステム

○ 団塊の世代が75歳以上となる2025年を目途に、重度な要介護状態となっても住み慣れた地域で自分らしい暮らしを人生の最後まで続けることができるよう、住まい・医療・介護・予防・生活支援が一体的に提供される地域包括ケアシステムの構築を実現していきます。
○ 今後、認知症高齢者の増加が見込まれることから、認知症高齢者の地域での生活を支えるためにも、地域包括ケアシステムの構築が重要です。
○ 人口が横ばいで75歳以上人口が急増する大都市部、75歳以上の人口の増加は緩やかだが人口は減少する町村部等、高齢化の進展状況には大きな地域差が生じています。地域包括ケアシステムは、保険者である市町村や都道府県が、地域の特性に応じて作り上げていくことが必要です。

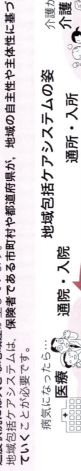

地域包括ケアシステムの姿

病気になったら…
医療
・急性期、回復期、慢性期

病院
・かかりつけ医　有床診療所
・地域の連携病院
・歯科医療、薬局

日常の医療

通院・入院

住まい
・自宅
・サービス付き高齢者向け住宅など

いつまでも元気に暮らすために…
生活支援・介護予防

通所・入所

介護が必要になったら…
介護

施設・居住系サービス
・介護老人福祉施設
・介護老人保健施設
・認知症共同生活介護
・特定施設入所者生活介護
など

在宅系サービス
・訪問介護　・訪問看護
・小規模多機能型居宅介護
・24時間対応の訪問サービス
・複合型サービス（小規模多機能型居宅介護＋訪問看護）など

介護予防サービス

・相談業務やサービスのコーディネート を行います。
・地域包括支援センター
・ケアマネジャー

老人クラブ・自治会・ボランティア・NPOなど

※地域包括ケアシステムは、おおむね30分以内に必要なサービスが提供される日常生活圏域（具体的には中学校区）を1つの単位として想定

● 表　連携を深める人財育成の仕掛け

3つ仕掛けと7つの行動	根拠
【組織理解への仕掛け】 ①地域の将来のこと、この病院が将来どのような役割を求められているのかを必然的に調べるような勉強会を開催する	・地域を調べる→地域医療構想の理解 ・病院の将来像を自分の頭で考えることで、自分がここで働き続けるという前提となる ・病院の機能を再確認する→地域包括ケアの理解
【役割理解への仕掛け】 ②将来どのような病院にしたいのか、自分たちの言葉で具体的な文言で理想の病院を可視化する ③自分たちの理想の病院にするために、各職員は何を求められているのか、自分たちの文言で具体的に可視化する ④求められる役割を明確にしたら、その役割に即して、自分たちはどんな職務を提供すればよいのかを具体的に考え可視化する	・組織の将来を具体的に、自分たちの言葉で考えることで組織コミットメントが醸成される ・組織育成過程にかかわることで、組織成員であることの自覚と組織への期待が醸成される ・特にスタッフの役割もある役職者（リーダーや主任など）は、スタッフとは異なる俯瞰視点を醸成することができる
【キャリア開発、矜持の育成への仕掛け】 ⑤自分たちの考える職務を提供するために、どんな組織であるべきかを具体的に考え可視化する ⑥組織人として組織理念に基づいたキャリアプランの具現化 ⑦あるべき自己の将来像に対して、自分はどんな幸せに向かって人生を送ろうとしているのか、プライベートも含めて将来を考える	・育成の方向性の共有が図れる ・教育プログラムの作成へのヒントが得られる →学習ニーズの把握 →現場の看護師が学びたいと思っているのは何なのかを把握する ・個人のライフストーリーを想像することで人員配置やリクルート計画の資料となる ・職業倫理の再学習によるプロという認識の醸成 ・教養・器器きの促進（不特定多数が対象者）への起爆剤にもなる ・自分の思考パターンを知り、ストレングスモデルでレジリエンスを高める機会にもなる

す。また，IPWを「多職種協働」と言う場合もあります。「協働」という言葉は，「協同」とも「共同」とも異なり，決まったことを協力し合いながら実施するだけでなく，それぞれが得意分野や専門分野を活かしながら尊敬し合う「チーミング」のプロセスです。つまり，目的達成のために調査分析するというマネジメントの役割を発揮するのがIPWにおける看護師の役割です。どの職種がそれをすることが患者にとって最も効果的で効率的であるのか，いつでもどこでも地域包括ケアシステムとしての切れ目のないユビキタスケアの構築に向けて，常に客観的に物事をとらえ，自組織がどのような役割を担っているのかということも鑑みながら，組織を俯瞰視するのです。それをまとめたものが，**表**の連携を深める人財育成の仕掛けです。組織を理解しながら，多職種連携も可能にする人財にするために，筆者は3つの仕掛けと7つの行動があると考えます。

　自分が看護師として10年後，20年後，どこでどのようなことをしているのかしら？と想像したことがありますか？専門分化され，人工知能やロボットという新しい仲間たちと協働する新しい労働環境がつくり出されていることでしょう。

チェックポイント！

- 日本の人口減少は医療界にも押し寄せてくる。だからこそ，RPA化やIoT化はもう誰も止められない。それは，来るシンギュラリティの時代になってもケアの質を落とさないため，つまりは患者のためである
- そのためにまずは看護師の業務を整理整頓する

- そして切れ目のないユビキタスケアに向けた多職種協働であるチーミングを実践していく

 お役立ち参考資料・文献

　電車の中吊り広告などで見たことがある方もいらっしゃるのではないでしょうか。案外，AIを否定しているところがいきなり面白いです。そして丁寧に，素人が読んでも分かるようにAIのことを伝えてくれますし，やっぱり人間は人間であり続けていいんだ，と分かりますが，ただ単にのほ〜んとしていてはいけないなという看護師としての観察能力をはじめ，改めていろいろ考えさせられる1冊です。
- **新井紀子：AI vs. 教科書が読めない子どもたち，東洋経済新報社，2018.**

　もう1冊は，改めて，医療はもともとチームだし，チーム医療という言葉自体がおかしな言葉であることが理解できます。多職種連携とは，ということを考えつつ自分の役割を再認識するのに役立ちます。
- **エイミー・C・エドモンドソン著，野津智子訳：チームが機能するとはどういうことか，英治出版，2014.**

引用・参考文献
1）野村総合研究所：日本の労働人口の49％が人工知能やロボット等で代替可能に〜601種の職業ごとに，コンピューター技術による代替確率を試算〜
https://www.nri.com/-/media/Corporate/jp/Files/PDF/news/newsrelease/cc/2015/151202_1.pdf（2019年4月閲覧）
2）経済財政諮問会議専門調査会「選択する未来」委員会：報告書「未来への選択」
https://www5.cao.go.jp/keizai-shimon/kaigi/special/future/houkoku/01.pdf（2019年4月閲覧）
3）エイミー・C．エドモンドソン著，野津智子訳：チームが機能するとはどういうことか，英治出版，2014.
4）チーム医療推進方策検討ワーキンググループ（チーム医療推進会議）：チーム医療推進のための基本的な考え方と実践的事例集，平成23年6月
http://www.mhlw.go.jp/stf/shingi/2r9852000001ehf7-att/2r9852000001ehgo.pdf（2019年4月閲覧）
5）前掲3），P.41.
6）前掲1）
7）大辞林第3版
8）厚生労働省：地域包括ケアシステム
https://www.mhlw.go.jp/stf/seisakunitsuite/bunya/hukushi_kaigo/kaigo_koureisha/chiiki-houkatsu/（2019年4月閲覧）
9）中島美津子：新たな機能を発揮し，目指す目的達成につながる！チーム医療，多職種連携・協働運営の仕方，看護部長通信，Vol.15，No.5，2017.

第**2**章　マネジメントを知る

❹働き方改革と質担保（うつ病対策）に かかわるマネジメント

学習目標

メンタルヘルスマネジメントが組織マネジメントとして重要な課題であることを理解でき，メンタルヘルスに影響する働き方への影響を考察することができる。

2010年の1億2,806万人を最高に，今，我が国は人口が激減している超少子高齢社会であることを考えると，当然働く人間も減少します。すなわち生産年齢人口の減少です[1]。**図1**のように，生産年齢人口は2060年には半減するとまで言われています。そうなると2039年または2040年には最も医療需要が高まる多死時代が到来することを考えた時，このままの労務環境で高まる医療需要への対応は可能でしょうか。実は，そのために今こそ働き方改革を進め，それに対応した組織マネジメントが必要となります。

さらに，医療安全を守る視点でも職員のメンタルヘルスへの支援はとても大事なことです。ここでは，これらのことについて考えていきましょう。

●図1　総人口推移と生産年齢人口の半減

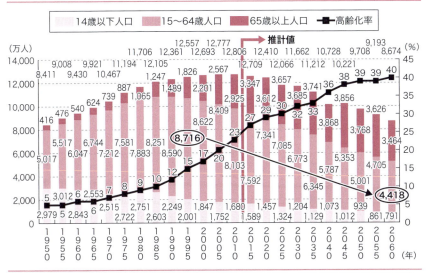

(出典) 2015年までは総務省「国勢調査」(年齢不詳人口を含む), 2020年以降は国立社会保障・人口問題研究所「日本の将来推計人口 (平成24年1月推計)」(出生中位・死亡中位推計)

解説

ただ単に労働時間を短縮するのが働き方改革ではない！

働き方改革に求められていること

　なぜ働き方を変えなければならないのか。もちろん、未来の増加する医療需要に対応するための改革でもあります。一方で、猛烈会社員時代は終わりを告げ、効率的に仕事をしつつ、職務への満足と自分の人生の満足も得られるような働き方を進めていくことが求められる個の主観的幸福（well-being）を追求しつつ、仕事も楽しむという時代です。ところが残念ながら、日本は、**図2**や**表1**が示すように、非効率的な働き方をしています。非効率な働き方である上

●図2　各国の年間労働時間と労働生産性

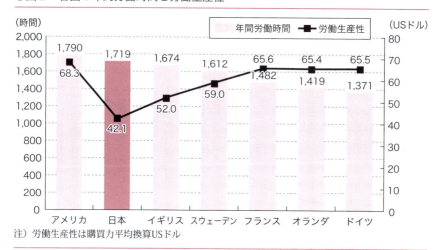

注）労働生産性は購買力平均換算USドル

（出典）年間労働時間：OECD「OECD Employment Outlook 2006」
　　　　労働生産性：公共財団法人日本生産性本部「労働生産性の国際比較2016年版」

●表1　時間当たり労働生産性の順位比較

2000年				2015年			
順位	国	順位	国	順位	国	順位	国
1	ルクセンブルク	11	スイス	1	ルクセンブルク	11	オーストリア
2	ノルウェー	12	イタリア	2	アイルランド	12	スウェーデン
3	ベルギー	13	オーストリア	3	ノルウェー	13	フィンランド
4	オランダ	14	アイルランド	4	ベルギー	14	オーストラリア
5	米国	15	フィンランド	5	米国	15	英国
6	フランス	16	オーストラリア	6	フランス	16	イタリア
7	デンマーク	17	カナダ	7	ドイツ	17	スペイン
8	ドイツ	18	スペイン	8	オランダ	18	カナダ
9	スウェーデン	19	イスラエル	9	デンマーク	19	アイスランド
10	英国	20	日本	10	スイス	20	日本

（出典）年間労働時間：OECD「OECD Employment Outlook 2006」
　　　　労働生産性：公共財団法人日本生産性本部「労働生産性の国際比較2016年版」

● 表2　中高年の変化

- 生理的機能の低下
- 筋力の低下（足→腰→腕→手），若者の7割程度
- 視力，聴力などの感覚機能の低下

に，労働者が減少するとなると，今までと同じで働き方では一人ひとりの過重労働になることは目に見えています。

　そこで，今，組織にいる仲間を大事にし，長く働き続けられる職場環境をつくっているわけですが，そういう視点で考えると，職員は1歳ずつ毎年，年をとります。つまり，長く働く職員が多ければ多いほど加齢によるさまざまな身体機能の変化や能力の低下などの変化があることを考慮しつつ，その人の持つ能力を生かす労務環境を今からつくっていくことも求められています。つまり，業務内容も含めたいわゆる「高齢者仕様組織」に変化させる時代の到来です。なぜならば，**表2**のような中高年の変化は，労務環境への不適応にも帰結します。そうなると，うつ病のトリガーにもなりかねません。うつ病は，仕事の質へも影響し，ひいては日本の医療の質にも影響します。これらのことから，今から働き方改革として，業務内容も含めて効率的に，**高齢者になっても働ける環境づくり**をしていくことが重要なのです。

「負荷」と「負担」

　マネジメントの役割の中に，「勤務表＝勤務管理表」すなわち「労務管理表」の作成があります。それだけではなく，人間工学的視点から人体への影響や作業効率を鑑みた構造や業務内容，すなわち一人ひとりの働く環境としての「負荷」の軽減を図ることや，さらに職場の人間関係，過大な作業，時間的切迫などのいわゆるストレッ

サーとなり得る「負担」の軽減を図ることも重要な役割となります。

「負荷」と「負担」は，どちらかが軽減すれば自ずともう一方も軽減するという単純な相関ではありません。皆さんも経験したことがあると思いますが，同じ仕事内容，仕事量であっても，個人の能力や感じ方，仲間との関係性などから，それをとても負担に感じることと，そうでないことがあります。つまり，「負荷（作業量）」＝「負担（負のストレス）」ではないのです。そこに影響を与えるものとして，個人にとって感じる作業容量，いわゆる精神的作業容量というものがあります。この個人の精神的負担感に大きく影響するものが，個々人のメンタルヘルスの状態です。数式で表すと次のような式が成り立つのかもしれません。

負担（心身への負のストレス）（Y）
＝負荷（X）×個人の精神的負担感（A）

この式からも分かるように，いくらXを少なくしてもAが大きければ，Yは大きくなります。逆に，Xが大きくてもAが小さければ，Yは小さくなります。しかし，人間に纏わることをこのような簡単な式では表せません。ですから，実はこの式自体も間違っているかもしれません。もしかしたら，次のような式のほうが当てはまるかもしれません。

（Y）＝（X）×（A）×個人の身体的負担感（B）
×さまざまな心的環境要因（C）

例えば，身長の低い筆者は，特に（B）の数値が高いかもしれま

せん（苦笑）。身長の高い看護師にとって身体的負担のかからない角度の作業でも，筆者にとっては脊椎に負荷のかかる労作になってしまうことがよくあります。その場合，どうしても飛び上がったり，脚立に乗ったりして取らなければならない非効率な労作が強いられますので，（X）もさらに上がってしまいますよね（経験済み^.^；）。また，加齢に伴う老眼も，作業負荷に影響します。電子カルテの小さな文字が見えないため，文字を拡大します。すると，本来ならば一画面でぱっと見られるデータが画面をスクロールしなければならなくなり，その分時間がかかります。瞬時に薬剤名が見えないため，特に薬剤名を確認する場合には，眼力を入れながら凝視しなければなりません。

　このような加齢への変化を一生懸命カバーしようとするさまざまな動きは，身体に頭痛や肩凝りといった不具合をもたらすため，身体的負荷となります。このように（B）は，個人差が出てきます。一方，さまざまな心的環境要因（C）には，患者からの評価や家族からの評価，チームメンバー，職責，職場チームの雰囲気・文化，プライベートの生活上の環境や人生の役割，個人の性格特性など，多くの要因が考えられます。

　こうしてみると，さまざまなことに影響されるとても繊細な生き物である私たち人間の労務環境を，主観的幸福に結び付けるためには，多角的アプローチが必要であることが分かります。単なる残業時間削減や労働時間の短縮などという作業量の低減や効率化などで解決するものではないのです。人間と未来を見据えた労務環境を考えていくことが，組織マネジメントとして求められています。

負担とメンタルヘルス

　生産年齢人口，つまり働く仲間が減少することを前提に，今，世の中はIoT化（物のインターネット化）やRPA化（ロボットによる業務自動化）の流れになっており，もちろんそれは効率化につながり，「負荷」の軽減につながるので，その道のプロの人々と共同研究を進め，どんどん開発していただき，どんどん導入できる環境になることを期待しています。しかし，そのような「負荷」の軽減には，まだまだ今は一般的に多大な先行投資が必要になることも事実です。

　以前，手元ボタンでベッドごと立位になれる素晴らしいベッドを開発されている会社のショールームに行き，あ〜これがICUのベッドすべてに導入できたら，周手術期の早期リハビリテーションもかなり進むし，リハビリテーションの効率化も可能だな〜と思い，勇気を出して価格を尋ねたところ，１台200万円強と言われました…！ひえ〜ICUに６台入れたら，ベッドだけで軽く1,200万円超えてしまう〜と思わず苦笑いしてしまいました。もちろん患者の予後にもよく，職員の労作への好影響を与えるのであれば，金額なんて関係なくまとめて買います！という医療組織もあるかもしれませんが，数千万円の決済を，そうやすやすとはできないのが現実なのではないでしょうか。

　一方で「負担」の軽減は資金ゼロから始められることがたくさんあります。前述の式の（Ｃ）の部分，その一つに心的環境としてのメンタルヘルスをしっかりとマネジメントするということも含みます。

　「負担」のほうにかかわる労務環境を改善していくことで，働く

仲間が減少し，さまざまな価値観を持った人やロボットと共存する時代が来ても，乗り越えられる仕掛けを考えていきます。特に，安全で安心できるケアを提供する医療組織として，その質を担保するためにも，医療安全はどのような組織問題を解決する時にも重要な視点となります。残業時間の軽減のために仕事の手を抜いて質を下げてはいけないことは重々みんな分かっていますが，早く帰りたいがためにルールをショートカットしてしまおうという気持ちが働いてしまうのも理解できないわけではありません。しかしその結果，例えば軽微であってもアクシデントを起こしてしまったら，本当に落ち込んでしまいます。早く帰りたいと思う半面，それがストレスとなり患者の安全と看護師たちの精神健康度が壊れてしまっては元も子もありません。

　ある仕事上の失敗がうつ病の発端になったという事例は枚挙に暇がありません。一人の人生としてのさまざまな出来事の積み重ねの視点からしても，自信の喪失はさらなるインシデントやアクシデントを引き起こし，個人としての幸福感の減少の一端となりかねません。もちろん，患者にとっても安全で安心できるケアを享受するはずがとんでもないことになってしまうとなると，互いに不幸になってしまいます。そのため，ただ単に労働時間の短縮だけではなく，業務内容そのものを見直していくことと同時に，アクシデント防止によるメンタルヘルスマネジメントも，患者だけでなくスタッフの幸福にとっても大事なのです。

実践のために

うつ病の引き金にもなるアクシデントに直結するルール違反は，決して個人の責任ではない。組織的安全な労働環境に取り組むことで改革可能である

ルール違反をしてしまう背景

　労働力の減少は，現場の安全性に影響を与えます。現在のアクシデントに関しては，一般的にヒューマンエラー（スリップ，ラプス，ミステイク）という不安全行動が取り沙汰され，組織的な取り組みやエラー分析の方法などが報告されています。しかし実は，病院のアクシデントの1割はルール違反によるものなのです[2]。

　ヒューマンエラーと異なり，ルール違反はあまり研究されていません。ルール違反とは，「規則から故意に逸脱する行動」なのですが，その理由として芳賀は「ルールを知らない」「ルールを理解していない」「ルールに納得していない」「みんなも守っていない」「守らなくても注意を受けたり，罰せられたりしない」という心理が働くと述べ，さらに「違反のリスクに気づかないか主観的に小さい」「リスクを避けようとする場合のデメリットが大きい」「リスクをおかすことで得られる目標の価値が大きい」との関連性の相乗効果も指摘しています[3]。さらに山内らは，「組織の安全文化（安全を重視しようとする規範）の低下，危険であるとの認識の不足，規則違反を大目に見る規範，集団がやる気にかけること，規則自体が不適切であること」という組織文化の存在を指摘しています[4]。つまり，個人的要因だけではなく，明らかに労務環境や組織文化が大きく影

響するのです。

　特に，労務環境として人員が減少しているにもかかわらず同じ業務量をそのまま遂行していると，自ずと業務量過多となり「負荷」が増えます。すると，「負担」の増強を避けるためにベネフィット（利益）やコスト削減を求めてしまいます。看護業務の違反に関する研究では，「業務に追われていたから」「手間がかかり面倒だったから」「手袋を着けていると感覚が分からないしやりにくいから」「時間が短縮できることが魅力だったから」などが挙げられています[5]。すなわち，違反の実施により短縮できる時間や手間などのベネフィット，あるいはルールの遵守にかかる時間や手間などの負担感が大きいという心理的要因が存在しているということを示しています。これも，頷けるところがありますよね。作業効率が悪くなるから，ついつい手を抜くことで効率化しようとしているのです。

　このように，違反に対する抵抗感が低くなるのは，組織としての日常的な文化も影響します。あるいは，その違反行動の習慣化（日常的な違反）やそのルール自体に納得がいかないから遵守しないということもあります。そのため，明らかにルール違反をした職員が存在した場合，そのルールについて，慣習化されたエビデンスのないものではないかを精査することも必要です。また，業務量過多によるモチベーションの低下や，メンタルヘルスの問題が発症する前に，まだアクシデントはなかったとしても，常にローカルルールの存在はないか，あるとすればそれはなぜできてしまっているのか，それらをモニタリングし分析することで，よりルール違反によるベネフィットやコスト削減を求める行動を抑制し，アクシデントを回

避して効果的なルールへと進化させていくことが可能となります。

　うつ病の発症原因にもなりかねないアクシデントを回避する医療安全の視点での組織文化の醸成も，とても重要です。違反する者がすべて悪い，と個人を責めるのではなく，ヒューマンエラーとして片付けるのでもなく，進化する労務環境に即したルールになっているのかを再度精査検証することが，働き方改革に伴う業務改善には必ず必要な視点です。

メンタルヘルスへの対応

　メンタルヘルスを理解するといっても，厚生労働省のホームページには「依存症，うつ病，解離性障害，強迫性障害，睡眠障害，摂食障害，双極性障害（躁うつ病），適応障害，統合失調症，認知症，パーソナリティー障害，発達障害，パニック障害・不安障害，PTSD，性同一性障害，てんかん」という多数の項目が掲載されています[6]。こうなると，これらの疾患に関する学習はもちろんのこと，これらの状況にあるスタッフにとっての個人の精神的負担感（A）の部分は，実にバリエーションが広く，「負担」軽減のためにその対応もさまざまです。フィジカルな不調と比べ，メンタルヘルスの問題は本人自身が気づかないうちに進行してしまっていたり，周囲も何か変だぞ？と思いながらも口に出して言えなかったり，あるいはまったく気がつかなかったりする場合もあります。表3にメンタルヘルスの特徴を示します。

　このように，メンタルヘルスの問題は発見しにくい場合もあるため，包括的対策として予防対策（プリベンション），危機介入（インターベンション），事後対策（ポストベンション）という3つの

ステージでそれぞれの職場で衛生委員会を活用しながら、産業医や家族との連携を図ることが推奨されています。国を挙げてメンタルヘルスに取り組んでいる理由としては、アブセンティズムとプレゼンティズムによる経済影響が危惧されてい

●表3　メンタルヘルスの特徴

①身体的不調に比べ、自ら受療行動をとらない
➡**気づかないうちに進行**
病気そのものを無意識に否認する
精神的問題に対する本人・家族の偏見

②客観的指標がないため、本人も周囲も、病気なのか、重症なのか釈然としない
➡**理解が得られにくい**

③理解に齟齬があるためコミュニケーションの変調が起こりやすい
➡**腫れ物に触るような接し方**
甘えていると叱咤激励する

るからというのもあります[7]。アブセンティズムは体調不良により欠勤や休業をしている状況であり、プレゼンティズムは体調不良でありながら職場に来ている、あるいは職務に就いている状況のことを指します。

　図3は、経営者にとって不健康なまま、体調不良を押し切って職務に就いていることは、決して頑張りを褒めるべきことではなく、むしろ会社にとって不利益を被っていることを示しています。その中でも、疾患と労働生産性（プレゼンティズム、アブセンティズム）の相関については、男性も女性も罹患率は低いけれどもコストの大きい「精神および行動の障害」への予防が重要であるという結果が得られています。このように、同じ業務を遂行するとしても、プレゼンティズムではなく、できるだけ健康的に職務に就いてもらうことで、より効率的な仕事ができることは自明の理です。それは、人口減少が問題視される中、できるだけ生産性の高い働き方をしても

●図3　従業員の健康関連総コスト

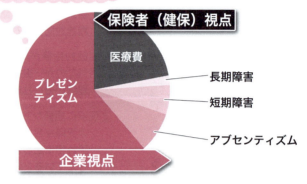

（参考）直接・間接費用の割合は，アメリカ大手金融サービス会社従業員16,651人データ結果を参考に図式した。
Edington DW, Burton WN. Health and productivity. In：McCunney, RJ：
A Practical Approach to Occupational and Environmental Medicine.
Philadelphia：Lippincott Williams & Wilkins. 3rd ed. 2003：140-152；

東京海上日動健康保険組合：「健康経営」の枠組みに基づいた保険者・事業主のコラボヘルスによる健康課題の可視化，2015．

らいたいという働き方改革の目的の一つでもあります。

　前述したように，今後はIoT化，RPA化が進んでくると生体データは医療機器が感知し，異常値かそうでないかも判断する世の中になると言われています。看護師のロボットが本当に出てきました。まだまだ粗削りとはいえ，将来は「アンドロイドの看護師と人間の看護師のどちらにしますか？」と，料金設定を変えてケアをする時代が来るかもしれません。しかし，実はそういう世の中にしていくためには，その医療機器やアンドロイドの看護師たちに優秀なセンスある看護師の膨大な判断，行動データを学習（機械学習と言います）させなければならないのです。つまり，効率的な人員不足を補うような医療界に発展させるためには，今，私たちが質の高い優秀

な看護師として,未来の,もっともっと人員不足になる時のために,機器たちやロボットのお手本となるような看護を実践し,データ化しなければなりません。

　ところが,まだまだその作業がまったく追いつきません。お手本のアルゴリズム開発にさえ辿り着かないのです。であれば,まだまだ人間の看護師が必要とされます！うつ病になんてなっている場合ではありません。一人の人間として成長しつつ生きていく「一個体」として幸福を追求することで未来でも素敵な看護師であり続けられるよう,今から働く環境を考えてくことが働き方改革であり,組織マネジメントの役割でもあるのです。

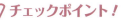
チェックポイント！

- 来る未来対応のための働き方改革は単なる時間短縮ではなく,働き方の質が問われている
- 「負荷」と「負担」は,どちらかが軽減すれば自ずともう一方も軽減するというような単純な相関ではない。だからこそ,心的環境要因としてのメンタルヘルスマネジメントは大事である
- 質保証のためにも働く環境をマネジメントすることは重要である

お役立ち参考資料・文献

　ちょっと真面目な本ですが，わりとさっくりとメンタルヘルスのことが分かります！

- 平澤伸一：ストレスの人間学～メンタルヘルスとストレス，哲学堂出版，2016．

引用・参考文献
1）厚生労働省：平成29年度厚生労働白書「日本の1日」
　http://www.mhlw.go.jp/wp/hakusyo/kousei/17-3/dl/02.pdf（2019年4月閲覧）
2）川合榮子，鎌田晶子，釜英介：鼎談　ルール違反にみる組織風土と医療安全対策への取り組み，看護管理，Vol.14，No.9，P.724～732，2004．
3）芳賀繁：失敗のメカニズム―忘れ物から巨大事故まで，日本出版サービス，2000．
4）山内桂子，山内隆久：医療事故―なぜ起こるのか，どうすれば防げるのか，朝日新聞社，2000．
5）安達悠子，臼井伸之介，篠原一光他：看護業務における違反事例の収集とその心理的生起要因に関する検討，労働科学，Vol.83，No.1，P.7～23，2007．
6）厚生労働省：知ることからはじめよう　みんなのメンタルヘルス
　http://www.mhlw.go.jp/kokoro/know/disease.html（2019年4月閲覧）
7）東京海上日動健康保険組合：「健康経営」の枠組みに基づいた保険者・事業主のコラボヘルスによる健康課題の可視化，2015．
　http://www.mhlw.go.jp/file/06-Seisakujouhou-12400000-Hokenkyoku/houkoku12.pdf（2019年4月閲覧）
8）中島美津子：これまでのWLBとここが違う！働き方改革時代のWLB推進とスタッフのメンタルヘルスの具体策～　業務量は変わらず，その辻褄合わせは「自己責任」にしない仕組みづくり，看護部長通信，Vol.16，No.2，2018．

第**3**章
非常時のマネジメントを知る

❶日常からの非常時対応

学習目標

> 日常的な地域とのつながりを通して，発災時の組織活動が可能になることを理解し，自組織についてのイメージができる。

　2018年は，自然災害が実に多い年でした。日本はもともと地震大国ですので，病院は災害時でも住民のために必要最低限のサービスを提供し続けなければならないということを認識し，有事に何を優先するのかということを考えています。ここでは，改めて災害について確認します。なぜなら，「災害支援＝地域づくり」という考え方があるからです。日常からの地域とのつながりが，いざという時，そこに住んでいる集団，地域への支援が成功するか否かにとても強い影響があります。つまり災害支援とは，急性期のクライシスマネジメントに終始するのではなく，日常の減災・防災そして復興という3つのフェーズを丁寧につくり上げていく地域づくりでもあるのです。

119

解説

災害とは？改めて考えてみよう

　皆さんは，「災害」というとおそらく地震や台風，竜巻，豪雨などの災害を思い浮かべると思いますが，一口に災害といってもいろいろあります。法律的には，1962年施行の災害対策基本法の第1章で「暴風，豪雨，豪雪，洪水，高潮，地震，津波，噴火その他の異常な自然現象または大規模な火事若しくは爆発その他その及ぼす被害の程度においてこれらに類する政令で定める原因により生じる被害をいう」と言及し，自然災害と人為的災害に大分類しています[1]。危険な事象により社会的に脆弱な部分に損害（人的被害，物的被害，環境的被害など）が及ぶこと，またそれが露呈することです。危険な事象が自然現象であれば自然災害，人為的現象であれば人為的災害となるわけです（**表1**）。

　例えば，地面の揺れ，津波，豪雨，強風，台風，洪水，高潮，土砂崩落というような自然現象が，もしも，無人島や砂漠のど真ん中で起こったらどうでしょう？その場合は災害になりません。これらの災害を引き起こす誘因を「ハザード」というのですが，災害はこれらのハザードによって，人的・物的被害が発生し，社会的に脆弱な部分が露呈することを指します。つまり，**「災害は社会によって構築される」**というのが前提となります。無人島に台風が上陸してもなんらニュースになりません。しかし，皆さんの居住地に大型で強い台風が上陸したらニュースになり，

●表1　災害の法的分類

自然災害	地震，津波，火山噴火，台風，豪雨，洪水など
人為的災害	事故，過失，安全対策の不備

● 表2　防災対策の4つの視点

①被害抑止	ハザード要因の影響が及ばないような災害抵抗力を高めることで災害リスクを低減すること（頑丈な家）
②被害軽減	被害の発生を軽減するための事前の備えのこと。平時より緊急時対応の仕組みを計画し，有事に際して効果的な対応が取れるよう準備や訓練を積み重ねておくこと（健脚づくり）
③応急対応	発災直前，最中，事後に展開される活動のこと（互助機能，救援，救済）
④復旧・復興	短期的には，ライフラインと，生命に直接かかわる物資の流通系を復旧し，長期的には生活を正常な状態に戻すこと（環境整備）

　それにより家屋の倒壊などがあれば「災害」となります。あるいは，もしも家屋の倒壊が自然災害ではなく航空機が空から落ちてきたら，その場合は人為的災害となります。人為的災害は，事故や過失，安全対策の不備により生じるものです。

　一方，もし台風の時に，台風に負けない（抵抗性）家屋ばかりで，脆弱な家屋がなければ災害は起こりません。また，ご近所同士の互助で難を逃れることも可能ですし，健脚により難を逃れることも可能です。そこで災害は，その社会の置かれている仕組みや個人的要因に影響されるものとして，次のような式で表すことができます。

災害リスク＝ハザード×個人要因×環境要因

実践のために

災害リスクを高める個人要因や環境要因をできるだけ減らすことが大切である

　一般的に，**表2**の4つの視点に基づく「防災対策」と言われるものがあります[2]。

これらの防災対策をうまく進めるためには，４つの視点と共に，平時より災害を引き起こす誘因である「ハザード」の分析をしておくことが大事です。前述したように，災害はハザードによって，人的・物的被害が発生し，社会的に脆弱な部分が露呈することを指します。その社会的に脆弱な部分がどの程度露呈するのか，つまり被害に遭うとしたら，どのような被害がどれくらいの家屋やインフラに影響を与えるのかによって，どれだけの人的・物的被害が発生するのかを事前に想定し，脆弱性分析をすることです。それにより導出された脆弱な部分への対応をあらかじめ考えておきます。

　この脆弱な部分には，一般的に災害弱者または情報弱者と言われる高度な医療受療者，障害者，高齢者などへの配慮も含みます。その分析に基づいて，情報整備，避難経路や避難所の策定，緊急物資の備蓄や災害情報管理システムの維持・管理，災害時の組織としてのマネジメント，近隣との相互協力体制をつくって機能させていくことなどを平時より進めていくことが求められます。いざという時に，どこにどのような人が住んでいるのか，その人たちとの連絡方法・確認方法などを，地域の中で確認できる仕組みづくりです。その結果，医療組織との情報共有や医療組織への協力なども可能になるのです。

　ちなみに，平常状態に回復する活動が「復旧」であるのに対し，「復興」とは，いったん衰えたものが再び元の盛んな状態に返ることを表しますが，必ずしも災害前と同じような状況に戻すという意味ではなく，新たな状況を構築していくプロセスもまた「復興」と言います。このようにハザードに曝された個人の安心・安全への基

本的ニーズ（個人要因）を充足し，復旧・復興活動をより効果的に始められるように，特にマネジメントの役割としては環境要因を整備することとなります。

チェックポイント！

- 災害は人のいるところで起きたもの（人間がつくり出したもの）である
- 災害リスク＝ハザード×個人要因×環境要因
- 負担（心身への負のストレス）＝負荷×個人の精神的負担感×個人の身体的負担感×さまざまな心的環境要因

お役立ち参考資料・文献

　正直に申し上げまして，災害に関する本はおおむね「地震」に関することが多く，これといってお勧めする本はありません。一方で，医療現場で役立ちそうな愛知医科大学病院の災害時マニュアルのサイトはとても分かりやすいので，それを参考に自分の組織の災害時マニュアルを見直してみるのはいかがでしょうか？さすが東海地方は，充実した災害対策です！

- 愛知医科大学病院ホームページ

    http://www.aichi-med-u.ac.jp/hospital/sh05/sh0519/index.html

引用・参考文献
1）災害対策基本法平成三十年六月二十七日公布（平成三十年法律第六十六号）改正 http://elaws.e-gov.go.jp/search/elawsSearch/elaws_search/lsg0500/detail?openerCode=1&lawId=336AC0000000223_20160520_428AC0000000047#A（2019年4月閲覧）
2）二宮洸三：防災・災害対応の本質がわかる本，オーム社，2011.
3）中島美津子：クライシスマネジメントとしての災害時の看護部長の判断＆意思決定手順とマニュアル整備・見直しのポイント，看護部長通信，Vol.15，No.3，2017.

第3章 非常時のマネジメントを知る

❷ クライシスマネジメント

学習目標

> 発災時のクライシスマネジメントは日常における患者急変対応と同じであること，日常的に地域の脆弱性を理解できるような地域とのつながりが大事であることが理解できる。

　クライシスマネジメントとは，同じ危機でも，想定外の危機的状況に対応することを指します。それに対してリスクマネジメントとは，想定内の危機的状況に対してあらかじめ準備をすることを指します。ということは，もうお気づきですよね。そうです。想定外のことが起こると，とても大変でパニックになりそうですが，想定内だと，粛々と対応することができます。まさに，患者の急変対応と同じで，あらかじめ訓練され，そのような時にまず何をするのかが頭の中で理解できていれば，慌てたとしてもある程度落ち着いて対応することができます。

解説

リスクとクライシスの違いを理解し，地域とつながっておくことが大切である

地域の脆弱性をあらかじめ予測する

　リスクとクライシスは異なる次元ですが，日本語で言ってしまえば，どちらも「危機」という場合もあります。一般的にリスク（risk＝expose to a chance of loss or damage）は，予測して，減災したり，できれば回避できるよう，その災害事態をコントロールしようという，災害が起こる前段階の視点です。つまり，予測できる想定内のことが起こらないようにすることです。一方，クライシス（crisis＝an unstable situation of extreme danger or difficulty）とは，決定的段階，重大局面という意味があり，想定外の不測の事態や難局に実際に陥った時，あるいは災害が起こっているまさに発災した時の対応のことを指します。

ケアマネジメントとクライシスマネジメント

　クライシスとリスクの違いは，想定外か想定内かという違いですから，これが患者へのケア現場でのことだとしたら，とても想像しやすいと思います。例えば，普段ケアをしている患者の多くは，「○○のリスク」や「○○の悪化の可能性」など，ある一定の患者の不具合が発生しないように，回避対策として看護目標を掲げ，目標に到達するように予防的ケアプランを立て，実践し，必ず評価し，また次のケアにつなげていくという一連の看護過程，つまりケアマネジメントを展開しています。一方，何かしら急に患者に不具合が生じ，いわゆる急変という状況になってしまうこともあります。それが想定内であるのか，あるいはまったく想定外であるのか，その時のケアマネジメントがまさにクライシスマネジメントです。そう，「平時」のケアマネジメントと「急変時」のケアマネジメントです。

では，その急変時の対応について，もし何も訓練されていなかったらどうなるかは想像がつきますよね。慌てるだけで何も対応できず，患者の命が救えないことがあるかもしれません。しかし，日常から学習会でさまざまな急変に対する知識を積み重ねシミュレーションなどの訓練を繰り返し実践することで，万が一，急変に遭遇しても対応することができます。そのため多くの病院では，シミュレーションによる訓練を定期的に実施し，知識だけでなく，体が動くくらいに，体に覚えさせる体感としての学習を展開していると思います。

　同様に，災害時のクライシスマネジメントも，いかに平時より「さまざまな想定外」を想像し，組織を動かすことを創造するか，それに尽きます。**「想定外」を「想定内」にすること**で対応を可能にするのです。看護計画で言えば，リスク診断の時に予防的介入計画と同時に，もしもその状況になってしまったらどのように対応するかという「発現時介入計画」を考えるのと同じです。すなわち，組織のそのクライシスの状況をいかによく「想像」し，その時の脆弱性をアセスメントし，その脆弱な部分に対していかに行動するか，あるいは指示を出すか，ケアマネジメントの看護過程の展開と同じなのです。急変対応ではその対象が「患者」ですが，組織のクライシスマネジメントではその対象が「組織」になったということです。

実践のために

具体的に急変時対応とクライシスマネジメントを比べてみる

ある程度救急隊員からの前情報が入っている救急センターや救急搬送の場合とは少し異なりますよね。普段どおりの時間が過ぎている病棟や通常外来において，急変は突如，遭遇することとなります。予測していない危急的状況と言えます。その時にどう動くか，もちろん患者の「命」の確保のために，そこに遭遇した看護師である私たちは，瞬時にしてプロの科学者としての行動を始めます。しかし，それは看護師であれば全員そうであるかというと，もちろん違います。そのために日常的な訓練が必要です。

　まず，「外観（意識）」「呼吸」「循環」の３原則に基づき観察し，何が優先されるかをアセスメントします。その受けたダメージによってトリアージし，すぐに治療が施されます。発災時は，その対象が患者から組織になったと考えてみましょう（**表**）。もちろん，その思考プロセスはPOS，つまり看護過程と同じようにとらえると分かりやすいです。そのためあえて，**表**も看護過程に擬えているので参照してみてください。

　急変時対応も，さまざまな要因（状況）を想定し，普段からトリアージの学習やシミュレーションをしますよね。それと同じです。対象が異なるので，扱うデータや視点が異なります。さらに，発災時に災害リスクを大きくするのも小さくするのも「環境要因」が重要です。繰り返しますが，「災害リスク＝ハザード×個人要因×環境要因」です。この時の環境要因というのは，第２章で説明した，地域包括ケアシステムによる信頼関係に基づく有効な地域づくりであるとも言えます。そのため，日常的に地域とのつながりを持ち，地域に愛される，期待される，頼りにされる組織になっておくこと

●表　急変時対応とクライシスマネジメントの比較

患者の急変時対応	クライシスマネジメント
情報収集 　具合が悪くなる前はどうであったかも含め，現状を把握する ・主観データの情報化：患者の発せられる言葉やその家族からの情報，周囲の人からの情報 ・客観データの情報化：即座に五感で取れる生体データ，医療機器によるデータ ・共に対応する仲間をすぐに呼び，可能であれば，直接患者に触れる直接ケア担当と記録や物品準備などの間接ケア担当が即座に役割分担する	**情報収集：普段の組織を知っておくこと！** ・主観：スタッフの声，自分で感じていること ・客観：日々の組織のデータ（地域とのつながりも含めて） ・人材リソース（仲間）の把握，チームが組めるか，組むとしたら，そのメンバー，確保可能人数，役割（リーダーやフォロアー），期間，交代要員など ・患者やスタッフの被害の把握 ・被災した施設・設備の把握，搬送手配 ・本部をどこにするか，連絡手段の確保と担当（情報の集約） ・医療提供体としての体制を組むと同時に，患者だけでなくスタッフ支援も同時に考える ・資金，通信手段・各種インフラ（電力，ガス，水道など）の確認 ・情報類（バックアップの方針） ・地域との連絡・調整 ・外来調整および外来患者の把握（人工呼吸器，在宅酸素，透析などほかにも特に医療支援の必要な患者）
フォーカスアセスメント ・主観的情報と客観的情報の照合・解釈 ・予測的ケアの視点 ・まず生命維持機能に関する情報から判断し，到着した仲間と共に対応する	**フォーカスアセスメント** ・脆弱性が露呈しやすい部分から確実に情報収集する ・この時，災害が地震，水害，火災，台風，津波，土砂災害，飛行機の落下，爆弾，テロなどさまざまな想定で日常からシミュレーションをしておくことで，どこにどのような被害が出るのか，どう動けばよいのかをアセスメントしやすくなる
問題・課題の明確化と目標設定 ・生命の危機からの脱出を目指す ・即座の対応が終了すると同時に，今後に向けた具体的な目標の設定の確認（医師の指示を含む） ・具体的な行動レベルで評価できる目標設定	**問題・課題の明確化と目標設定** 　何が問題で何が不足しているのか可視化 ・医療活動を地域の中で行っていけるのか ・患者とスタッフと地域住民の生命を優先 ・組織を維持するために必要な情報，人，モノは？ ・さらなる二次的危機の存在は？ ・非常時は何日間の想定での備えか？ ・組織により，災害により目標は異なるが，人命と共に医療組織であるためにどうするか目標を設定

表の続き

患者の急変時対応	クライシスマネジメント
看護計画 ・即座の対応が終了と同時に，記録確認と今後に向けた具体的ケア計画OP）TP）EP） ・急変対応に向けたケアの日常的訓練 ・教育委員会として具体的に計画，病院全体として計画など，規模はそれぞれ	**行動計画** ・日常的に設定しているガイドラインやマニュアルを再確認しながら，改めてガイドラインやマニュアルどおりにできることとできないことを明確にし，その状況に合わせて変更する決断をする ・発災時に向けた日常的シミュレーション訓練 ・年に何回，いつ，どのような想定で訓練するか ・地域と連携した訓練 ・定期開催とその評価を活かした「想定外」の「想定内」化を図る
実践 ・BLSやACLSの実践	**実践** ・災害訓練時を思い出しながら実践 ・アクションカードなどを用いた具体的なシミュレーション訓練を思い出しながら実践 ・知識として学習機会ととらえ，訓練で未経験でもその状況に必要であれば「ひらめき」「専門職の第6カン」を大事にし，トライしてみる
評価 ・患者に最大限有益な行動であったか ・自己評価や他者評価を受ける	**評価** ・実践や災害訓練から導出された気づきや，さらにこうすればもっとよくなるということを多角的に抽出 ・結果や評価に関して，組織内だけでなく，地域からの評価も加え，組織成員にクリティカルにフィードバック
再計画 ・よりよいCPR行動がとれるようにするために継続教育計画 ・BLSやACLSの訓練 ・ACPに関する教育 ・倫理的対応の教育	**再計画** ・さまざまな想定での訓練や実践から導出された改善点を盛り込んだ新たなガイドラインやマニュアルの策定 ・アクションカードや中小企業庁が出している緊急時企業存続計画または事業継続計画「BCP（Business Continuity Plan）」を参照し，新たな方法や内容での訓練，シミュレーションの計画 ・地域住民とのさまざまな協働体制の構築（地域診断）
継続 ・知識や技術が低下しないように，常時学び続ける	**継続・定着** ・職員の入れ替わりも想定し，定期的に学習会や訓練を実施 ・災害対応を可能にする文化の醸成 ・スタッフとの平時からのコミュニケーション ・スタッフのための安全対策の実施 ・取引先や協力会社，地域を大切にした組織運営

文献1）～4）を参考に筆者作成

が大事なのです。もちろん,「個人（組織）要因」には災害時,本人が逃げられる体力があるかということもとても大事ですから,国策として国民を挙げてサルコペニア予防やロコモティブシンドローム予防も推進しているのです。

　発災時の災害時リスクを下げるためにも,日常的に防災への備えを含め,災害時うまく稼働するための共通言語としてのガイドラインやマニュアルを整備しているということも大事な視点です。闇雲に動いていても非効率です。有事に備えた組織間の共通用語として平時からの関係づくりと共に,ガイドラインやマニュアルも最新にアップデートまたはバージョンアップしておく必要があります。シミュレーションの際は,それらのガイドラインやマニュアルを使いながら,常に災害時の「想定外」を「想定内」にするという組織行動がとても大事です。

チェックポイント！

- リスクマネジメントは「想定内」の対応,クライシスマネジメントは「想定外」の対応
- 患者の急変に対する訓練を日常的にするように,災害というクライシスに対する訓練もシミュレーションを繰り返し,「想定外」を「想定内」の対応に変えてしまおう！
- シミュレーションには最新のガイドラインやマニュアルを使いながら,常に災害時の「想定外」を「想定内」にする

お役立ち参考資料・文献

　中小企業庁ホームページに,一般企業に対する災害時にも継続可能な事業体として運営できるための緊急時企業存続計画または事業継続計画「BCP(Business Continuity Plan)」が掲載されていますので,それらを参考に,医療組織として日常的に地域とのつながりはどうなっているのか,口先だけの,書類だけの,小手先だけの地域包括ケアシステムになっていないかを確認してみてはいかがでしょうか。

- **中小企業庁ホームページ**

　http://www.chusho.meti.go.jp/bcp/

引用・参考文献
1) 河田惠昭:これからの防災・減災がわかる本,岩波書店,2008.
2) 大塚康男:新版 自治体職員が知っておきたい危機管理術,ぎょうせい,2012.
3) 上野谷加代子監修,日本社会福祉士養成校協会編:災害ソーシャルワーク入門―被災地の実践知から学ぶ,中央法規出版,2013.
4) マックス・H.ベイザーマン,マイケル・D.ワトキンス著,奥村哲史訳:予測できた危機をなぜ防げなかったのか?―組織・リーダーが克服すべき3つの障壁,東洋経済新報社,2011.
5) 中島美津子:クライシスマネジメントとしての災害時の看護部長の判断&意思決定手順とマニュアル整備・見直しのポイント,看護部長通信,Vol.15,No.3,2017.

第**3**章 非常時のマネジメントを知る

❸発災時マネジメントの実際

学習目標

発災時の想定外を想定内にするために，具体的な状況を想定することができる。

　具体的に防災対策の４つの視点（①被害抑止，②被害軽減，③応急対応，④復旧・復興）を念頭に置き，平時より何が危険になるのかを想定し，訓練時に「試しに実施」することで，実際に災害に遭遇した時の対応の幅や深みが広がっていきます。**訓練は，成功させることが目的ではなく，うまくいかないことを発見することが目的**と言っても過言ではないので，いろいろ試してみることが大事です。具体性，具現性があればあるほど，どれだけ人的・物的被害が発生するのかを事前に想定する脆弱性の分析も可能となります。脆弱性には，災害弱者や情報弱者と言われる高度な医療受療者，障害者，高齢者なども含むため，平時より地域と情報を共有しておくことが求められます。その分析に基づいて，情報整備，避難経路や避難所の策定，緊急物資の備蓄や災害情報管理システムの維持・管理，災害時の組織としてのマネジメント，近隣との相互協力体制を機能させていくために，リスクを想定した災害訓練を実施します。上級になると，「想定外」をさまざまに想定し，「想定内」にレベルダウン

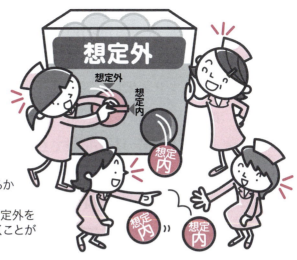

災害時は何が起こるか分かりません。平時から，さまざまな想定外を想定内に変化させておくことが大切です。

していくことも可能になります。

　災害時は，何が起こるか分かりません。すべてが想定外になるかもしれません。**平時から，さまざまな想定外を想定内に変化させておくことが大切です。**看護でも，患者に対する予測的看護を計画し実践しますが，その時さまざまな想定のケア計画を立てておけば，想定外を想定内にすることができます。

解説

発災時におけるヒト，モノ，カネ，情報体制を具体的に考えてみよう

職員（ヒト）

　一般的には，責任者がそろっている前提のマニュアルが多いのも事実です。しかし実際には，交通は麻痺し，誰が駆けつけられるか，またどんなスタッフが病院に存在するのか分からない状況です。災

害は，いつ何時，襲ってくるか分かりません。責任者がそろっていない場合を想定し，「○○が出張中であったり負傷したりした場合，代わりの者が指揮をとる体制を整える」（例えば，○○には院長や看護部長，事務長，看護師長などが入ると思ってください）というスタンスで，もしもの時のために誰でもリーダーができるよう研修・研鑽を積み，見たら動けるマニュアル整備も必要となります。

　マニュアルや計画を作成する時には，スタッフが２分の１，３分の１，４分の１などと，シビアな状況を想定して作ります。また，すぐに駆けつけられる人，30分以内，１時間以内，２時間程度など，職員の自宅から病院までの徒歩での所要時間もある程度を把握し人員確保を考えます。訓練を重ねるごとにさまざまな修正箇所が出てきますが，それはそれでリスク回避につながるのでよいことです！完璧なガイドラインやマニュアルなんてありません。

　さらに医療組織には，専門的知識と技術を持つ高度な看護師たちがいます。認定看護師や専門看護師，特定行為研修を受けた看護師などです。これらの看護師を組織のリソースとして把握し，避難所などへの積極的な派遣も日常的な訓練に組み込んでいきます。そのためには，普段からこれらの高度な看護師たちが地域活動できる環境を整えていることも必要です。普段は普通に看護師として物品がそろった病院内でしか仕事をしていなかったら，災害現場では能力を発揮できないかもしれません。人材は地域の宝「人財」です！

　ちなみに，どのような被害想定にするかということですが，多いのは「地震」です。いきなり，飛行機が落ちてくる想定はないと思いますが，ある病院ではアジアの玄関口に近いということもあり，

例の国からミサイルが飛んできたら，という想定のマニュアルづくりもすでに着手しています。

実現可能性（モノ・カネ）

　空から飛行機が落ちてくるかもしれない人為的災害や，通常診療では出合わないような強力な感染によるパンデミック（COVID-19の影響がまさにこれです），テロ災害など，いろいろな災害があります。ということは，まずは何を想定して訓練するのかによって，そのマニュアルもシミュレーションも異なります。どこまでシビアな状況として設定するのか，それらによって目標も異なります。目標が異なれば，行動計画も内容も異なります。ここで気をつけなければならないことは，ライフラインはどのような被害想定にするのか（情報入手方法），備蓄品は何をどれくらい備えておくか。正直に申し上げますと，有事に備えるのも経費がかかります。あまりにもシビアな状況を想定して，さまざまな物品を平時より準備しているのも「非現実的」です。組織の台所事情と言いますか，組織の体力を見極めることも実現可能性という点で大事です。

　もちろん最悪の状況まで想定し，今の組織であれば，患者と職員の命を守るためにいくらの資金が必要であるのかということを試算しておきます。金融機関さえもあてにならない場合があります。キャッシュとして原資を確保しておくのは，決して院長・理事長など経営陣の趣味ではないのです（笑）。例えば地震が起こると，ATMが使えなくなってキャッシュレスの生活の人はとても困ってしまいます。あまりにもキャッシュレスの生活だと，ついついキャッシュは不要のように思えますが，組織運営には必ずキャッシュが必要です。そ

う！だから金庫というものがどの組織にも存在するのです。

　とはいえ，大切なことは，キャッシュをためることではなく，どれくらい必要となるのか，できるだけ正確な想定に近いシミュレーションをした上でキャッシュを保持するかです。「災害により病院運営が中断したらどうなるか」という具体的な計算をしてみましょう。診療や入院の継続ができなければ，診療報酬は入ってきません。その場合，どれくらいまで収益が落ち込むのか，あらかじめ計算しておきます。収益の変動も踏まえ，災害リスクの種類・程度なども確認します。

　病院としてキャッシュフローを考えることは，人体の血液の流れを考えるのと同じです。血液が滞ると細胞が壊死してしまうように，事業体，つまり病院という組織が回復不全に陥ってしまいます。そこで具体的に事前対策を考える場合の参考になるのが，中小企業BCP策定運用指針の事前対策メニュー一覧（http://www.chusho.meti.go.jp/bcp/contents/level_c/bcpgl_06.html）です。一度アクセスして，自組織に合わせて確認してみましょう。具体例だけでなく実数を入力して自組織の計算もできるようになっています。

　それでも，キャッシュそのものがもう枯渇しそうだという組織もありますよね（苦笑）。であれば，外部との協力体制を平時からつくっておくことです。大きな病院は自分のところだけでいろいろなことに備えられるかもしれませんが，中小病院やクリニックはまずは必要最低限のものから備蓄しておき，いざという時には互いに協力し合う仕組みを地域包括ケアシステムの中でつくり上げていきます。

体制

　ガイドラインやマニュアルを作成するに当たり，平時からその地域でのつながりが大事である，つまり地域包括ケアシステムとしての地域づくりが大事であることにも触れてきましたが，一組織だけで頑張るのではなく，中小のクリニック，病院でいざという時の体制をつくっておき，患者の集約などを行うのも一例です。地域全体でその地域の皆さんを守ります。一方，近隣とばかり組んでいては，その地域全体が壊滅的な災害に晒された時には，互いにどうしようもありません。そのため，**近隣だけでなく遠方と**，つまり地域の異なるところとの協力体制も平時から進めておくことも大事です。

　遠方との協力体制は，全国展開しているグループ病院や公的病院などでは，わりと協働できる体制が整っています。ところが，日赤や済生会などのいわゆる「大手チェーン」のような駆動力のある病院はよかったのですが，中小零細の病院は非常に困ったという熊本地震に関する研究発表がなされていました[1]。

　大病院といえども，大学病院や市立病院，県立病院は案外，その地域で孤立してしまう危険性があることも指摘していました。というのも，地域での活動が主であるため，例えば大学病院同士，市立病院同士，県立病院同士などでは，実は普段から協力体制がないというのです。ましてや発災時は，そのような公的なところはさまざまな面倒な手続きなどが必要になり，応援したくても手続き上時間がかかったり，他の自治体や組織への関与に消極的な慣習の壁があったり，お役所縦割りという組織特性が足を引っ張るというのです。何となくそれも頷けますよね。そのため，実は大病院ほど普段

から遠方のさまざまな病院との信頼関係を深めていなくてはならないのではないかと筆者も考えています。なぜならば，発災時は物資も人材もそろっている大病院がその地域の中心的役割を担うことになるのは当然だからです。

実践のために

組織内外の状況把握の方法とリーダーの役割を考える

組織内外の状況を把握する

①組織の内部を知る

　ケアマネジメントにおける急変時に，患者の外観，生命体としての把握によってトリアージするのと同じように，組織も外側からと内側からの両方で把握します。内側としては，まずは患者やスタッフ，院内にその時に存在した人々の生命の危機がないかの確認です。ある程度のハザードを想定しているとしても，二次的人為的災害の可能性も考えます。次に，脆弱性分析をしてみます。それは病院の規模，設置主体，アクセシビリティ，地形，職員など，さまざまな支障を「想定」します。第一義的には，患者とスタッフの「命の確保」です。留まるか，外へ出るか，組織の壊滅レベルにもよります。次に，「生命維持のためのモノ」の確保です。通常，患者の急変対応について，多くの病院では担当者が救急カートの点検を毎日，毎勤務していますよね。それと同じように，毎日，毎勤務とは言いませんが，定期的に「モノ」も点検する必要があります。

では何を準備すればよいのか。もしもこれから考えるという組織があるとしたら，一から自分たちで考える必要はありません。ある程度，阪神・淡路大震災や東日本大震災の経験を活かした先人たちの多くの示唆があります。それらを病院の機能や規模，設置地形，設置地域などを鑑みながら，部署の１日を想像してみます。１日の業務を考え，日常的に実践されていることや非日常的に実践されていることに対しては何がどれくらい必要か。透析関係の病院であれば，まず「水」ですよね。その病院の機能によっても異なりますが，特に「水」は大事です。水道は基本的に使えず（水漏れの危険），トイレも一時的にストップする場合もあります。水がないと手術，洗浄，何もできません。患者や職員の飲料水確保も含め，医療機関では電気より水が大事なのです。

　とはいえ，電気も大切です。業務に必要な人的，物的資源の推量，非常用電源についてはどれくらいの電気が使えるのか，モニター１台何アンペアで，その部屋では何台まで使えるのかなど，事前にチェックが必要です。赤いコンセントがあるだけではいざという時に使えません。各コンセントだけでなく，エリア，ブロック単位でトータル何アンペアまで使えるかも理解しておく必要があります。コンセントが２つあっても後ろでつながっている場合もあるからです。もし，非常電源も使えない時にはどうするか，その計画も考えておきます。平時から軽油の備蓄について確認をしていないところは，非常電源が使用できない可能性もあります。そうなれば人工呼吸器，輸液ポンプなどのバッテリーは保っても30 〜40分ですので，その間に電気が復旧しなければ手動でのレサシテーション（蘇生）

の覚悟が必要です。ということは，もちろんアンビューバッグは呼吸器の台数分必要となります。

　あるいは，もしも電源車が応援に来てくれたとして，どこからその電力を取り込むのでしょうか。院内の電気系統にそのままつなぐことはできません。配線が切れていたりして漏電の危険があるわけですから，外部配線が必要となります。エレベーターや空調機はそれで大丈夫ですが，CTやMRIはコンピュータが不具合を起こす可能性があるので外部電源は使えません。

　そのほか，酸素の配管，吸引圧，検査機器の復旧確認担当や，どの機器が使えるかの確認をする担当なども決め，人的資源の推量とその調達経路，物的資源の推量とその調達経路，季節，天候，性別，発達年齢，身体の不具合などの状況に応じた必要物品を考えていきます。そうです，看護過程で言うところの現状把握が大事なのです。

②組織の外部を知る

　一方，病院という組織は公的役割も求められています。平時からそうなのですから，ましてや災害時は，もっと必要とされています。そのためアウトリーチも大切なのです。病院の外部環境，つまり周囲まで含めて道路やライフライン，地形の変化，周囲の住民情況など，どれくらい被害があるのかを把握する，すなわち組織の外部としての脆弱性分析を実施します。切土に建設されているのか，盛土に建設されているのか，大昔，そこは沼地であったのか，川だったのか，地域の特徴や歴史を普段から知っておくことも大事です。また，外壁の素材，自販機設置場所，ガラス・タイル・ブロック・屋根など院内のハザードマップをつくっておくことも重要です。

140

●表1　危機管理に影響を与える個人要因

①住まい　　　　②つながり
③コミュニティ　④心と体
⑤備え　　⑥景気・生業・暮らし向き
⑦行政とのかかわり

大塚康男：新版 自治体職員が知っておきたい
危機管理術，ぎょうせい，2013.

●表2　危機管理に影響を与える
　　　　組織要因

①立地条件
②組織成員とのつながり
　（内部信頼性）
③コミュニティとのつながり
　（外部信頼性）
④組織文化と経営力
⑤有事への備え
⑥景気・機能・経営状態
⑦行政とのかかわり

　ライフラインに関しては，基本的には病院関係には優先的に水も配給されます。しかし，１ｔの水をどこに置いておきますか？バッテリーはどれくらい持つか，そもそも作動するのか。やはり患者の急変時に使用する救急カートの点検同様に，災害時に使用するであろうモノや場所は平時から定期的に使用できるのか確認しておかないと，いざという時に使えないということになってしまいます。

　また，前述したように，危機管理に影響を与える「ハザード」「個人要因」「環境要因」については，組織内部要因が個人要因，組織外部要因が環境要因と考え，あらかじめ脆弱性を確認しておきましょう。そこで一般的に危機管理に影響を与える「個人要因」を**表1**に示します[2]。

　この個人要因はあくまでも「ヒト」ですが，これまで何度も申し上げてきたように，「組織は人なり」。危機的な状況における組織も，人も，マネジメントの視点で考えるとさほど変わりません。**表1**を組織の視点でとらえてみましょう。それが**表2**になります。

現場のニーズキャッチとリーダーの役割

　患者の急変時，命の確保の次に何が必要か，患者自身が何を必要

としているのか，科学的に判断して介入していくのと同じように，災害時もスタッフや患者が何を必要としているのか，想像力豊かに準備しておきます。災害時，一般的に医薬品・医療材料は48時間分，可能なら72時間分あれば十分と言われていますが，それ以外にも「△△に役立つ○○！」などという災害グッズを見かけます。当事者でなければ気がつかないものがあるからです。しかし，おむつやコンタクトレンズの洗浄液，生理用ナプキンなど，日常的に患者が何げなく使っているものまで，細かいものすべてを平時から備蓄しておくことは現実的ではありません。リストを作っておくことをお勧めします。あるいは，スタッフにはロッカーに少しぐらいは普段から備蓄しておくことを推奨している病院もあります。もちろん，個人の自由ですから，災害時には個人の備蓄に頼ることなくスタッフの分まで鑑みた備蓄が必要ですよね。

　想定外のことが起こるのがクライシス。災害時はとにかく，水分を！と考えがちですが，実は，熊本地震の時に筆者は，被災した弟たちにまず野菜ジュースを120本送りました。なぜなら，東日本大震災の時もそうでしたが，災害後すぐはやたらおにぎりやパンなど炭水化物系が多く，野菜不足になるからです。このように，想定外の支援物資も案外重宝するものです。さまざまな方向からの支援を受け入れましょう。そして，すべてを組織で備蓄するのは不可能です。ある程度は職員にも協力してもらう「受援力」，組織と組織成員が互いに支え合う関係をつくっておきましょう。

　患者の急変時では，直接介入する看護師と周囲で記録したり，必要なものを取りに行ったり，間接的に動く看護師に指示を出したり

など，同じ看護師でも複数の役割があります。その時にもしもテキパキと指示を出してくれるリーダーがいたらどんなに心強いことか，皆さんも経験があるのではないでしょうか。災害時も同じです。リーダーがぶるぶる震えて怖がっていては，患者やスタッフに悪影響を与えます。まさに**表2**の②の欠如です。そこで，リーダーとして災害時に求められることについてまとめてみましょう。急変時を考えてみてもやはり実践する看護師，周囲の環境を整える看護師，指示を出す看護師がいるのと同じように，組織の危急的状況，クライシスマネジメントでもさまざまな役割があり，中でも組織のリーダーは組織の方向性（Direction）を定めていく重要な役割があります。

その1：気概

　指揮を執るリーダーは常に見られています。その姿勢，態度，表情すべてが，スタッフたちの精神状態に影響を与えます。興奮すれば事態を正確に判断できなくなりますし，臆すれば乗じられます。リーダーには気概が求められます。

その2：ぶれない連帯感

　気概だけでなく，現場との連帯感も必要です。連帯感とは，共に力を合わせて事態に立ち向かおうとする意識のことです。それは何も，リーダーが現場で細やかにスタッフと共に動くという意味ではありません。現場の指揮官からの情報に動じることなくポジティブな情報は共に喜び，ネガティブな情報は共に考え，危機的状況だからこそリーダーとして育つチャンスにもなります。

その３：科学者としての決断

　誰がリーダーであったとしても，国家資格を持った科学者の看護師です。組織の現状把握では科学者としての客観的情報の把握に努め，ほかのリーダーや他部門からの情報を総合的にアセスメントして「決断」をしていきます。もちろんそれは一人ではなく，協議の上で進めていくのですが，決断はやはりリーダーに委ねられています。

その４：具体的な指示

　加えて，指示を出す時に「状況に応じて適切に対応してください」なんて抽象的な指揮では，現場はとても困惑します。曖昧な指示ではなく，想像がつく限りの明確な指示を出すことも大切です。そのために平時からスタッフの訓練だけでなく，どのような想定外のことが起こるのか，想定外を想定内にしていくために災害訓練のシミュレーションには可能な限り参加しておくと心強いです。現場のことは看護師長に任せているから…ではなく，誰がいつ，リーダーになるか分かりませんので，誰もがリーダーになれるようにしておくのです。

その５：情報の三原則を活かす心理的安全文化

　マニュアルはある程度，基本的な部分は役に立ちます。一方で，具体的な細かいことは，患者によって支援が異なるのと同じように，クライシスマネジメントもマニュアルどおり，シミュレーションどおりにいかないことのほうが多いと言っても過言ではありません。しかし，マニュアルの基本があるからこそ応用があるわけですし，想定外のためにそれぞれの看護師長たちにガバナンスを与え，心理的安全文化を普段から組織文化として構築することで，いざと

いう時，誰もがリーダーになり
得る駆動力になるのです。特に
情報に関しては，**表3**のような
情報収集の三原則と言われるも
のがあることを鑑みれば，日常

●表3　情報収集の三原則

| 原則1：とりあえず第一報 |
| 原則2：悪い情報ほど早く |
| 原則3：迷ったら報告 |

大塚康男：新版 自治体職員が知っておきたい
危機管理術，ぎょうせい，2013.

的に何でも言える雰囲気を醸成しておくことは大事ですよね。

　さらに，災害時の情報収集はとても大事です。普段から「情報収
集の三原則」が励行される組織づくりをしておくと同時に，災害時
のような緊急性のある場合は「中抜き通報」を認めるということも
大事です（例えば，日常ではスタッフ→看護師長→看護部長を，ス
タッフ→看護部長と間を飛び越えること）。また，災害時は無線を
よく利用しますが，その時には必ず誰が誰に向かって話しているの
かを明確にします。誰が聞き取ればよいのか分からなくなってしま
うからです。一般的な情報の分類，そしてそれがうまくいかないの
は，どのあたりがネックになっているのかを**表4**にまとめておきま
す。もしご自分の組織として何かしらの不具合要因があるのであれ
ば，**表4**を参考にして平時からそこに対処しておくと，もっとテキ
パキと対応できる組織に成長するかもしれません！

普段の組織文化づくり

　情報は迅速性と正確性が求められます。ましてやクライシスマネ
ジメントにおいては，できるだけ迅速で正確な情報が欲しいところ
ですが，これはアンビバレントな状況でもあります。早い情報は，
正確性に欠けます。しかし，クライシスの時には，それを逐一訂正
していけばよいのです。それなのに，情報が不完全であることに不

●表4　情報の分類

	時間的経過	内容	役割	組織内での不具合の要因
リスク	事前基本情報	過去の災害や感染のパンデミックからのデータ分析	・計画立案のエビデンス ・想定内，想定外の切り分けと正確な認識のため	・周知徹底・経路不足 ・情報格差 ・危機的状況への学習不足
リスク	直前予測情報	法律や通達などの確認や地域における防災計画や感染予防に関する情報の確認	・実際の対応の仕組みを理解するため ・計画の具現化や想定外の「想定内」化	・無関心 ・詳細すぎる決め事 ・活用できないマニュアルやアクションカード
リスク	直前行動情報	災害や感染をもたらす事前情報	・対応行動の準備 ・人・物・金・情報の準備	・切実性，切迫性の欠如 ・情報の種類の複雑性
クライシス	発災時情報	・被害の実況情報の確認 ・リスク時の事前基本情報と現実の相違点	・現状を組織に伝え，感染拡大や被害拡大の予防 ・現状に対し，減災活動を始動させるため ・正確な被害情報で，混乱やデマを抑止 ・地域住民への不安拡大予防	・通信網の途絶 ・心理的安全がない ・対策本部の無機能化 ・よい報告を求める ・リーダーの不在 ・災害訓練の形骸化 ・訓練後のブラッシュアップ不足（訓練実施が目的）
クライシス	減災活動，感染予防の現在進行形		・活動の円滑化 ・患者及び職員への安心感，混乱の予防	・対策本部の形骸化 ・恒常的行政との連携不足 ・二重行政の横行
クライシス	職員への労いの発信	短期的目標の設定	・短期目標を提示し，職員の不安の低減 ・徐々に長期的展望へつなげていく	・有事が労基法適応外であることを前面に出す ・経営陣のスタッフへの「愛」を日常的に感じられない経営至上主義

大塚康男：新版　自治体職員が知っておきたい危機管理術，ぎょうせい，2013.，上野谷加代子監修，日本社会福祉士養成校協会編：災害ソーシャルワーク入門―被災地の実践知から学ぶ，中央法規出版，2013.，マックス・H.ベイザーマン，マイケル・D.ワトキンス著，奥村哲史訳：予測できた危機をなぜ防げなかったのか？―組織・リーダーが克服すべき3つの障壁，東洋経済新報社，2011.を参考に筆者作成

平不満を発する無謬性，完全性を求める人々の社会的心理が働くた

め，もう少し情報が正しくなってから言ったほうがいいかな～など

と有効な情報が出にくい状況をつくり出している危険性がありま
す。このように，情報伝達や組織成員間の関係性をスムーズにする
ためには，普段から「いつでも報告に来ていいよ」という開かれた
組織文化や心理的安全文化を醸成しておくことが大事です。看護部
長や看護師長やリーダーなどの顔色をうかがいながら，「今日は機
嫌悪いから，明日もう1回確認してから報告しよう！（>.<）」など
というような関係性が存在する組織は，心理的安全文化（対人リス
クのない関係）が醸成されていない組織ということになります。

　何かを報告するのに，「無知と思われないか」「無能と思われない
か」「ネガティブと思われないか」「邪魔する人と思われないか」と
いうようなことを気にせず，タイムリーにとりあえず報告しておこ
うと思えるような文化は，クライシスだけではなく，平時の医療安
全文化としても重要です。クライシスマネジメントでは，一刻一秒
を争う決断が迫られる場合があります。そんな時に互いに躊躇する
ような関係性では，救える命も救えません。

チェックポイント！

- 具体的にシミュレーションする時には，ヒト・モノ・カ
  ネ・情報の流れとどの程度必要であるのかについて現実性
  を持って想定する
- 日常的に地域とのつながりも大事だが，壊滅的な被害の時
  のために遠方とのつながりも大事にする
- 発災時の具体的な組織内外の動きが可能な組織文化の育成
  やスタッフ教育が大事である

お役立ち参考資料・文献

災害時に有効な情報が掲載されるサイトは次のとおりです。興味のある方はご参照ください。

- 中小企業庁ホームページ：http://www.chusho.meti.go.jp/bcp/
- 内閣府ホームページ：http://www.cao.go.jp/
- 気象庁ホームページ：http://www.jma.go.jp/
- 国土地理院ホームページ：http://www.gsi.go.jp/
- 防災科学技術研究所ホームページ：http://www.bosai.go.jp/
- 産業技術総合研究所ホームページ：http://www.aist.go.jp/
- 総務省消防庁ホームページ：総務省消防庁及び都道府県等自主防災組織所管課一覧
  http://www.fdma.go.jp/html/life/jisyubousai/hp/bt.html
- 日本損害保険協会ホームページ：http://www.sonpo.or.jp/

引用・参考文献

1) 藤野みつ子，稗田君子，川崎貴代美：熊本地震が被災した病院の看護師長に与えた影響―全患者を余儀なくされた看護師長の役割，第22回日本看護管理学会学術集会抄録集，P.279，2018.
2) 大塚康男：新版 自治体職員が知っておきたい危機管理術，ぎょうせい，2013.
3) 上野谷加代子監修，日本社会福祉士養成校協会編：災害ソーシャルワーク入門―被災地の実践知から学ぶ，中央法規出版，2013.
4) マックス・H. ベイザーマン，マイケル・D. ワトキンス著，奥村哲史訳：予測できた危機をなぜ防げなかったのか？―組織・リーダーが克服すべき３つの障壁，東洋経済新報社，2011.
5) 中島美津子：クライシスマネジメントとしての災害時の看護部長の判断＆意思決定手順とマニュアル整備・見直しのポイント，看護部長通信，Vol.15，No.3，2017.

人育て その2

管理職の役割

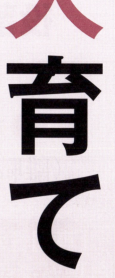

第4章
役割を理解する

❶スタッフを知る
（離職防止と定着促進）

学習目標

「専門性が発揮できない」「人生の目標が達成できない」，これが離職の理由であり，これらを回避するためにスタッフの「生き方」を知り，マネジメントに活かすことができる。

　管理職の役割は，組織を育てる（組織目標の達成），ヒトを育てる（人財育成），自分を育てる（自己実現）という3つです。第1部で，組織マネジメントは日常ケアと対象が異なるだけであることが理解できましたね。第2部はヒトを育てる視点です。組織成員の理解は，ケアにおける患者理解と同じくとても大切です。ワーク・ライフ・インテグレーション（仕事と人生の統合）に基づいたスタッフが定着する組織マネジメントについて見ていきましょう。

解説

体は1つ，だからインテグレーション（統合）された人生を生きることが大切である

ワーク・ライフ・インテグレーションの視点

　「バランス」という言葉を聞いて，皆さんはどのような状況を思い浮かべますか？例えば，分かりやすいのは天秤の両方の皿が釣り合っている状況，つまりバランスを取るという場合は，その2つのモノが別物という前提です。

　しかし，人の人生，幽体離脱するわけじゃなし，分けることはできません。この役割の時には，身体の3分の1だけ使って…なんてことはあり得ません。「ライフ」は一個体そのものです。ライフの中にさまざまな役割があるのであって，そもそもワークとライフを別物ととらえているからこそ，「ワーク・ライフ・バランス」という言葉が使われているのだと考えます。皆さん，考えてみてください。看護師として病棟の環境整備をしているあなたと，自宅で掃除機をかけているあなたは別物でしょうか。趣味で出会った人からのアドバイスや旅行に行っている時に学んだ未知の文化のこと，温泉に入っている時に近くにいたおばちゃんたちの会話から学んだこと，育児や介護の時の経験など，一個体として学んだことはすべて看護に活かされています。またその逆もありです。看護で学んだことや患者から学んだことが，日常の中で随分と活かされていますよね。

　つまり，人生いろいろなことの積み重ねが一人の人間を，ある時にはプロの看護師として，ある時にはPTAの役員として，またある

時には母親として，妻として，一個体を生かしてくれている，と考えたことはありませんか？だからこそ，ワーク・ライフ・バランスではなく，**「ワーク・ライフ・インテグレーション」**なのです。

インテグレーション（integration）とは，統合，統一，融合，一体化，集積などの意味を持つ英単語です。「一個体」として機能するように，複数の異なる要素を組み合わせて調整することを指します。一個体のさまざまな人生での瞬間瞬間が積み重ねられ，一人の人間として成長しつつ生きていくことを前提にした考え方です。もしかしたら，そう遠くない近未来では，もう一人の自分という自分の思考までもインプットしたアンドロイドが存在しているかもしれませんが…（笑）。

スタッフのライフサイクルと発達課題の理解

人間は社会化（socialization）された関係性に生きる存在であることは，学生の頃「人間関係論」や「哲学」などで学んできたと思います。というか，そもそも日々，一人では生きていけない存在であることは体験済みですよね。その人間関係を自我の発達の視点からとても分かりやすく説明しているのが，皆さんご存じの，人間関係は徐々に積み重ねられ**「漸成的進展を遂げる」**というエリク・H.エリクソン（Erik H. Erikson）の人間発達プロセスの考え方です[1]（**表1**）。第1章では「組織のライフサイクル」と対比しましたが，ここでは，スタッフに焦点を当てて見ていきます。

エリクソンの人間発達プロセスによると，乳児期に，母親または母親役割の人との関係性によって基本的信頼感覚を体験することで，信頼が優位になるか不信感が優位になるか，その後の人生に影

響を与えると言われています。いわゆる無条件の愛情，母子間の相互作用の経験です。これらが蓄積されていないと，初めて会った人に対して，まず懐疑的に身構えたり，反射的に身構えたり，自己を閉ざしてしまったり，素直に共感できなくなると言われています。

●表1　エリクソンの人間発達プロセス

段階（時期）	発達課題と心理社会的危機		
乳児期	基本的信頼	対	不信
幼児期前期	自律性	対	恥・疑惑
幼児期後期	積極性	対	罪悪感
学童期	生産性	対	劣等感
思春期・青年期	同一性	対	同一性拡散
初期成人期	親密さ	対	孤立
壮年期	生殖性	対	停滞
老年期	完全性	対	絶望・嫌悪

エリク・H. エリクソン著，小此木啓吾訳：自我同一性，誠信書房，1976.を参考に筆者作成

　また，スタッフを育てるというのは，一言で言えば「大人，成人」を育てることです。成人期は，選挙権が18歳からになったとしても，現代は大学や専門学校卒業後から社会人になる22歳から64歳までと言われます[2]（**表2**）。しかし，少子高齢化による生産年齢人口の減少により，昨今は政府が70代まで働くよう勧めていることを鑑みれば，人生100年時代の老年期という考え方も必要ですよね（**表3**）。

　人生のライフステージを考えて，そのスタッフが今，どのステージにいるのか，それは決してステレオタイプで理解することはできません。一般的には，20代は看護を磨き，30代は子育て，40代は看護の専門性をさらに磨き，50代は孫面倒，60代から好きなことに時間を割き，70代でさらに人生を楽しむ…，いえいえ，そうは問屋が卸しません。今や，生産年齢人口の減少によって，日本中で70代まで現役で働く時代です。しかも，女性の晩婚化と言われ，

●表2　成人期の特徴

成人期前期	22～35歳	職業を選択し社会的役割を全うしながら生活基盤を安定させて，結婚，子育てを行う時期
成人期中期	36～50歳	社会的地位の確立や家庭の役割が明確化し，仕事，家庭ともに生活が充実する時期
成人期後期	51～64歳	仕事が円熟しさまざまな役割を担う一方で，身体の衰えを如実に感じはじめる

●表3　人生100年時代の老年期

老年期前期	65～75歳	仕事では第一線を退き，いったん退職するなど，働き方や働く内容が変化しながらも，身体機能の老化に見合った社会貢献としての仕事を継続したり，新たな仕事に就いたりする時期。子育ても終了していることが多く，仕事以外にさまざまな社会的活動への参加や地域でのボランティア活動など，社会的役割や家族関係が変わり，それに適応していく時期。社会とのつながりが薄れてしまう時期でもあり，孤独感や虚無感により心身のバランスを崩しやすい
老年期後期	75歳～死	これまでの人生を統合し，死に対する準備とそれを受容する時期

　ちょうど前述の年齢にプラス15歳分加算したという感じでしょうか。20代～40代前半は看護を磨き，晩婚化による第一子の高年齢出産により50代半ばまで子育て，60代半ばくらいまで看護の専門性を磨き，60代後半で孫面倒が始まり，75歳まで現役で働き，後期高齢者以降で好きなことに時間を割き，80～90代でさらに人生を楽しみ，人生100年時代…。もちろん，これには，サルコペニア予防やロコモティブシンドローム予防など，適切なセルフマネジメントが前提ですが…。

　近頃は，「ダブルケア」という言葉もあるように，50代半ばまで子育てをしているということは，自分の親の世代はさらにお年を召

されているわけで…。ということで，第一子の高年齢出産によって子育てと親の介護が重なるなどさまざまな人生があります。つまり，その人のライフサイクルはその人にしかない特有のものであり，仕事に対する家族の理解もさまざまです。働きながら大学や大学院に行く人，認定看護師や専門看護師その他専門的な知識・技術を有する看護師を目指す人，目指さない人，キャリアプラン（仕事だけでなく人生という意味で）も実にさまざまな様相を呈するのは自明の理です。子育ても介護も社会や職場からのソーシャルサポートが当たり前ですし，たとえそれらに縁がなくても個人としての人生の応援をするのも当たり前です。まるで子を育てる親のように，スタッフの一人の人間としての成長を支援するのが管理職の役割と換言できます。

さらに日本人だけはなく，他の国から来て，さまざまな宗教観を持っている外国籍のスタッフがいます。また，生き方や考え方などさまざまな価値観を持った日本人のスタッフがいます。ダイバーシティ，つまり「多様な」という考え方は，何も異文化の国や国際活動拠点での考え方ではなく，日常的に「多様な」考え方や生き方のスタッフが存在し，それは自分と比べるものではないという認識のことです。でもこれも，実は，看護師は朝飯前！患者へのケアマネジメントではできていることですから，スタッフに対してもその思考回路を使うだけですよね。何も難しいことや新しいことはありません！

実践のために

離職防止と定着促進の鍵は看護師のロクジ化である

　いろいろなライフステージのスタッフがいる，さまざまなキャリアプランのスタッフがいる，しかしそれぞれのスタッフの体は1つしかない．だからワーク・ライフ・インテグレーションという考え方で，組織で気持ちよく仕事を継続してもらうためには，どのようなライフステージのスタッフがいて，スタッフがどのような素敵な看護師になることを夢見ているのか，**看護師自身と組織自体との適応（adaptation）**を考え，支援する行動をとることが大切です．

　看護師などの専門職の離職理由は，これまでの研究から，①専門職としての目標が達成できない，②人生の目標が達成できない，という2つに大別されることが分かっています．

　スタッフたちが専門職として輝くためにさまざまなライフステージに即した組織としての支援を考える必要性を示唆しています．

まずは組織に惹きつける

　個人と組織は，持ちつ持たれつ，お互いにお互いを支え合っています．ということは，組織の成長の方向性と組織内のスタッフの成長の方向性がおよそ同じ方向になるように組織づくりをしていくことが，ずっと働いてくれる魅力ある組織へと発展します．「あ，何だか，この組織で働いてみたいな〜！」と思わせる仕掛けです．例えば，キラキラ輝きながら仕事をしている看護師としてのロールモデルがたくさんいる集団であれば，病院見学に行った時に，「よし！ここなら自分もキラキラ輝けるかもしれない」とリクルートにも好

影響を与えます。そのため，看護フェアは単なる採用への入り口であり，看護フェアで一生懸命自分の病院のことを詳しく説明している人がいますが，その必要は全くありません。むしろ，そんなことよりもまずは病院に興味を持ってもらい，「見学に行ってみようかな」と思わせればよいのです。なぜなら，あの看護フェアは，あくまでも病院見学に来るための呼び水だからです。病院見学に来てもらったら，もうこっちのもの！現場のキラキラ光る先輩や，同僚となる看護師たちに触れて，話して，感じてもらうことが，何よりの入職への切符となります。1980年代の看護師を惹きつけてやまないマグネットホスピタルのように，看護師が看護師を惹きつける，キャリアビジョンを持って働ける組織づくりこそ，遠くて近い選ばれ続ける組織づくりへの道です。

ロクジ化

ここで，「ロクジ化」という考え方をご紹介します。「ロクジカ？」，はい，これは生き物を育てていく「農業界」で起こっていることです。農業の世界は，看護師育成において多くの示唆を与えてくれます。土壌の大切さです。「奇跡のリンゴ」で有名な木村秋則さんのリンゴに賭けるあの土壌づくりへの執念は，まさに人材育成に匹敵します[3]。

筆者は，NICUでの経験上，たくさんの赤ちゃんを見てきました。でも，一度たりとも「ちょっと〜，この保育器暑すぎない？」とか「なんか眩しいんだけど？」「あんた，吸引，下手ね〜替わって！」などといきなり不快さを言葉に出して文句を言ったり，嫌いな看護師が来ると嫌な顔したり…などという赤ちゃんと遭遇したことはあ

りません。そうです，生まれつき腹黒い赤ちゃんなんていません。み〜んな真っ白！ pureな心を持った人間です。

　人は，環境に育てられる動物であり，その環境でよい方向にも，悪い方向にも，いかようにも育ちます。よい環境とは，よい土壌です。いくらよい種であってもその土壌が悪ければよい作物が取れない農業と同じように，人も育つ環境はとても重要なのです。また，よい土壌をつくるためには，土壌づくりを可能にするモチベーションや資金も必要です。そこで登場するのが，「第六次産業」と言われている，農家などが加工や販売・サービスまで行って農林水産物の付加価値を高めることで，所得向上や雇用創出につなげる動きを表す「六次化」です。それは看護界にも通じると考えています。

　決して，看護師と農産物を一緒にしているわけではありませんが，やはり一人ひとりの付加価値を高め，組織としての収益を増やし，その結果，さらに一人ひとりの看護師が育つ環境への投資も可能となり，土壌整備もできます。給与にも好影響を与え，さらなる雇用を創出します。ということで，一つの組織として質を向上させるため「看護界のロクジ化」という考え方も必要なのではないでしょうか。つまり，その組織に入職したら，素敵な看護師として付加価値が付き，さらにステップアップできるよ〜というロードマップを描ける組織づくり，**「育ち合う」組織行動**です。

地産地消

　そしてもう一つ。**看護師の地産地消**の考え方です。え〜（>.<）また「農作物」と同じか〜（-.-）…と思うかもしれませんが，そういう意味ではありません。その地域で生まれ，その地域で育ち，そ

の地域に就職し，その地域で結婚・出産・育児・介護をしながら看護師として地域の皆さんの幸せを支援し，そして，いつかその地域で自らも看取られるという，地域に生き，地域で昇天する看護師の生涯のことです（図）。つまり，**その地域を知り，地域に住む人々のお役に立ち，そしていつかは自分たちが育てた看護師たちに看取ってもらう，という地産地消のサイクル**です。

　個人も組織も育つ，持ちつ持たれつ，そういう関係をつくっていくことが，「あ，ここに就職したら，何かいいかも！」と思わせ，採用に結びつき，さらに定着へも好影響をもたらすと考えます。そのためには，具体的には，面倒ですが「知る」ことが不可欠です。組織としての方向性を明確にした上で，自組織ではどのような看護師を育てようかという人材育成ビジョンを描き，時間軸，空間軸が変わる訪問看護でも不適応を起こさないような看護師を育てる！一

●図　看護師の地産地消モデル

つの組織内だけでなく地域全体で育てる環境をつくる！やはり地産地消です！その結果，「この地域にいたら，どんな状況でも自分を活かすことができるかも?!」と自分の強みを認識できる看護師が育ち，離職率の低下，すなわち定着する看護師が増え，地域に「適応（adaptation）する」ことが可能になるキラキラ輝く看護師たちが育成されていくという好循環が，組織，地域の中でできてくると考えます。そして，地域包括ケアシステムという公助，互助が当たり前になり，愛する土地で幸せに暮らし，幸せな人生を送ることができる看護師が増えることで地域住民一人ひとりの主観的幸福感（well-being）も向上するという，看護師としての幸せもつかむことができるのです（第2章参照）。

チェックポイント！

- ワーク・ライフ・バランスではなくワーク・ライフ・インテグレーションという視点が大切である
- スタッフのライフステージはステレオタイプではない。さまざまな成長発達課題をそれぞれのステージで乗り越えようとしていることを理解する
- 看護界のロクジ化と看護師の地産地消によって，幸せな一生を送れる看護師を地元で育てる

お役立ち参考資料・文献

　ここでのお勧めは，本文でも少し紹介した，農業なんて興味ないという方でもご存じの「奇跡のリンゴ」について書かれた本です。世界で初めて無農薬・無施肥でリンゴの収穫を可能にした，映画にもなった実話です。でも世界は本当に不思議ですよね…。あのキリスト教の開祖イエス・キリストが十字架の刑に処せられたのも34歳，仏教の開祖ゴータマ・シッダッタ，つまり釈迦が菩提樹の木の下でチ〜ンと閃いたのも35歳，そして木村さんも35歳！続きはぜひ，著書をお読みください。リンゴなんて育ててないもん！という方も，ヒトは育てるでしょ？リンゴもヒトも生き物なのです。

- **木村秋則：すべては宇宙の采配，東邦出版，2009.**

引用・参考文献
1）エリク・H.エリクソン著，小此木啓吾訳：自我同一性，誠信書房，1976.
2）森岡周：発達を学ぶ―人間発達学レクチャー，協同医書出版社，2016.
3）木村秋則：すべては宇宙の采配，東邦出版，2009.
4）中島美津子：トップを支え，補完し，育てる参謀！看護部ナンバー２の育て方，看護部長通信，Vol.16，No.3，2018.
5）中島美津子：これからの決め手！「地産地消」による看護師確保・定着実践法，看護部長通信，Vol.16，No.6，2019.

第**4**章 役割を理解する

❷専門職としての役割を知る

学習目標

> 国家資格を持った科学者であること，そして矜持を持った看護師であることを再認識できる。

　看護に正解はありません。真理もありません。常に人々の幸せのために大胆に自由にかかわっていける専門職です。そのため，単なる自負心という主体的視点ではなく，社会的責任を伴う客観的視点の矜持（dignity）という認識を持った科学的思考プロセスと専門的スキルを発揮できる看護師であることを常時，認識する必要があります。そうです！それは，だからこそ社会的にも厳しい目で見られるという資格と職責であることを自覚しましょう！

解説

専門職であることを認識するために「看護とは」を可視化してみる

　『看護覚え書』は，ナイチンゲールが今から約160年も前に書いた永遠の看護の基本とも言える本であることは皆さんご存じだと思います。改めて，本質的な専門職としての看護を考える時に，なく

てはならない存在です。ただ，結論から言えば，「看護とは？」という問いに対して，「真理」としての正解はないと考えます（詳細は後述します）。

　真理は固定されたものではなく，実際の行動や結果を通じて絶えず検証され，修正されるべきものですが，看護も，固定されたものではなく，常に変化するものです。身近な看護の例で考えてみても，正しいと思ってしたことも，ある宗教的な意味合いではとんでもないことであったり，その当時は最もよい方法だと思ってしていたことも，今となっては悪化させる方向にあるケアであったりします。方法論がいろいろあるというのは当然のことですが，その真理さえも，いろいろです。つまり，「看護とは？」に答えはなく，**皆さんが考えている看護観はすべて正解なのです。**

　ちなみにこれはあくまでも筆者が考える「専門職としての看護とは」です（繰り返しますが，あくまでも筆者の考えです！）。

専門職としての看護とは

看護とは，対象者およびそれらが存在する
あらゆる環境を含む「事象・現象」の真の意味を，
内在化・外在化を問わず知覚し，
対象者と看護者が互いに影響を与え合いながら，
対象者がより幸せに生きること，
生きていくことを支援する専門的知識と技術に裏付けられた
静的・動的，そして積極的なかかわり

By Mitsuko Nakashima

そして，この看護を実践するためには，看護師という専門職である限り，次のことが大切であると考えます。

> *看護とは，真理のない，対象への無差別の愛である。*
> *ゆえに，ずっと真理を探究し続ける*
> *学問でもあり，科学でもあり，実践でもある。*
>
> *By Mitsuko Nakashima*

　皆さんもぜひ，それぞれ自分の「専門職としての看護とは」ということを文字化，可視化してみてください。新たに入職してくれた仲間，あるいは昔から一緒の仲間と真剣に「看護とは？」ということを考える機会があることで，より深みを増して自分自身を洞察すると共に，科学者である看護師としての自分を再認識する機会ともなります。

 実践のために

看護に大切なのは観察力（洞察力）と矜持である

観察力（洞察力）

　本項の冒頭でもお伝えした，筆者が大事に持っている『看護覚え書』は，「昭和63年4月16日　九大生協にて」とメモしてあります。初版は1968年であり，それから第7版まで幾度となく改訂され続けたフロレンス・ナイチンゲールの『看護覚え書』です。学生時代の恩師はナイチンゲールの研究者でした。講義の端々に自然とナイチンゲールの言葉や考えが引用されていました。そのためか，特に

強要したわけでもないのに，いつの間にかほぼ全学生が『看護覚え書』を購入し幾度となく読み返していました。

　しかし筆者は，この本には線も引かず，コメントも入れず，ドッグイヤーもなく，まるで新品かのように今も持ち続けています。それは第4版第16刷というから，かなり古い本です。何度読んでも毎回発見があるので，次に読む時のために絶対に何もしないのです。ただただ，読み，また新たな発見をする，という本当に面白い本です。例えば，『看護覚え書』第13章「観察」は，ロボットやさまざまなセンシングが可能な医療機器が台頭してきたとしても，とても役立つことが書かれています。

　これから先，生体データをキャッチできるいかなる機器が発達したとしても，あくまでもそれは患者が外部に向かって発信した「signal」です。それを意味ある「sign」としてとらえられるのは，結局人間だけです。いかなる技術の進歩があっても，人間の看護師は内面化されたものを見抜くことができます。表象化されていないデータのデータ化です。ロボットたちには感知できません。人間という社会的生き物を理解する「洞察力」と，それを意味づけする「倫理観」を持った解釈ができないからです。

　倫理には正解がありません。正解がないことはニューロコンピュータと言えども判断できません。そもそもアルゴリズムとしてプログラミングできないのです。結局，人間の観察は人間でなければ，見えないところまでをも洞察することはできないのです。『看護覚え書』P.169には，「観察」について次のように書いてあります。

　「看護婦に課す授業の中で，最も重要でまた実際の役に立つもの

は，観察とは何か，どのように観察するのか，どのような症状が病状の改善を示し，どのような症状が悪化を示すか，どれが重要でどれが重要でないのか，どれが看護上の不注意の証拠であるか，それはどんな種類の不注意による症状であるか，を教えることである」[1]

160年も前に書かれた本に，です！P.179ではこうも続けています。

「われわれ看護を天職とするものにあっては，観察そのものが不可欠なのである。というのは，身についた正確な観察習慣さえあれば，それで有用な看護婦であるとは言えないが，正確な観察習慣を身につけないかぎり，われわれがどんなに献身的であっても看護婦としては役に立たない，といってもまちがいない」[2]

この先はぜひ，本を手にとって読んでいただきたいのですが，160年も前に，これこそが人間の看護師に残された道であるということを述べているのです。「看護婦に課す授業の中で最も重要」な観察力を備えるということが，終局的に看護師の身を助ける，AIにもニューロコンピュータにも負けない最終的な人間の看護師としての道なのです。目に見えないものをも見る，洞察力を駆使しそこに到達できるのは，やはり訓練された人間の看護師です。「観察」は何のためにするのか。『看護覚え書』P.200には，次のように述べられています。

「観察は，雑多な情報や珍しい事実を寄せ集めるためにするものではない。生命を守り健康と安楽とを増進させるためにこそ，観察をするのである」[3]

倫理観の上に成り立つ観察は，人間以外には決してできません。あなたになら夢や希望を託せる，人生を託せる，そして命を託せる

と患者に感じてもらえる，そんな看護師こそがホンモノの看護師，専門職として専門的知識と技術に裏付けられた看護を実践できる専門職だと考えます。

矜持（dignity）を持つ

2017年4月6日付で，「新たな医療の在り方を踏まえた医師・看護師等の働き方ビジョン検討会報告書」が公表されました。その中で，次のような下りがあります。

「医療従事者が本来的に持つべき【プロフェッショナリズム】とは高度な技術と職業倫理，そして自己規律を保ちながら患者と社会のためにコミットすることを意味する。【プロフェッショナル・オートノミー】が医療従事者個人や職能集団の自由な主張や活動に由来するのではなく，社会的責任を自主的に担うという真の意味での【自律】（セルフ・ガバナンス）に拠るものとなるよう，専門職集団としての**矜持と自覚に基づく独立性を体現していくべき**である。特に，医療従事者の働き方やキャリア形成を考える際には，プロフェッショナルとしての専門性の追求との両立という観点が極めて重要である」[4]

自負心（pride）という主観に基づく考え方ではなく，社会的責任という客観に基づく「矜持」という言葉が使ってあります。本物の専門職として「自分みたいな看護師でよいのか」ということを，客観的に問う**メタ認知**とも言えます。

例えば皆さんが現場の看護師だと想定して，患者のベッドサイドへバイタルサイン測定に行った時，バイタルサインだけ測定してきますか？電子体温計が終わるまで，腕に巻いた自動血圧計が終わる

まで，そのほんの数十秒間でベッドサイドリハビリテーションをしますか？第2章のユビキタスケアの実践に関するところでも少し触れましたが，「リハビリテーションは，OT，PT，STの仕事〜」と，何もしない看護師はいないと思いますが…。

　ご存じでしょうか。高齢者はもしも体を動かさなければ，1日で2〜3％，1週間で10〜15％，3〜5週間で50％の筋力低下が生じてしまいます。4日目から結合組織の緻密化が始まり，2〜3週間で関節拘縮が生じてしまいます。さらに，繊維性癒着により1週間で17％，2週間で30％低下の可動域低下が生じ，約1カ月でかなりの廃用症候群が助長されることになるのです[5]。そうなると，高齢者の臥床する時間が長い入院生活は，腓腹筋ヒラメ筋の短縮や尖足，ハムストリング筋群の短縮を引き起こし，病気はよくなったけれども，歩きにくい…歩けない…という状況をつくり出してしまいます。これでは，何のために毎日，看護師がベッドサイドで24時間患者にかかわっているのか分かりません。普段の何げないバイタルサイン測定の時に，少しでも他動的にマッサージや筋負荷をかけることで防ぐことが可能です。生体データはそのうちに看護師は取らなくてもよくなると考えます。つまり，バイタルサイン測定は医療機器やまたそれらに類するものが代用してくれるようになります。そうなると，ますます単なる目の前のケアだけでなく，フィジカルアセスメントも含めた患者の未来の幸せのためのケアが実践できる，**「あなたになら夢や希望を託せる，人生を託せる，そして命を託せる」と患者に感じてもらえる看護師が必要**となります。このような専門職として社会的責任を果たせる矜持（dignity）を持った専

門職を育てていくのが，管理職の皆さんの役割となるわけです。

一般的な知識と教養も必要

　ここでは，具体的にどんな時に何を観察すればよい，なんてことは一切述べません。なぜなら，冒頭でもお伝えしましたが，真理の存在しない看護には，患者の数だけアプローチ方法，すなわち観察，実践があるからです。RSウイルス肺炎といっても，生後2カ月の乳児と120歳の高齢者とでは，個人によっても，病期によってもケアが異なりますよね。患者の数だけケアがあると言っても過言ではないのです。ここで再認識していただきたいことは，寄り添うだけの看護師でもダメで，やはり専門職としての解剖学や病態生理，薬理生理に基づいた「signal」を意味ある「sign」に変えられる観察力と，表出されない「signal」を意味ある「sign」に変えられる洞察力が必要だということです。

　加えて，その人間を理解せずして，またその背景にある文化・価値観を理解せずして「観察」した「signal」を「sign」として受け取ることはできません。そのため，前述した専門職としての学習だけでなく，患者を理解するためには一般的な知識と教養も必要です。そして，患者の生活年齢や生活背景に応じた文化の理解も必要です。

　少し思い出してみてください。小児看護の実習の時，受け持ち患児が3歳であれば，3歳はどんなキャラクターが好きかな〜とか，どのように説明すれば理解できるかな〜とか，理解できなくとも，どのようにしたら恐怖心を軽減できるかな〜とか，発達年齢や社会的背景，家族背景など相手に「興味・関心」を持って理解しようとしましたよね。例えば日本人であってもアメリカで育った人であれ

ば，そもそもの思考回路が日本人の空気を読む文化とは異なるため，育った背景にある文化を理解しようとしますし，俳句が好きな人であれば，野球が好きな人であればなど，時には趣味の話もしますよね。簡単なことです。毎日の出勤時，少しwebニュースを見るだけも構わないのです。

このように，**専門的なことに加え，一般的な常識や教養も兼ね備えた専門職であることが私たち看護師には求められている**ことを改めて認識しスタッフを育てていくことが組織の質向上にもつながっていくと考えます。

＊　＊　＊

今から160年も前に，すでにナイチンゲールは，看護の仕事の素晴らしさに触れています。これから先どのような時代が来ようとも，そのプロセスやデバイスは異なるかもしれませんが，いつの時代にも看護の対象は人間です。「観察力」「洞察力」はすぐには身につきません。一般常識や教養も，一朝一夕には身につきません。だからこそ，看護職の倫理綱領の第8条と第13条があるのだと考えます[6]。

第8条：看護職は，常に，個人の責任として継続学習による能力の
　　　　開発・維持・向上に努める。

第13条：看護職は，常に品位を保持し，看護職に対する社会の人々
　　　　の信頼を高めるよう努める。

冒頭でも触れましたが，「看護とは？」ということを機会あるごとに振り返りながら，専門職としての役割を追い続けること，それが専門職としての役割でもあると考えます。

いろいろな専門性を持った看護師

　看護師といっても，いろいろなスペシャリストがいます。日本看護協会に認定された専門性を持った認定看護師，さまざまな学会認定の資格を持ったその領域専門の看護師，大学院で専門的に学んだ専門看護師があります[7,8]。なお，専門看護師は，看護系大学院修士課程修了者が取得要件となっています。また，組織経営まで学ぶ看護管理者制度もあります[9]（**表1**）。

　さらに，特定行為研修を終えた看護師も活躍を期待されています。厚生労働省は，特定行為に係る看護師の研修制度の趣旨について「2025年に向けて，さらなる在宅医療等の推進を図っていくためには，個別に熟練した看護師のみでは足りず，医師又は歯科医師の判断を待たずに，手順書により，一定の診療の補助（例えば脱水時の点滴〈脱水の程度の判断と輸液による補正〉など）を行う看護師を養成し，確保していく必要があります。このため，その行為を特定し，手順書によりそれを実施する場合の研修制度を創設し，その内容を標準化することにより，今後の在宅医療等を支えていく看護師を計画的に養成していくことが，本制度創設の目的です」と述べています[10]。**表2**がその特定行為38行為です[11]。これらの行為は，すべて「医師の指示の下，手順書により」実施しなければならないとされていますので，特定の研修機関での研修が必要となります（**図**）。あくまでも特定行為は診療の補助であり，看護師が手順書により行う，実践的な理解力，思考力および判断力並びに高度かつ専門的な知識および技能が特に必要とされる38行為です。

● 表1 専門性を持った看護師

名称	目的	役割
認定看護師 (Certified Nurse)	特定の看護分野において、熟練した看護技術と知識を用いて水準の高い看護実践のできる認定看護師を社会に送り出すことにより看護現場における看護ケアの広がりと質の向上を図ること	①実践：個人、家族および集団に対して、熟練した看護技術を用いて水準の高い看護を実践する ②指導：看護実践を通して看護職に対し指導を行う ③相談：看護職に対してコンサルテーションを行う
専門看護師 (Certified Nurse Specialist)	複雑で解決困難な看護問題を持つ個人、家族および集団に対して水準の高い看護ケアを効率よく提供するため、特定の専門看護分野の知識・技術を深めた専門看護師を社会に送り出すことにより保健医療福祉の発展に貢献し、併せて看護学の向上を図ること	①実践：個人、家族および集団に対して卓越した看護を実践する ②相談：看護者を含むケア提供者に対してコンサルテーションを行う ③調整：必要なケアが円滑に行われるために、保健医療福祉に携わる人々の間のコーディネーションを行う ④倫理調整：個人、家族および集団の権利を守るために、倫理的な問題や葛藤の解決を図る ⑤教育：看護者に対しケアを向上させるために教育的な役割を果たす ⑥研究：専門知識および技術の向上並びに開発を図るために実践の場における研究活動を行う
認定看護管理者 (Certified Nurse Administrator)	多様なヘルスケアニーズを持つ個人、家族および地域住民に対して、質の高い組織的な看護サービスを提供することを目指し、看護管理者の資質と看護の水準の維持および向上に寄与することにより、保健医療福祉に貢献すること	活動として「患者・家族や地域住民に対しより質の高いサービスを提供できるよう、自身が管理する組織の課題を明らかにし、組織内のさまざまな部署や人に働きかけて、組織全体のサービス提供体制の向上に取り組みます。また、地域の組織間の連携を図るなど、地域全体の医療・看護の質の向上に努めます」と日本看護協会ホームページにあり

文献7)～9)のホームページより抜粋掲載

●表2 特定行為38行為

- 経口用気管チューブ又は経鼻用気管チューブの位置の調整
- 侵襲的陽圧換気の設定の変更
- 非侵襲的陽圧換気の設定の変更
- 人工呼吸管理がなされている者に対する鎮静薬の投与量の調整
- 人工呼吸器からの離脱
- 気管カニューレの交換
- 一時的ペースメーカの操作及び管理
- 一時的ペースメーカリードの抜去
- 経皮的心肺補助装置の操作及び管理
- 大動脈内バルーンパンピングからの離脱を行う時の補助の頻度の調整
- 心嚢ドレーンの抜去
- 低圧胸腔内持続吸引器の吸引圧の設定及びその変更
- 胸腔ドレーンの抜去
- 腹腔ドレーンの抜去（腹腔内に留置された穿刺針の抜針を含む）
- 胃ろうカテーテル若しくは腸ろうカテーテル又は胃ろうボタンの交換
- 膀胱ろうカテーテルの交換
- 中心静脈カテーテルの抜去
- 末梢留置型中心静脈注射用カテーテルの挿入
- 褥瘡又は慢性創傷の治療における血流のない

- 壊死組織の除去
- 創傷に対する陰圧閉鎖療法
- 創部ドレーンの抜去
- 直接動脈穿刺法による採血
- 橈骨動脈ラインの確保
- 急性血液浄化療法における血液透析器又は血液透析濾過器の操作及び管理
- 持続点滴中の高カロリー輸液の投与量の調整
- 脱水症状に対する輸液による補正
- 感染徴候がある者に対する薬剤の臨時の投与
- インスリンの投与量の調整
- 硬膜外カテーテルによる鎮痛剤の投与及び投与量の調整
- 持続点滴中のカテコラミンの投与量の調整
- 持続点滴中のナトリウム，カリウム又はクロールの投与量の調整
- 持続点滴中の降圧剤の投与量の調整
- 持続点滴中の糖質輸液又は電解質輸液の投与量の調整
- 持続点滴中の利尿剤の投与量の調整
- 抗けいれん剤の臨時の投与
- 抗精神病薬の臨時の投与
- 抗不安薬の臨時の投与
- 抗癌剤その他の薬剤が血管外に漏出した時のステロイド薬の局所注射及び投与量の調整

厚生労働省：特定行為に係る看護師の研修制度の概要，厚生労働省：特定行為とは

●図　特定行為研修を行う指定研修機関の状況

都道府県別指定研修機関数

大学	大学院	大学病院	病院	医療関係団体等	総計
10	9	6	52	10	**87機関**
11%	10%	7%	60%	11%	100%

（2018年8月現在）

厚生労働省：特定行為研修を行う指定研修機関の状況

173

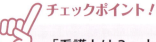 **チェックポイント！**

- 「看護とは？」ということを考える機会を持つことで改めて専門職としての振り返る
- 患者に興味・関心を持ち，表象化されないことをも可視化できる看護師が求められる
- 看護師には専門性に裏付けられた観察力と洞察力，そして一般常識と教養が必要である

 お役立ち参考資料・文献

　もしかしたらあまり興味がないかもしれませんが，本項で少し触れた姿勢に関して，下記の書籍は，普段の自分の姿勢にもとても役に立ちます！というか，患者を支援する専門職として，筋・骨格系はリハに甘える〜という認識を捨て，できれば簡単に学べる下記で学習してみてください。

- 竹井仁：正しく理想的な姿勢を取り戻す　姿勢の教科書，ナツメ社，2015.

引用・参考文献

1）フロレンス・ナイチンゲール著，湯槇ます他訳：看護覚え書，第 4 版，第16刷，P.169，現代社，1988.

2）前掲 1 ），P.179.

3）前掲 1 ），P.200.

4）厚生労働省：新たな医療の在り方を踏まえた医師・看護師等の働き方ビジョン検討会報告書
https://www.mhlw.go.jp/file/05-Shingikai-10801000-Iseikyoku-Soumuka/0000161081.pdf（2019年 4 月閲覧）

5）大築立志編：姿勢の脳・神経科学—その基礎から臨床まで，ヒトの動きの神経科学シリーズ 1 ，市村出版，2011.

6）日本看護協会：看護職の倫理綱領，2021年 3 月15日.
https://www.nurse.or.jp/home/publication/pdf/rinri/code_of_ethics.pdf（2021年 6 月閲覧）

7）日本看護協会：専門看護師
http://nintei.nurse.or.jp/nursing/qualification/cns（2019年 4 月閲覧）

8）日本看護協会：認定看護師
http://nintei.nurse.or.jp/nursing/qualification/cn（2019年 4 月閲覧）

9）日本看護協会：認定看護管理者説明PDF
http://nintei.nurse.or.jp/nursing/wp-content/uploads/2019/01/leaflet_CNA2019-1.pdf（2019年 4 月閲覧）

10）厚生労働省：特定行為に係る看護師の研修制度の概要
https://www.mhlw.go.jp/stf/seisakunitsuite/bunya/0000070423.html（2019年 4 月閲覧）

11）厚生労働省：特定行為とは
https://www.mhlw.go.jp/stf/seisakunitsuite/bunya/0000050325.html（2019年 4 月閲覧）

12）厚生労働省：特定行為研修を行う指定研修機関の状況
https://www.mhlw.go.jp/content/10800000/000350136.pdf（2019年 4 月閲覧）

第4章 役割を理解する

❸管理職としての役割を知る

学習目標

> スタッフを「評価」することは「支援」することであるという認識を持つ。

　管理職は，スタッフの成長を客観的に評価する必要があります。そのために，多くの医療施設が人事評価やクリニカルラダーシステムの評価などを導入し，多面的に，多次元的に評価しようと努力しています。ただ，人を評価するというのは，相手への支援の一つであるという認識を持っていますか？そのことを改めて学習していきましょう。

解説

支援関係においては，互いを尊敬し，プロ意識を持っていることが大事である

「評価」とは「支援」そのもの！

　スタッフの評価については，同僚評価や部下評価などの視点も含め，諸先輩方から多くの示唆があります。そもそも，「評価」とは

何を求めているのでしょうか。結論から言えば，あくまで持論ですが**「評価とは，その人をもっと素敵に輝かせるための支援」**だと考えています。決して間違い探しや欠点探しではありません。しかし日本人は，自分のよいところを見せようとしない文化がありますし，褒めるのも褒められるのも慣れていません。むしろ，あれができていない，これもできていないと言われるほうが「評価」として慣れているのかもしれません。そのため，一般的に評価を受けるとなると「何を指摘されるだろうか？」「何を注意されるだろうか？」などと，「わくわく（^.^）」ではなく「ビクビク（>.<）」していることが多いのではないでしょうか。

　かくいう筆者自身も，看護部長をしている時，病院機能評価受審の際はサーベイヤーからどこを指摘されるかなぁ，何を言われるかなぁとマイナスのストロークのイメージが先行して，どうしても「支援してくださる」という「わくわく（^.^）」の雰囲気はありませんでした。しかし，実際のサーベイヤーの皆さんの「評価」は，「できていないところ探し」ではなく，「ここをこうすれば，もっとよい病院になる」「この部分はできているのは素晴らしいですね」というように，プラスのストロークをたくさん投げてくださり，いわゆる「支援」のお言葉をたくさんいただきました。その結果，勇気と元気とやる気が出てきました！ただし，勇気と元気とやる気だけでは病院機能評価は通りませんが…（笑）。このように，「評価」は「支援」として，実はすでに皆さんも経験済みなのではないでしょうか。

　支援とは人間関係の基本です。人は一人で生きていないし，一人

で働いているわけでもありません。誰かに生かされ，誰かに支えられ，誰かと共に生きています。毎日が感謝ですよね。共に働いている，生きているということは支え合って生きているし，働いているみんなが支援し合っています。ですから，仲間への感謝の気持ちは常にあると思います。

支援関係は対等な関係

　ある支援関係がある場合，支援を求める人が低いレベルで，求められる人が高いレベルである，という思い込みがあることがあります。ケアの現場を考えてみましょう。もし，そういう思い込みがあった場合は，患者に対して上から目線のモノの言い方や「してあげる」的な思考回路の看護師となってしまいますよね。患者と看護師という支援関係は，決してどちらが上とか下とか，そういう関係性ではありません。

　スタッフと看護師長の関係性も，看護部長と看護師長との関係性も，それと同じです。院長や理事長とスタッフとの関係性もそれと同じです。ある医療介護福祉関連の事業を展開しているグループの代表が，「私は常に，1万人のスタッフに仕えるつもりで，かつ自分のパートナーにするには，という視点で面接をしています」「現場で実際にケアを展開するのは，看護スタッフや介護スタッフや医師などです。彼らがあってこそ当法人は成り立っているのですから」と，とても素晴らしいことを述べていました。まさに，互いに支援し合っているという認識の下，組織を運営している理事長の熱い思いとお人柄が伝わってきます。

　相手の素敵なところに気づく，つまり相手のこういう部分は素敵

●表1　ケアマネジメントと組織マネジメントの両視点での看護過程

ケアマネジメント	組織マネジメント
情報抽出 ● 主観：患者やその家族からの情報 ● 客観：看護計画のオブザベーション	情報抽出 ● 主観：スタッフからの情報 ● 客観：組織的モニタリングデータ
フォーカスアセスメント ● データの照合・解釈	フォーカスアセスメント ● データの照合・解釈
問題の明確化と目標設定 ● 現状打開（不具合軽減） ● 具体的な行動レベル（評価できる目標）	問題：課題の明確化と目標設定 ● 現状打開のための問題 ● もっとよくするための課題 ● 数値目標
看護計画 ● 目標に到達するための具体的介入計画	行動計画 ● 目標に到達するための具体的な組織的行動
実践	実践
評価	評価
再計画	再計画
継続	継続

だけれども，もっとこういうところを支援したら素敵になるだろうな，と「気づく」ためには，**相手に興味・関心を持つこと**です。第2章でも触れましたが，看護師長は部署のマネジャーです。ケアマネジメントの対象が組織マネジメントでは組織になっただけです（**表1**）。患者の持っている能力を最大限発揮させる環境をつくっていくのと同じように，プレーヤーであるスタッフたちがその持っている能力を最大限発揮させるために，労務管理，人事管理，安全管理，業務管理，情報管理，予算管理などの課業に勤しみながら，スタッフにとって最高の環境をつくることが役割です。どちらが上とか，下とか，そういうことは無関係です。粛々と自分の「役割」を果たすのです。お互いに，クリニカルナースとしてのプロであるスタッフ，マネジメントのプロである看護師長というプロ同士の対等

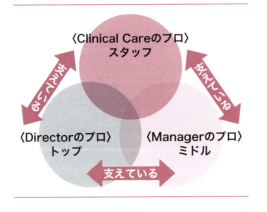

●図1 看護部長と看護師長とスタッフの互いにプロという支援関係

な立場なのですから，支援場面においても対等な関係性です（図1）。ちなみに，看護部長はDirection（方向づけていく）のプロです。

そうは言っても，頭の中では，机上では，分かっていても，どうしても看護師長が上でスタッフが下というような関係が当然で，看護師長が上から目線でスタッフに圧力をかけているような場面をいまだに見ますよね。でもそれは，決してその看護師長個人の問題というよりも，看護組織そのものにそのような文化があるという全体の課題でもあります。

また，日本ではクリニカルナースとしての「捌ける看護師」の延長上として看護師長になるという場合もあります。マネジメントのプロとしての最低限必要なマネジメント学をあまり学ぶことなく看護師長になっている人がいることからそのような組織文化になってしまっているのかもしれません。しかし，もちろん学んでいても，結局，組織文化として本来のマネジメントを展開していない人もいますし，「ポストが人を育てる」と言われるように，学んでいなくても管理職になってからとても成長し，素晴らしい支援者になる人もいます。管理職にもいろいろな人がいますが，少なくともベッドサイドケアに関しては，看護師長よりもスタッフのほうが「プロ」

の技術を持っていることは明らかですよね。スタッフがいなければ病院は回りませんし，組織をまとめてくれる管理職がいなくてもうまく回りません。お互いに，お互いを支え合っているという認識が大事です。

実践のために

変革時代の支援者として求められるものは何かを考える

支援者として求められる役割

　管理職は，患者の幸せためにスタッフが最高のケアを展開できるように，**図2**のコマの絵のように，スタッフが輝くための支援者として，常に彼らを下から横から後ろから，見えないところからさえも支えている，という認識が大事です。では，どのような支援の考え方があるのでしょうか？第1章でも触れましたが，今，まさに医療組織は変革の真っ只中です。

　変革が迫られている時代の管理職は，スタッフを支援していくために，どのような役割が求められているのでしょうか。中には，「組織にリーダーはいらない」などと過激な組織論を展開している理論もありますが，実際の看護組織，もっと現実的には今日のリーダーというように，やはりリーダーという存在は必要不可欠ですよね[1]。その時，今の時代は，ボスのような存在ではなく，変革型リーダーシップが求められていると言われています[2]。変革型リーダーシップ（Transformational leadership：TFL）との関係について，野中

●図2　ケアの最前線を支えるスタッフを照らし続ける看護組織（組織ゴマ）

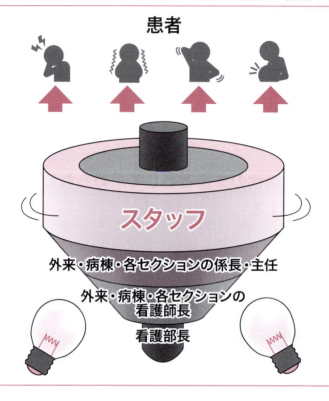

らはスタッフの仕事への意欲との相関に関する研究で**表2**のようなインディケーターを使用しています。

　皆さんはいかがでしょうか。例えば，人間のとらえ方や行動様式の理解，組織経営の理解などの新たな学習を積み重ねていない場合は，古い経験知や因習・慣習で判断してしまい，時流に即した認識の下に斬新なアイデアや方向性を示すことができず，スタッフに知的刺激が与えられない状況に陥ることは容易に想像されます。一方，最近はワーク・ライフ・インテグレーション（P.151参照）という考え方が随分と広がり，5番目の個別的配慮の部分は対応する

●表2　変革型リーダーシップの下位概念

1. 行動としての カリスマ性	自分が最も大切にしている価値や信念について話す
	強い目的意識を持つことの重要性について明確に述べる
	決定したことがもたらす道徳的・倫理的な結果についてよく考える
	共通の使命感を持つことの重要性を強調する
2. 特性としての カリスマ性	看護師長と一緒に働くことに誇りが持てる
	グループにとって望ましいことのためには自分の利益は二の次だ
	私に尊敬の念を抱かせるような振る舞いをする
	パワーや自信を持っている感じが現れる
3. 知的刺激	重要な問題については適切かどうか再度検討する
	問題を解決する時には別のものの見方がないか考える
	私がさまざまな角度から問題を見ることができるようにする
	与えられた仕事をどうやり遂げるかについて新しいものの見方を提案する
4. 鼓舞的動機づけ	未来について肯定的に話す
	何を達成する必要があるかについて熱心に話す
	ついていきたくなるような将来の展望を表現する
	目標が達成されることへの自信を表す
5. 個別的配慮	教育や指導に時間をかける
	私のことを単なるグループの一員としてではなく個人として扱う
	私のことを他のスタッフとは違う要求・能力・志望を持つものとして配慮する
	私の長所を伸ばせるように援助する

Bass and Avolo（1995）によるMutifactor Leadership Quessionnaireの一部を野中らが許可を得て翻訳した日看管会誌，Vol.13，No.2，P.69，2009.より

のが当たり前になってきていますので，多くの管理職の皆さんはクリアしていると思います。ただ，1番目のカリスマ性という視点は，正直なくてもいいかな〜と個人的には考えます。サーバントタイプのリーダーもいるでしょうし，リーダーはグイグイ引っ張っていくイメージもありますが，前述したように，リーダーがいない，個々

●表3　支援者が陥りやすい6つの罠

①時期尚早に答えを伝える

②自己の価値観で判断する

③可能性の芽を抓む

④同情を与える

⑤支援者の役割を果たしたがらないこと

⑥ステレオタイプ化，アプリオリの期待，逆転移，投影

Edgar H Schein著，金井壽宏監訳：人を助けるとはどういうことか，P.76 ～ 85，英知出版，2009.を参考に筆者作成

人が独立性と責任を持って仕事をしているという組織もあります[3]。

具体的な支援

　「評価」とは「支援」であると伝えましたが，ここでは支援する時に支援者が陥りやすい6つの罠（**表3**）について触れていきます。これは，キャリアアンカーという言葉で一躍日本の看護界の中でも有名になった社会心理学者，エドガー・H. シャイン（Edgar H. Schein）の支援学の考え方によるものです[4]。ついつい，相談に来る人が立場的に下で，相談される人が立場的に上という気持ちが先行することの危険性を指摘した上で，次の点を指摘しています。

①時期尚早に答えを伝える

「なるほど…分かりました。あなたがとるべき行動は…」

「そんなこと簡単です。あなたはこれから述べることを実行するだけでいいんです…」

「私も同じような経験があります。その時には…」

　まずは，その言葉の奥にある本質的な部分は何であるのかを見抜かなければなりません。おそらく，相談者は表象をとらえて相談に来ることが多いでしょう。しかし，その表象の奥に隠されている，あるいは眠っている本質的な課題を解決しないことには，同じことが勃発するだけです。すぐに解決策を提案したり，方向性を示した

りすることは，いかにも相談した人が低い立場で，相談された人が高い立場ということを強調してしまうことにもなりかねません。

②自己の価値観で判断する

「ちっとも理解してないな〜もう一度説明してもいい？」

「あなたが渋るのはもっともですが，だからこそ役に立つと思いますよ」

「私を信じて，まずはそれをやってみて」

　看護師長とスタッフの間，あるいは看護部長と看護師長の間では，どうしても経験知などから，ついつい説得したくなるかもしれません。でも，もしも相手が助言を受け入れなくても，決して「せっかく助言しているのに」とか「支援を求めていないのかもしれないから放っておこう」など，投げやりな考えを持たないことです。

　一人ひとりの置かれている社会的状況は異なります。このように防衛的な態度にさらに圧力をかけて対応する，すなわち自分の価値判断基準の押し付けに支援関係の深まりはあり得ません。

③可能性の芽を摘む

「あなたの話を聞いて，私が力になれると確信しています。さぁ，取りかかりましょう…」

「分かりました，あなたの問題は〇〇〇〇ということですね，一緒に取り組めると思いますよ」

「じゃあ，次のことをやってみてください」

　これらも「一緒に考えましょう，一緒に…」と一見よさそうに見えますが，実はまだ本質部分をとらえる前から支援者と対等な立場になり得ていない状況を表しています。そうなると，相談した人に

はさらなる依存心が生まれてしまい，例えば，いつでも看護部長に相談したら何とかしてくれるという考えの看護師長の存在を助長することになります。

あるいは，いつも解決の糸口を簡単に見つけようと誰かに相談することになり，当人の判断能力の成長やアセスメントの学習意欲を削ぐことになってしまいます。あくまでも，自分の人生，自分の頭で考え，判断し，自分の力で自分の足を一歩踏み出していくのです。他人の力ばかりでは廃用症候群になってしまいますよね。

④同情を与える

シャインは，組織とコンサルティングの関係性の中で同情心の危険性を指摘していますが，人間対人間の関係性でも同じではないかと考えます。すなわち，同情からは何も生まれません。同情の根底には，相手に対して自分のほうが高位であるいう前提があるからです。これは，看護のプロである我々は，すでに学習していることであり，患者に共感しても同情はしないという鉄則そのものなのです。それが看護師長とスタッフの支援関係，看護部長と看護師長との支援関係にも当てはまるのです。そもそも看護とは，ケアの受け手がいかに幸せに生きていけるかを考え，支援することですから。

⑤支援者の役割を果たしたがらないこと

スーパーウーマンはいません。看護師長だって解決できないことがありますし，看護部長だって解決できないことがあります。それを認める勇気です。つまり，ある事象に対して自分の認知英知を結集しても太刀打ちできない問題に対峙した時に，自分が影響を受けているという事実を認めたくないという気持ちが働きがちですが，

自分の脆弱性を認める勇気を持つことです。管理職になればなるほど，ついつい自己防衛に入ってしまいます。それでは評価者として，支援者としての関係性を深めることはできません。本当に言わんとしていることは何なのか，問題に対する先入観を捨て，自分の判断基準をも揺るがすことを共に考えていこうとする姿勢が，本来の平衡な人間関係の上に成り立つ評価，支援関係に必要な姿勢です。

　実は，これも看護の場面ではよく見かけます。患者支援に，ついつい自分の知識やいわゆる世の中で一般的によいと言われている方向に支援をしたくなりがちです。しかし，本質的にその患者の将来の幸せを考えた時に，今ここで成し得ることは何であるのか，常にそれを考えながら，自己判断基準を押し付けるのではなく，患者とのダイアローグの中で支援を発展させていく，それが患者中心の看護の本来の姿だと考えます。

⑥ステレオタイプ化，アプリオリの期待，逆転移，投影

　支援者としてあるフィルターを通して相手を評価することは，非常に危険です。そのほかにも，自分の過去の経験を重ね，無意識のうちに相手に期待してしまう逆転移や投影も危険を孕んでいます。このような状況をつくり出してしまっては，支援関係として個人の感情が入り込んでしまい，客観的な判断ができなくなってしまい，愛ある支援関係ではなくなってしまいます。過去に同じような経験を自分がしていると，ついついそれに重ね合わせたくなりますが，実際には自分の経験とその置かれている当人とは，まったく社会的状況や生活体としての存在が異なります。

●表4　支援者としての管理職評価の視点

①絶えず，そのことは患者のために役に立つかということを考えている

②今の自分が直面する現実から決して遊離しない

③自分の無知を実感し，常に流れている状況の把握を試みる

④自分の行動はすべて影響を与えるという認識を持っている

⑤当事者が問題を解決し成長できるような雰囲気をつくり出す

⑥因習・慣習にとらわれることなく，流れに沿って進んでいる

⑦タイミングを逸せず，具体的なフィードバックを実行する

⑧たとえ対立関係が生じても，新たな洞察による代替案を呈する機会をつくる

⑨誤謬は学習のチャンスであり，すべての事象・現象はデータだという考えを持っている

⑩共に支援し合う対等な姿勢がある

支援者としての管理職の評価

　スタッフの具体的支援に関しては第6章で触れていきますので，ここでは，支援者としての管理職を評価する時に気をつけることを**表4**にまとめています。評価＝支援であるということを念頭に置きながら，必要時使っていただければと思います。

チェックポイント！

・マネジメントの学習を進める上で最も大切なのは，スタッフと看護師長は対等な支援者の関係であるという認識を持つことである

・人は一人では生きていけない，常に誰かに生かされ，誰かに支えられ，誰かと共に生きているという感謝の念を持ちつつ，管理職として支援者の視点を持つ

・評価とは相手をもっと素敵に輝かせる「支援」であるという認識を持つ

お役立ち参考資料・文献

　本項の中心概念である「支援」という視点では，引用文献にも挙げているシャインの『人を助けるとはどういうことか』という本はとても分かりやすく具体的です．文化の異なる国の人が書いていますが，日本の組織でも十分に活用できますよ！

- **エドガー・H. シャイン著，金井壽宏監訳：人を助けるとはどういうことか，英知出版，2009.**

引用・参考文献
1) フレデリック・ラルー原著，嘉村賢州，鈴木立哉翻訳：ティール組織―マネジメントの常識を覆す次世代型組織の出現，英治出版，2018.
2) 野中らいら他：看護師長のリーダーシップに対するスタッフナースのとらえ方と仕事への意欲の関連，日本看護管理学会誌，Vol.13，No.2，P.69，2009.
3) 前掲1)
4) エドガー・H. シャイン著，金井壽宏監訳：人を助けるとはどういうことか，P.76～85，英知出版，2009.
5) 中島美津子：師長の多忙の元凶「なんでも屋感染症」の正体と撃退法，看護部長通信，Vol.7，No.1，2009.
6) 中島美津子：「師長の評価」〜評価とは相手をもっと素敵に輝かせる「支援」，看護部長通信，Vol.7，No.6，2010.

第4章 役割を理解する

❹ 新しい部署へ異動した看護師長への支援

学習目標

> スタッフへの支援目線と同様に，管理職である看護師長への支援を上級管理職としての立場で理解できる。

　ありのままを理解し，人を支援するということは，看護師として患者に対しては普段からできています。POS（problem oriented system）という科学的思考回路で患者支援をしている科学者としての看護です。では，その対象を看護師長に置き換えたら？ついつい同僚と見てしまい，期待が大きいために「支援」という認識を忘れてしまいがちですので，なかなかできていないのが現状かもしれません。そこで，上級管理職が新しい部署へ異動した管理職への支援をどのように進めればよいのかを考えていきましょう。

解説

スタッフとの関係性において心理的安全の確保は大事である

最近は，学生時代から「役割認識」について学ぶため，仕事をしていく上で，あるいは人生において，人には「役割がある」ということを分かっているスタッフが増えてきました。しかし，どうしても人間は，自己の価値判断基準で比較してしまいます。その結果から，例えば新しい看護師長が異動してくると，今度の看護師長は信頼できる，信頼できないと評価していくわけです。その時にその判断に使用される下位概念は，専門知識，専門的技術能力，経験，管理職としてのマネジメント学習などの「能力」をもって評価されます。つまり自己の価値判断の結果，「あ～この看護師長さんは素晴らしい能力を持っている人だな～」と信頼するわけです。信頼することによって，人は心理的安全を確保することができるからです。

　一方，信頼には，もう一つの下位概念があります。それは，「動機づけ」の部分であり，その看護師長の「行動」を評価する時に使用されます。その看護師長の普段からのまじめさだったり，ユーモアだったり，組織へのコミットメントであったり，熱心さ，公正さ，中立性，一貫性，思いやりなど，特に専門的な何か，ということよりも，むしろ人間としての行動の部分であり，これらもまた自己の価値判断から評価し，そこに信頼を置くことができると感じると，安心して仕事ができるという心理的安全の確保につながっていくのです（**表1**）。もしも，その部署に副看護師長や係長，主任などとして長く所属した後に昇格した看護師長であれば，これらの「信頼」に対するスタッフ個人の評価はすでにできていますが，新しく配属された看護師長であれば，**表1**のような要素を基にした新たな評価に基づき「信頼」が形成されていきます。

●表1　信頼を導く評価要素（下位概念）

	専門的な能力 （コンピテンシー）	日常的な行動 （モチベーション）
心理的 下位項目	専門知識，専門的技術，経験知，マネジメント学習や資格	まじめ，熱心，中立性，一貫性，公平性，ユーモア，正直，客観性，誠実性，透明性，思いやり，個別的配慮
看護現場に当てはめると	・所属部署における専門的な知識や技術 ・所属部署を過去に経験したことがあるか ・管理職研修（認定看護管理者のファースト／セカンド／サードの研修経験） ・認定看護師，専門看護師，大学院での修士号・博士号などの上級看護師	上記と同じ

実践のために

他者評価の物差しを知ること，そして己を開示し，己を知ることで，自信を持って役割をまっとうするための極意を身につける

スタッフは看護師長を何で評価する？

　では，具体的にスタッフが新しく異動してきた看護師長を評価する場合を考えてみましょう。前項のP.188の表4にまとめています。まず，前の看護師長と比べてしまうのは避けて通れません。さらに，スタッフはクリニカルケアの専門ですから，自分たちと同じ看護師という免許を持っている看護師長に対して，専門的な能力についての評価をしてしまいます。「能力」として，自己の価値判断基準での評価になるわけですから，あくまでも「自己」が物差しの基準になるのです。ということは，物差し自体の目盛の大きさが異なり，個々人によって，その評価は実に異なる結果を出してきます。看護

師長というのは，自分の上司になるわけですから，ほかの人がどう評価するかにかかわらず，あくまでも「自身」の評価基準で理解しようとしてしまうのです。

　例えば，4月に新しく部署を異動した看護師長の場合は，その部署においては4月から配属されたほかの新人看護師と同じく"新人"となります。新人看護師は，そもそも基準となる「専門的能力」が乏しいので，専門的知識や技術の部分というよりも，人間性の部分で新人看護師長を判断することになります。一方，迎える現場のスタッフは，それぞれの専門性に関する能力が異なる上に，その部署の運営に関して組織的にもすでに慣れていますので，自分たちが大切にしている価値観の部分，すなわち専門性に関する能力と換言できるのですが，その部分で新人看護師長を評価してしまいます。そうなると，各人によっていわゆる物差しが異なるために，評価の違いが出てきます。

　スタッフは患者に直接看護を提供する者として，日々専門的知識や技術を磨かなければならないクリニカルケアのプロです。その部署の専門的知識や技術があるのは当然です。しかし，新人看護師長はどうでしょう。時には，看護師として直接ケアをする場合もあるとは思いますが，本来はマネジメントのプロです。むしろ，その部署の医学・看護学的専門的知識や技術よりも，組織マネジメントに関する知識・技術に長けているのですから，スタッフに求められる専門的知識とは異なる知識が求められます。そうなると，スタッフが看護師長を評価する時には，同じ看護師としての例えば，その疾病に関する薬理的専門性や専門的技術による物差しでは評価はできないのです。

しかし，現実的にはスタッフは，まずは専門的な知識や技術で評価します。もちろんそれだけではないことも理解しているので，徐々に日常的な行動でも評価をします。これもまた個人の主観によるものですので，個人的社会的知覚のフィルターを通さずには評価できません。それがいわゆる日常的な“関係性”の中での，行動から垣間見えるその個人が感じる「人柄」と言われる部分です。専門的な知識や技術はなくとも，日常的に何かに取り組むに当たって，まじめ，熱心，中立性，一貫性，公平性，正直，客観性，誠実性，透明性，思いやり，時にはユーモアたっぷりに対応するなど，看護師長を信頼するプロセスとしての「モチベーション（スイッチ）」の部分にかかわる評価です。その結果，徐々に「あ，この看護師長さん，信頼できるかも！」と感じるようになるのです。

日本人は空気を読む？
いやいや，きちんと伝えなきゃ分からない！

　人間はそもそも，他者がいるから自己が存在するわけですが，その自己を評価する相手でもある大切な存在の看護師長という人が交代した場合には，どうしても「どんな人なのだろう？」と，よい意味で興味・関心を持ち理解しようとするわけです。その時の評価の基準がどうしても自分の持っている物差し（価値判断基準）となってしまいますので，身近で言うと，前の看護師長と比べることにより，よく分からない新しい看護師長に対する「像」というものをつくることで安心を得ます。人は，先の見通しが立たないよく分からない状況だととても心理的に不安定な状況となりますよね。その状況から脱出するために，自分なりに看護師長に対する「像」を先に

つくり上げてしまうことで不安を払拭するのです。そのため，手っ取り早く前の看護師長と比べて，あ〜でもない，こ〜でもないというのは，当たり前の行動と言えます。しかし，そこから先の評価は，過去の上司ではなく，現在の上司である看護師長に対して興味・関心を持ち，また看護師長もスタッフに興味・関心を持って，お互いに理解しようとします。その結果，価値観の違いや何をすべきか，求められているのかが徐々に分かってきます。

　看護師長の中心的な役割は，コーチング能力を持ったマネジメントです。小規模病院では，看護師長といえども採血や静脈ライン確保，入院案内や掃除まで，現場のクリニカルスタッフと同じようなことをしなければならない状況もあります。一方，大病院になるとスタッフ業務は全くすることなく，マネジメント業務に専念できる場合もあります。同じ看護師長でも求められる役割が異なることもあります。

　このように，具体的な業務そのものはいろいろありますが，スタッフとの信頼関係を築き上げていくプロセスにおいて，**看護師長の役割を明確にスタッフに表明する**こと，そして普段の行動の中で**スタッフのプラスのモチベーションをONにする**よう努めるという部分は，新しく異動してきた看護師長であれ，持ち上がりの看護師長であれ，さほど違いはありません。看護師長の役割を明確にしないまま，自分の考えていることを表明することなく組織をまとめていこうとしても，スタッフはそんな簡単に考えを汲み取ってくれたり，空気を読んでくれたりはしません。日本人といえども，しっかりと伝えないことには「考えていることが違う」という認知的不協

特に異動してきた看護師長が自分の考えていることを「表明する」ことは大切です。その部分が抜け落ちてしまえば，スタッフは認知的不協和を感じてしまうことになります。

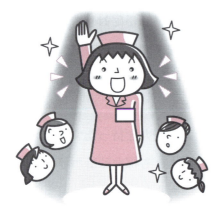

和を感じてしまいます。その認識のまま，看護師長との関係性を理解することになりますので，いつまでたってもズレや歪みを持ち続け，看護師長からモチベーション向上への行動を仕掛けていてもその意図が伝わりませんので，信頼関係を築くスピードも遅くなります。

しかし，誤解しないでください。看護師長の考えを表明すること，これは決して上から目線で，こういう部署にしていきます〜的なことではありません。役割として部署をどのようにしていきたいのかということを伝え，そのために具体的に目標を一緒に考えて，その目標に向かって計画を立てていく「組織と共に育つ」というフィロソフィを伝えることが大切になります。組織運営は，スタッフの協力なしには進めていくことはできません。役割に対するお互いの認識の歪みが存在したままでは，認知的不協和を感じたままの日常業務となるので，なかなか信頼関係の溝が埋まりません。つまり心理的安全の確保ができないままとなります。時間はかかるかもしれませんが，看護師長自身が，自分は専門的な知識や技術はスタッフにはかなわないけれど，スタッフが働きがいのある働きやすい環境をつくりたいということを小さなことからコツコツと「有言」実行していくことも，面倒くさいけれども大事なことなのです。

看護師長も共に学ぶ共育の環境をつくる！

その昔，信じられないでしょうが，「看護師はKKD＝『勘』と『経験』と『度胸』があれば大丈夫」と言われていました。そうです。昔，褥瘡にドライヤーを当てていたのが信じられないように，昔と今と全く違う状況は組織の中にいろいろあるものです。看護組織の管理職に関しても，看護学の発展と共に，「勘」と「経験」と「度胸」だけではなく，経営学，社会学，組織学，心理学などを修めていることが求められるようになり，日本看護協会などの認定看護管理者教育課程のファーストレベルやセカンドレベル，サードレベルのような管理職のための研修が盛んになってきました。さらに，医療現場は日進月歩です。昔取った杵柄…ではもう通用しない部分が多々あり，例えば看護師長として，内科系ばかりの経験しかない人が何十年ぶりに外科系に配属されると，自分の知らないことがてんこ盛りにあり，現状のクリニカルケアについていけず，個人の中でどうしても「自信」を持って仕事をすることにつながらない場合も出てきます。

エビングハウスの錯視[1]をご存じでしょうか（**図1**）。同じ大きさの円ですが，囲まれている縁が大きければ，それ自体が小さく見え，囲まれている円が小さければ，それ自体が大きく見えるという錯覚です。知らないことに囲まれると誰だって自信をなくし，自分がちっぽけな存在に感じます。そういう時こそ，まさにKKDなのです。

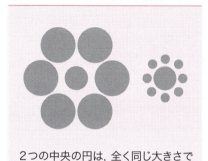

●図1　エビングハウスの錯視

2つの中央の円は，全く同じ大きさですが，左側のほうが小さく見えます。

●表2　看護師長が自己効力感を高めるための看護部長としての支援例

達成体験	看護師長自身が考え，行動し，それが成功することの経験の場を設定する
代理体験	院内だけでなくやる気のある人たちの集団での経験を設定する
言語的説得	「具体的」に何が，どのようによいのか褒める
生理的情緒的高揚	途中の失敗も明確にした上でやり遂げたことを褒める

　看護師としての「勘」に，新たな「経験」学習を積み重ねることで自信につながります。そして，知らないことを知らないと言える「度胸」も必要です。そのため，上級管理者は**表2**に示すような体験学習を積み重ねることで経験学習による自己効力感の醸成も可能です[2]。

　その時に，絶大なる看護師長支援を可能にするのは，もちろん看護師長を支える役割である看護部長です。例えば達成体験では，具体的に小さなことでもよいので成功体験を積み重ねることが大切です。もちろん丸投げはダメですが，伴走者として陰から支援しつつ，看護師長自身が考え，行動し，評価し，組織マネジメントを看護過程と同じように実践していることを認識させるような助言をしていくことです。委員会やプロジェクトを任せるというのもいいですね。また，代理体験は，ついつい目の前にあることで精いっぱいになりがちな看護師長たちですが，時には外部の研修などでほかの病院の事情を知ることで，あの大変な病院でさえ頑張れるわけだから，私ならできるかも！と思わせることや，あれくらい頑張ればもっと自分も輝けるかな！とか，自分って実はすご～く頑張ってるじゃん！と思わせたりする機会を設定することも必要です。あるいは，仕事を楽しめていない看護師長たちに代理体験は有効です。言

語的説得については，もちろん看護部長と看護師長の関係性におい
て，信頼関係がなければ空虚な褒め言葉にしかなりませんので，根
底には信頼関係があるというのが大切です。また表面的に，「本当
にいつも頑張ってるわね」なんて言っても，何を見てそう言ってい
るのか伝わりません。**必ずより具体的に何がどう素晴らしいのかを
伝える**ことが大切です。最後に，生理的情緒的高揚の支援について
は，途中の失敗も含めてやればできるということを伝え，その途中
の多少の失敗や緊張感は当然であることやそれが成長につながって
いることを伝えることも大切です。

　そもそも看護師長の役割は患者への直接ケアではなく，直接ケア
を実践するスタッフたちが最高のケアができる環境を整えることで
すから，その役割をまっとうできれば立派に役割遂行できているの
です。それでも，やはりそこは看護師魂！現場のことも知りたいと
いうことであれば，どんどんスタッフに教えてもらったり，勉強会
に出たり，看護師長も共に学ぶという姿勢で新しい環境に少しずつ
適応していけばよいのです。もちろん，年齢は関係ありません。看
護師は一生学習ですからね！

ストレスコーピング

　組織マネジメントをする看護師長として新しい部署に配属になっ
た場合は，その組織やスタッフを理解するため，「己」を知らなけ
れば，「自」己を「信」じる，すなわち「自信」を持つことができ
ません。人間は，自分の弱い部分，できない部分，見せたくない部
分，あるいは気がついてない部分など，自分が知り得ないさまざま
な側面を保持しながら生きています。一度は聞いたことがあると思

● 図2 ジョハリの窓

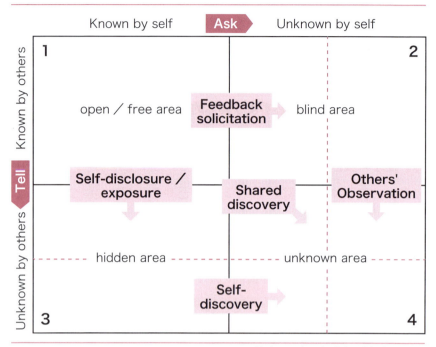

Understanding the Johari Window model

いますが，1955年にジョセフ・ルフト（Joseph Luft）とハリ・インガム（Harry Ingham）により開発され，その頭文字をとって「ジョハリの窓」と言われる，自分から見た自己と他者から見た自己を合わせることで，自己の知らないところまでをも理解するというものがあります（**図2**）[3]。

一般的には，①open／free：自分も他人も知っている自分（解放），②blind：自分は知らないが他人は知っている自分（盲点），③hidden：他人は知らないが自分は知っている自分（秘密），④unknown：自分も他人も知らない自分（未知）の4つに分けられています。自分ではいつも穏やかな対応をしているつもりでも，

イライラが顔に出て周囲は気がついている，なんてこともあります。知らないことが悪いとか恥ずかしいとか，そういうことではなく，知らない自分を知ることで，新たなセルフマネジメントやコミュニケーションスタイルの獲得の機会になります。特に職位が看護師長や看護部長など「長」が付くような肩書きになると，どうしても時には自分を立派に見せたいという「見栄」を張りたくなるものです。そのため，前述した知らないということを言える度胸というものが必要になるわけです。また，見栄などではなく，本当にバタバタと新しいところの業務に慣れようと日々，スタッフに分からないことを訊く時間もないくらいに精いっぱい仕事をしているという場合もあります。そういう場合も含め，新しい環境では，よ〜し頑張るぞ，というプラスのストレスだけでなく，マイナスのストレスも多いわけですから，いつの間にかマイナスのストレスがプラスのよい意味での起爆剤となるストレスを追い抜いてしまい，心身共に疲弊してしまう場合があります。

　おそらく多くの看護師長たちは，自分なりのストレスコーピングを確立していると思います[4]。なぜなら，毎日がよい意味でのストレスも含め，尋常ならぬストレスだらけですものね！中間管理職として看護部長とスタッフとの間，あるいは他部署との間など，プラスにしてもマイナスにしてもストレスがとても多い環境にあります。加えて看護師長になる年齢は，プライベートでのライフイベントとして，幼少期の子育てとは一味も二味も異なる学童・思春期の子育ての時期となり，子どもの友人関係や進路，就職，結婚などと共に，生活する地域やPTAでの役割，親の病気・介護など，さまざ

まな多重課題と共に生きる時期でもあります。他人にはなかなか言えないストレスも本当に多いのではないでしょうか。それらの複雑に絡んだストレスに対しても，マイナスをプラスに変換し，昇華することで，自身を見失わないよううまくコントロールしていると思います。ただ，マイナスのストレスが大きすぎると，過負荷の状態となりコーピングがうまくいかなくなります。自己評価の高い人でも，気がつけば自己防衛反応として現状を見ようとせず，going my wayならぬ強引ingになってしまったり（回避），自分の制御不可能となった陰性感情を他人にぶつけたり（投影），うまくいかないことも正当な理由があるように思いこんだり（合理化）してしまいます[5]。

　人間ですもの，それは生きていくために，時には必要な行動なのかもしれません。それでも，「時には」程度ならよいのですが，日常的であると，周囲の人からは信頼されなくなりますし，自分でも自己嫌悪に陥りやすくなります。それは別に悪いことではなく，そもそも体が壊れてしまう前に「生体反応」として行動してしまっているとも言えます。でも，そのような回避，投影，合理化などを繰り返しているうちに，徐々に心と体がバランスを崩し，過度のストレスによる疲憊期になってしまいます。

　人間は，もともとそんなに強い存在ではありません。かくいう筆者だって，悩みもあるし，不安もあるし…って，え？嘘をつくなと？はい，正直に申し上げますと，そもそも超楽観的で，「耳はちくわで体は柳，蚤の心臓鉛製！」という優れものの筆者。実に楽〜〜に，誰に期待されるわけでもなく，今のところ等身大で生きていくことができていますが，でも，それもいつ壊れるかもしれません。美人

薄命と言われて久しく…（苦笑）。とはいえ，こんな楽〜〜な生き方はなかなかいいなと自分では思っています。

　くだらない閑話休題でありましたが，話を元に戻すと，弱い部分は誰にでもあるのです。しかし，無意識のうちに他人からよい評価を受け，期待を一身に背負っている場合は，自尊欲求を満たすために余計にそれを表出せずに一人で頑張ってしまいがちです。その時に看護師長たちを支える人こそ（もちろんスタッフからも支えられていますが）看護部長や同じ看護師長仲間たちです！さまざまなスタッフ，さまざまな価値観の看護師長がいます。時には，もう，やってられない〜！（>.<）と逃げ出したくなることもあるでしょう。それでも，ピグマリオン^{注）}のように人を信じる心，信頼関係，そしてその根底には「自」分を「信」じる自分がいることが求められます。ありのままを理解するというのは，簡単なようで難しいものです！

注） ギリシャ神話でピグマリオンという彫刻がうまい王様が，自分が彫った女性像に恋をしてしまい，毎日毎日本物の人間の女性になって結婚できたらいいのになあと強く強く願い続けたら，愛の神様が本当にその願いを叶えてくれたというお話です。ピグマリオン効果とは，相手に期待し，関心を持ち，愛情を注ぐことで，人はモチベーションが上がり，成果を出すという心理的効果のことです。期待されていると感じると，人は頑張れるものです！

チェックポイント！

- 管理職が異動してきた際，スタッフは本人の物差しと自分の知っている前職の管理職と比較して評価する。その部署における専門的な知識や技術に関する評価も，同じ「国家資格を持つ看護師」の視点でしてしまうが，最終的には日常的な"関係性"の中での行動から垣間見える「人柄」と

言われる部分で評価する
- 空気を読まない日本人集団に対して，管理職として運営目標を明確に文言化・可視化して伝える。そうでなければ歪んだ認識のまま組織運営に参加することとなり，管理職への理解にも歪みが生じる
- 知らないことは知らないと言える度胸と信頼関係，スタッフと共に成長するという姿勢に基づいて自分に正直に生きていくと，ストレスマネジメントにもつながる

 お役立ち参考資料・文献

　自己防衛反応という言葉が出てきましたが，原始的防衛機制の仕組みから対人との関係に関してもっと学びたいという方は，メラニー・クラインの対象関係論を読むと面白いですよ！ちなみに，このクライン理論は小児領域でかの有名なドナルド・ウィニコットやマーガレット・マーラーの母親と子どもとの対象関係論の基になった理論でもあります。小児領域の方にはお勧めです。しかし，人間理解という意味で大人を相手にするすべての看護師が読んでも面白いと思います！
- 松木邦裕：対象関係論を学ぶ―クライン派精神分析入門，岩崎学術出版社，1996．

引用・参考文献
1) 北岡明佳：錯視大解析―脳がだまされるサイエンス心理学の世界，カンゼン，2013．
2) 松尾睦：経験学習入門，ダイヤモンド社，2011．
3) Understanding the Johari Window model
　http://www.selfawareness.org.uk/news/understanding-the-johari-window-model
　（2019年4月閲覧）
4) R．S．ラザルス著，林峻一郎訳：ストレスとコーピング―ラザルス理論への招待，星和書店，1990．
5) 松木邦裕：対象関係論を学ぶ―クライン派精神分析入門，岩崎学術出版社，1996．
6) 中島美津子：スタッフの信頼を勝ち取る"POS流"師長の役割・行動化と看護部長による師長支援のコツ，看護部長通信，Vol.13，No.5，2015．

第5章
管理職は「個」育て真っ最中

❶日常のコミュニケーションスキルで組織と個人（スタッフ）を支援する

学習目標

患者に使っているコミュニケーションスキルを組織や組織成員にも使えばよいことが理解できる。

　皆さんは，自分がコミュニケーションのプロあるということをご存じでしょうか？すでにコーチング，カウンセリング，エンパワーメント，ストレスマネジメントなどを日々のケアの中で実践しています。それを改めて再認識し，対象を患者やその家族から組織や組織成員に変えるだけで，組織マネジメントとして，スタッフ育成につなげることができるのです。そうすることで，余裕のある管理職の日々を過ごすことができます。何も特別なことではないのです。私たちは国家資格を持った他者支援のプロであることを忘れないでください！

解説

人を育てるために日常のコミュニケーションスキルをフル活動させる

コーチングは普段使い

　クリニカルケアのプロ，スタッフだった頃の日々を思い出してみてください。ケア現場では，看護師が介助したほうが患者の一つの行動が早く終了することが分かっていても，決して行動を急かすことなく，患者自身が自身の力でできるように，患者自身の随意筋を使ってそれができるようになるまで待つ，待つ，待つ…ということをしてきたと思います。決して，看護師が先回りしていろいろして差し上げるのがホスピタリティではない，これは周知の事実です。自分自身の力で自立できるよう残存機能をフル活用し，生活の場に戻り，彼らなりの幸せを感じながら生活できるように心身の環境を整え，潜在能力を保障していくことこそ，ケア現場に必要な支援です。そう，実は，これこそまさにコーチングです。患者に対するケアマネジメントでは，患者に対して日常茶飯事にコーチング技法を使っているのです。だとすれば，私たちはもう，コーチングのプロです。

　ということはケアマネジメントの対象は患者で，組織マネジメントの対象が組織や組織成員であれば，組織行動におけるコーチングも実は対象が変わっただけで何も難しいことではありません。対象が「人」や「患者」という「個」ではなく，「組織」「複数の組織成員」という生き物に変わっただけです。マネジメントを実践する立場の人は，ケアというサービス商品を直接生産しているのではな

く，スタッフが自立，自律，而立して（図），自分の能力を最大限発揮できるようにその環境を整え，スタッフ一人ひとりがキャリア・ビジョンを持ち，もっと輝くように，スタッフの能力を伸ばす方向に導いていくと

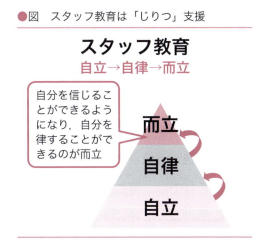

●図　スタッフ教育は「じりつ」支援

スタッフ教育
自立→自律→而立

自分を信じることができるようになり，自分を律することができるのが而立

而立
自律
自立

いうとても重要な役割を担っています。すなわち，組織の方向性を明確にし，組織として質の高いケアという商品を生み出す，そんな役割を担っているのです。

　つまり，ディレクション（方向づけ）のプロは看護部長，マネジメントのプロは看護師長，そしてクリニカルケアのプロはスタッフという看護組織において，どちらが偉いとか上だとかそんなことは全くありません。単なる役割，されど役割！プロ同士お互いに支え合う時，普段から普通に使っているコミュニケーションスキルの中のコーチングを大いに使うだけです。

マネジメントの本意

　第1章でも述べましたが，組織の構成要素には社会的要素，物的要素，人的要素，生産的要素の4つがあり，その4つは互いに影響し合いながら常に変化し，循環し続けている生き物のようなものが組織です（P.27の図2参照）。

　さて，その社会的要素と物的要素に働きかけるのが，管理職の皆

さんの役割の一つである「経営目標の達成」です。そして，人的要素と生産的要素に働きかけるのが「人財育成＝人材の人財化」という役割です。この２つの役割を通して，組織全体のパフォーマンスを上げるよう働きかけます。一方，ケアという目に見えないサービス商品の価値を上げていくこと，すなわち生産的要素への働きかけは，管理職が直接プレーヤーの手伝いをするということではありません。それでは，何も生産性は上がりません。一見その場は解決しているかのように見えますが，そうではないことがマネジメントの研究でも明確に示されています。スタッフをよく手伝う管理職，つまり自分がプレーヤーになってしまうのがとても多い管理職と，適度にプレーヤーと管理職のバランスをとっている管理職とでは，職場業績が有意に異なります[1]。少し厳しい言い方をすると，スタッフの自律を妨げ，目の前のことに終始してそれを捌くことで，「スタッフの手伝いをしている自分に陶酔し，自己満足しているプレイング管理職」と言えます。直接，プレーヤーとして直接ケアを実践するよりも，むしろ，なぜ自分が直接ケアをしなければならない状態，になっているのか，その部分を調査・分析し環境調整するのが本来の管理職の役割であり，そこには組織のコーチングが存在するのです。

　Managementとは，The process of Managingです。processとは何をprocessすることでしょうか。processには，「調査分析する」という意味もあります。「看護過程」と言う時の「過程」という意味を思い出すかもしれませんが，この場合は異なります。何の「調査分析」をするのかというと，「managing」のmanageとは「やりくりする」という意味があります。つまり，「やりくりする」ため

の「調査分析」という意味になります。それがManagementの本質的な意味だと考えます。そして，そのやりくりのために調査分析を実践するのが，管理職の役割だと言えます。

　日本語では，「管理」と訳しますが，何となく，「カンリ」という言葉の響きは，上から目線のような印象を受けますよね。でも，本来はこのManagementを任されている人々は，組織をよい方向に導いていくために，面倒なことがうまくいくように調査分析することを繰り返しながら，スタッフをコーチングしながら組織運営をしていく，すなわちスタッフを支援していくプロです。決して上から目線ではなく，クリニカルケアのプロであるスタッフの生産的要素・パフォーマンスを上げるために，陰から，下から，後ろから，彼らを支える役割が組織マネジメントのプロ，看護組織の管理職の役割と言えます（表1）。もう，ここでお分かりだと思います。つまり，マネジメントの役割を担っている管理職たちは，普段から，スタッフの自律に向けたコーチの役割をしているというわけです。

●表1　マネジメントのプロ

マネジメント＝「組織経営」，「管理」，「かんり」？
管理＝管轄し処理すること 　　　よい状態を保つように処理すること 　　　とりしきること 　　　　とりしきる＝責任を一身に引き受けて扱うこと ん…？何だかしっくりきませんね… だから，**カタカナで「マネジメント」**なんです **Management：the process of managing** **Process：調査分析する**，データを処理する，一定の手順で扱う **Manage**：succeed in achieving or producing（something difficult） 　　　目的達成または創作することの方法，手順，工程 　　　達成するために何とか**やりくりすること**

Managementとコーチング

　皆さんもよくご存じのブランド，COACH® のバッグをよく見て
みてください。馬車の絵が描いてあるロゴは，女性であれば，いや
男性でも，一度はご覧になったことがあると思います。まさに「馬
車」です。馬車は，行きたい方向に行くよう，自分の力で手綱を捌
き，行きたいところに行く，そのために必要なのは，**ほかでもない
「自分自身の力」**です。

　今，この本を手に取って読んでいるあなたが，本当は読みたくな
いのに，「読みなさ〜い」と看護部長に言われて仕方なく読んでい
る看護師長だとしましょう。でも，よく考えてみてください。本を
手に取り，指を使い，ページをめくり，眼球で文字を追い，網膜で
文字を画像処理し，後頭葉から側頭葉へと視覚情報を移動させ，ひ
とまとまりの意味のある言語として後頭から前頭へと流れる一連の
活動を行っているのは，すべて自分ですよね。不本意な何かをして
いる時，誰かのせい，他人のせい，組織のせい，にするのは簡単で
す。しかし，**人生すべて自分自身の随意筋で行動している**のです。
これは，患者へのケアでも，とても大切な認識です。ほかの誰でも
ない，患者の人生だからこそ，自分の力で自分の人生を「生きてい
く（患者の未来）」ことをサポートをするのが看護の役割です。も
ちろん，目の前の患者の「生きている（患者の現在）」ことをサポー
トするのも看護の役割です。その時，私たちプロの看護師は何をし
ているでしょうか？患者と共に，どのようになりたいのか，目標を
考え，それに向かって患者自身の力で生きていくのを支援しますよね。
　そう，まさにコーチングです。目標を設定して，それに向かって

● 表2　コーチングの比較

一般的なコーチング	患者へのコーチング	組織へのコーチング
自分という存在を自分の力で導いていくこと	患者の残存機能を最大限活かし，患者が自分の力で生活者としての目標をつかむことができるよう支援すること	目標を達成し組織成員が能力を発揮できるよう調整すること
コーチとクライアントの信頼関係	看護師と患者の信頼関係	組織のリーダーと組織成員との信頼関係
目標を明確化	目標は退院や疾病を治すことではなく，人生における本質的な目標を明確化	明確な組織目標に即した個人の目標の明確化
現状と目標とのギャップの明確化	現状と目標とのギャップの明確化（患者自身が現状を認識することの支援）	組織目標に対する現状を把握し，目標達成のための組織成員一人ひとりの個人目標と個人の現状認識とのギャップを明確化
ギャップを解決するためにPDCAを展開する	ギャップを解決するために看護過程（PDCA）を展開する	ギャップを解決するためにPDCAを展開する

一緒に進んでいくことで成果を達成していくためのパートナーシップであり，患者自身が動き，自分の意思で決定し，行動し，成果を得ていくための支援，それがコーチングです。ただし，一部の自分で決定できない人の場合は，またさらなる支援をしていきます。組織マネジメントの対象は，目に見えない組織という生き物に多大なる影響を与えているスタッフが対象となるので，一個人へのコーチングである患者支援と同じようなスキルを発揮すればよいのです。

コーチングの役割とは

　ではここからは，一般的なコーチングと患者へのコーチングと組織へのコーチングの対比で見ていくことにしましょう（**表2**）。

　一般的に言われているコーチングは，コーチとクライアントの関

係の中で展開されますが，それが患者の場合では，患者と看護師，あるいは医療スタッフとの間の信頼関係に基づいた関係の中で展開されます。だとすると，組織へのコーチングでは，例えば看護組織に換言すると，看護師長とスタッフの関係，新人看護師とその指導者の関係，看護師長と主任の関係，主任とスタッフの関係などに当てはまります。これらの信頼関係の中で，目標を達成するために，本人の力が発揮できるさまざまな環境を調整し，目標と現実とのギャップを埋めるための行動を促していくモチベーションを高めるためのPDCAを展開することがコーチングの役割です。

　例えば，私たち看護師は患者のやる気スイッチ（モチベーション）を「ON」にしつつ，そのエネルギーが枯渇しないように支援し続けます。もちろん時には，直接介入することもありますが，最終的にはご本人の人生をご本人の力で進めるよう，潜在能力を最大限発揮できるように支援します。それと同じです。看護部長，看護師長クラスの管理職に求められるコーチングとは，組織成員，すなわちスタッフのやる気スイッチ（モチベーション）を「ON」にしつつ，そのエネルギーが枯渇しないように支援し続けることです。

　では，マネジメントとコーチングは何が違うのかというと，2つは似て非なるものです。簡単に言えば，マネジメントはどちらかと言うと，さまざまな組織的な数値のモニタリングやフィードバックなど組織全体に対する情報提供をするいわゆる組織を動かすための「やりくり＝manage」のために「調査分析＝process」することで，スタッフを導く環境調整をしていく役割が主な【行動】です。それに対してコーチングは，組織成員一人ひとりへのモチベーションの

●表3　マネジメントとコーチングの違い

マネジメント	組織全体に対する情報（さまざまな組織的な数値のモニタリングやフィードバック）を提供しながら，組織経営にかかわりつつ，組織を動かすための他部門との組織成員間の調整などを「やりくり＝manage」するために「調査分析＝process」することで，スタッフを成功に導く環境調整をしていく役割が主な「行動」
コーチング	人間臭い，一人ひとりへのモチベーションのスイッチを「ON」にすることへの具体的なかかわりという「行動」

スイッチを「ON」にすることで組織全体の運営をやりくりしている個人への具体的なかかわりという【行動】です（**表3**）。スタッフ一人ひとりに真摯に向き合う人間臭い行動のことです。しかし，それはべったり，きっちり，手取り足取り引っ張っていくリーディングではありません。伴走者のように，行動するのは本人の力で，という位置関係です。一人ひとりへのその支援のタイミング（例えばライフステージに合わせる，キャリアステージに合わせるなど）がとても大切です。

　コーチングは，方向性を付けていく，一緒に伴走するパートナーとしてスタッフにつかず離れずの距離感で，でも，関心（愛）を持っていることを示すことがとても大事です。これはケアマネジメントでも同じですよね。業務を捌くだけのケアには，患者も心地よさを感じず，無機質な感じを受けてしまいます。組織においても，スタッフへの関心（愛）を持ちながら，スタッフの成長を願い，真摯に対応することが大切です。

　それでは，**表4**に，普段使いのコミュニケーションスキルをまとめておきますので，そのほかの普段使いのスキルをサクッと見てみましょう。アサーティブコミュニケーションについては次項で触れます。

213

● 表4　看護場面でよく使うコミュニケーションスキル

アサーション	● 無理に進めることはしないが、引くわけでもない ● 必要ならば穏やかに主張する（強引ではない）
コーチング	● トップダウンではなく自分たちで展開する
カウンセリング	● ガス抜き
エンパワーメント	● 組織全体のチームビルディング
ストレスマネジメント	● 負のストレスを正のストレスに変換

実践のために

患者対応もスタッフ対応も，対象は同じ人間である

カウンセリング

　表5に，人間臭いコーチングの構成要素をまとめてみました[2]。「反射的傾聴」という言葉は，初めて聞くかもしれません。いわゆるカウンセリングの技法です。しかし，実はこれも患者との会話で頻繁に使います。日常会話でもよく使います。例えば，患者が言われたことをそのまま単純に返したりすることもあれば，話が長い時には，こういうことを言いたかったのですね，と少しまとめて返したりすることもあります。その時には**主観を入れず，評価も入れずに返す**という技法をとります。また，「社会的手抜き」とは，綱引きの時を思い出してみるとよく分かります。自分一人ぐらい必死に引っぱらなくてもいいだろう…という，集団の中で働く怠け心のことです。スタッフが怠け心をむくむくと育てることがないように，スタッフを信じ"将来どうなりたいの？"と常に**スタッフに関心（愛）**を向けていきましょう。

●表5　人間臭いコーチングの構成要素

積極的傾聴	ただ，単に頷いたり，視線を合わせたりしながら，頭の中ではほかのことを考えたりするのではなく，相手に対して積極的に注意を向け，何を言わんとしているのか**行間を読む**。
開かれた傾聴	相手の言っていることに対して評価するのではなく，相手が話しながらも自分が言っていることを**十分に探索**しながら，自分自身でアイデアを広げながら，十分に説明する時間をたっぷりとる。
内面の引出	スタッフの持っているアイデアや気持ち，どうしたいのかを話すように促すことで，スタッフ自身の探索を促し，**明瞭に表現できる**ようにする。例えば，なぜそう思うのか？誰が？どうやったら？など，具体的な考えを巡らすようにする。
反射的傾聴	スタッフが話した内容を要約する形で，言いたいことをまとめる。ここに主観を入れるのではなく，あくまでも相手の言いたいことはこういうことですね，と**情報を純粋にまとめて繰り返す。**
感情の開示	フラストレーションがたまっているスタッフには，事実に焦点を当てることばかりではなく，直面している課題の優先順位を考える前にスタッフ自身がどのように感じているのか引き出すことで，事実の中のさらなる事実が引き出されることもある。さらに，聞き手のあなた自身も**建設的で批判的ではない表現**で不快な気持ちを表現することが大切。ポジティブで温かく情熱的な表現で「残念である」という気持ちを表現すると，95%はそれを不快と感じない。
フィードバック	スタッフに対し，あるいは組織に対し，行動の直後にポジティブフィードバックを行う。人は職場に期待される行動と実際の行動の差に目が向きやすいため，ネガティブフィードバックに偏りがち。でもそこは，**期待と現実の一致している部分に焦点**を当て，ポジティブフィードバックを意識的に行う。
目標の共有	社会的手抜きとならないように，組織成員が公平な労働負荷となるよう常に**組織目標と個人目標をつなげ**，方向性を確認する。

Hackman, J.R. and Oidham, G.R. (1976) Motivation through the design of work :
Test of theory. Organizational Behavior and Human Performance,15,pp250-279 を参考に筆者作成

　換言すれば，①メンバーのコミットメントやアイデンティティを高め，社会的手抜きを減らし動機づけを高め，②重要でない作業を最小限に減らし，機能的に調整し，スタッフがタスクに専念し，パフォーマンスを高めるための環境整備と戦略を促進し，③メンバーの知識やスキルが効果的に活用され向上される環境をつくること，

ともまとめられています[3]。**スタッフ一人ひとりのことを信じ続け，**スタッフのモチベーションが下がらないようにかかわっていく時，カウンセリング技法の基本として，「傾聴」「受容」「共感」もよく使います。ということは，**表5**に「積極的傾聴」「開かれた傾聴」「反射的傾聴」という項目がありましたが，まさにコーチングの中にカウンセリングの要素も入っているということなのです。

エンパワーメント

　普段使っているコミュニケーションスキルを駆使しながら，スタッフのコーチングをしていくわけですが，エンパワーメントも日常のケア現場とつなげて考えてみましょう。

　エンパワーメント（empowerment）は，直訳すると「能力を付けること」です。辞書によると，「社会的弱者や被差別者が，自分自身の置かれている差別構造や抑圧されている要因に気づき，その状況を変革していく方法や自信，自己決定力を回復・強化できるように援助すること。またはその理念。『庇護』や『救済』ではなく，本来の権利や人格を保つために力を付与する（エンパワー）という考え方に沿って，教育や支援を行う。フェミニズム運動や反差別運動から始まった。例えば，夫に抑圧されている妻が自助グループを利用し，自己の心理的・経済的自立を図る支援もその1つ。不当な力に対抗する知識や手段，権利意識の習得を支援することで，主体的かつ能動的な権利擁護を目指す新しいアプローチ」[4]とあります。これは決して，患者が社会的弱者や被差別者ということではありません。「自分の置かれている状況に関してそれを変革していく方法や自信，自己決定力を回復・強化できるように援助すること」です。

ケアの現場に換言すると，①お互いを一人の人間として尊重し，②お互いによい影響を与えることで，③自律を促しつつ，④不足している部分を支援することだと筆者は考えます。もうお気づきですね。これも私たちが普段，ケアの時に心がけている職業倫理に通じる当たり前のことです。患者のことを一人の人間として尊重します。また，ケアは，看護師からだけの一方向ではなく，双方向として患者（またはその重要他者や家族）の協力のもとに成立する行為であり，ケアは患者と共に創るものです。そして，コーチングのところでも述べましたが，不足している部分を支援しつつ，自律を促していきます。時には，それを患者だけでなく患者の家族を含めて複数の人を対象に支援していきます。それこそがエンパワーメントです。患者一人ではできないことを家族が補完できるように，家族に対してもコーチングしながら，家族力を上げていく家族看護を展開していくことで，退院後の生活を具体的に想像し，そして家族と共に創造していくケアを実践しています。まさにこの「看護」もエンパワーメントです。それをスタッフにも実践していくのです。

　スタッフ一人ひとりではできないことも，複数のスタッフに対してお互いに補完し合い，お互いに尊重し合い，頼りきりになるのではなく，よい影響を与え合い，一人ひとりの幸せを支援するように，スタッフ一人ひとりに関心（愛）を持ち，働きかけるのが看護師長たちマネジメントの役割としてのエンパワーメントです。例えば，看護研究の指導などもそれに値します。看護師長自身は，看護研究を細かい研究方法や分析方法まで手取り足取り教える必要はありません。その研究の方向性をそれでいいのかな～と，クリティカルシ

● 表6 看護におけるエンパワーメント

患者の尊重	お互いを一人の人間として尊重
ケアの双方向性	お互いによい影響を与えること
ケアの個別性	一人ひとりの患者が置かれた状況における自律を促す
患者の幸せへの焦点	一人ひとりの幸せを支援し，不足している部分を支援する

ンキングに基づいてクリティークし，方向性が間違わないようにしながら「よく頑張ってる！それでいいんだよ」と背中を押してあげつつ，複数のスタッフのそれぞれの能力のよい部分を引き出しながら看護研究を進めていく，その時の役割が，まさにスタッフへのエンパワーメントそのものです。**表6**にエンパワーメントのエッセンスをまとめています（看護研究については第9章を参照）。

ストレスマネジメント

　最後に，ストレスマネジメントについて，ケア現場と組織のスタッフで比較してみましょう。これも普段の看護の中で，普通に実践しているコミュニケーションスキルの一つです。患者はさまざまな状況において，苦痛や苦悩と闘っています。それらをできるだけ軽減するために，ありのままを受け入れながら，思考回路として，負のストレスは正のストレスに変換し，さまざまな状況を乗り越えようとしています。その支援をするのも看護の役割です。ネガティブな思考回路をできるだけポジティブな思考回路に変化させていくことで，自分の身に起こる負のストレスを正のストレスに患者自身が変換する，これを支援するのも実は普通に看護の中でできている「リフレーミング」の技法です。

　例えば，ある患者に1日500mLまでという水分制限があるとし

ます。その患者に説明する時に，あなたは次のどちらの表現をしますか？

① 1日，500mLしか飲めません。

② 1日，500mLも飲めます。

　同じことを伝えるにも，言い方により受ける印象が全く異なります。私たちは，できるだけ患者が余計なストレスを感じないように常にポジティブな思考回路を働かせたダイアローグを展開しています。ということは，もちろん答えは②ですよね。まさに，これがリフレーミングです。物事のとらえ方，枠組みを変えることです。ネガティブ思考のまま伝えていては，患者自身はストレスをそのまま感じることになります。しかし，少しでもその苦痛や苦悩を軽減できるように普段の患者とのダイアローグの中にも普通にリフレーミングは実践しています。私たち看護師は，事実は事実としてつらい状況であっても，そのとらえ方によって患者のストレスもコントロールしながらダイアローグしているのです。このダイアローグの技法をスタッフに使うだけです。何も難しいことやヤヤコシイことはありません。**普段使いのコミュニケーション**です。

　私たち国家資格を持つ看護師は，ケアのプロでありながら，コミュニケーションのプロでもあり，そして日々，コーチングを患者や仲間と共に実践している…何と素晴らしい集団でしょう！すなわち，生きていくために他者との交わりを得意とする，生きやすい技術を身に付けたプロ集団ということです。本当に素晴らしい職業を選んだと思いませんか?!

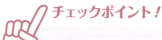
チェックポイント！

- 看護師は，患者への日々のケアでさまざまなコミュニケーションスキルを実践している国家資格を持ったコミュニケーションのプロである
- マネジメントは，「調査分析＝process」することで，スタッフを導く環境調整をしていく役割が主な【行動】である。それに対してコーチングは，組織成員一人ひとりへのモチベーションのスイッチを「ON」にすることで組織全体の運営をやりくりする個人への具体的なかかわりという【行動】である
- コーチングもカウンセリングもエンパワーメントもストレスマネジメントも，日常ケアの中ですでに看護師として実践している。組織マネジメントではその対象を患者から組織成員（スタッフ）一人ひとりに実践するだけである

お役立ち参考資料・文献

　ティーチングとコーチングの違いは，前者はいわゆる学校教育のように，知っている者が知らない者に一方的に伝えることです。いわゆるペタゴジー（第6章参照）のように知識を増やしていく意味です。後者は双方向という点で大人に対する，いわゆる成人教育でのアンドラゴジー（第6章参照）と言われる知識を深めていく意味です。ところが…実は，看護師という職種は大人，つまり成人ではありますが，アンドラゴジーだけではだめなのです！ペダゴジー教育も必要なのです。ご興味ある方には，次の書籍をお勧めします！

- Malcom S. Knowles著，堀薫夫，三輪建二訳：成人教育の現代的実践―ペダゴジーからアンドラゴジーへ，鳳書房，2002.

引用・参考文献
1）中原淳：駆け出し管理職の成長論，P.60，61，中央公論新社，2014.
2）Hackman, J. R. and Oidham, G. R.（1976）Motivation through the design of work：Test of theory. Organizational Behavior and Human Performance, 15, pp250-279
3）マイケル・A．ウエスト著，高橋美保訳：チームワークの心理学，P.97～103，東京大学出版会，2014.
4）任和子編：病棟マネジメントに役立つ！みんなの看護管理，P.54～57，南江堂，2014.
5）中島美津子：納得と協力が得られ，成果を導く「伝える力」を身につけよう！（その2），看護部長通信，Vol.12，No.4，2014.
6）中島美津子：納得と協力が得られ，成果を導く「伝える力」を身につけよう！（その3），看護部長通信，Vol.12，No.5，2014.

第**5**章 管理職は「個」育て真っ最中

❷アサーティブコミュニケーションで 交渉術を味方につける！

学習目標

> すでに持っているアサーティブコ ミュニケーションスキルを思い出し 活用することができる。

　日本人は，「NO」ということを相手にはっきりと伝えません。 心の中で嫌だな〜と感じていても，その時の「空気」を読んで，真 逆の「Yes」と言うか，「NO」と言っても濁した表現にしてしまう かのどちらかの人が多いようです。医療の世界で言えば，いわゆる 医療組織や医療者に対する義理立てとしてありがちな行為です[1]。 詳細は日本人思想などの著書を読んでいただくとして，要はそうい う文化なのです。ということは，医療組織での患者もそのような患 者が多いため，ある特定領域の患者を除き，医療現場の多くが医療 者中心に動いていると言っても過言ではありません。そういう環境 に慣れてしまった看護師は，本当は持ち得ている「NO」に対する アサーティブコミュニケーションを忘れてしまっているだけなのです。

解説

アサーションではまず「受容」！否定から入らない

アサーションとは

　例えば，面会の方が来ている時，検査で呼び出されたら「今，面会中なので後にしてください！」と言う人はほとんどいません。逆に，面会の方に待っていただいたり，早々にお引き取りいただいたりします。病院側への気遣いなのかもしれません。食事中でも，主治医がフラッと回診に来たら「食事中なので後にしてください」とは言わず，そのままお箸をいったん置いて，主治医と話すこともあります。そもそも，そういう時間帯に回診に来るほうも来るほうですが…。

　そうです。つまり「NO」と言う患者はほとんどいません。いるとしたら，小児，高次脳機能障害，アディクションの領域でしょうか。あるいは心血管イベントのためにPCI（経皮的冠動脈形成術）をしなければならない患者に禁煙の必要性を説明しても，「たばこをやめるくらいなら，別に今は，もう症状も治まっているから検査なんてしなくていいですよ」と言われることはあるかもしれません。また，小児では普通に「NO」はあります。「お熱計るよ〜」→「いや！これ（ゲーム）終わってから」，「CT行くよ〜」→「いや！これ（アニメ）見てから」，「ここ，きれいきれいしよう」→「いや！ほかの看護師さんがいい！」，出てくる出てくる，「NO」のオンパレード！

　このように，日常的に臨床で「NO」を経験していると，それほど「NO」にも拒否反応は出ないのでしょうが，日本の患者の総計を見ても，多くは，従順な成人・老年の患者です。ということは長

年，そのような従順な患者を相手にしている看護師が多いわけですから，もうすっかりと「NO」に対する「アサーション」という技術は使ってこなかったため，忘れているかもしれません。

　アサーションとは，名詞で「assertion＝主張・言明・断言」などと訳されています。これだけ見るととても自己主張の強い感じを受けますが，本人の意見や要求を相手に表明する権利に基づくお互いの関係性の中で必要と思われる適切な意見の表明のことです[2]。もともと大陸文化の英語圏では，相手に自分の考えを伝えないほうがよくないという「はっきりと伝える文化」なので，主張というのは別に「自我が強いエゴイスト」という意味ではありません。余談ですが，例えば日本人ならば「ちょっと書くもの取って」と言いたい時に，いちいち「書くためのペンを取って」とか，「書くための紙を取って」などとは言いませんよね。でも，英語圏の場合は「with」を付けるか「on」を付けるかまではっきりと表現します。自分がどうしたいのか伝えるのが当たり前だからです。

事例で見るアサーティブコミュニケーション

　例えば，あなたが臨床の看護師の時に，もし前述したようなPCIをしぶる患者がいたら，どのような対応をしますか？

①ですよね～～～タイプ

　「ですよね～そんな急に言われても無理ですよね～。まあ，今は治まっていますし，検査も受けないということでいいですか？」

②だめです！タイプ

　「何，つまらない冗談を言ってるんですか！先生も必要だと言っているし，必要なので，受けていただきますよ！」

●表1　受容と共感のコミュニケーションの例

子育て中のA看護師	B看護師長の A看護師に対する反応	C看護師の A看護師に対する反応
「もう，ほんと，大変！何回言っても言うこと聞かないのよね～」 **推定される真意** 大変さを共感してほしいだけ。別に解決策なんていらない。	「何，言ってんのよ～，反抗期なんだからしゃ～ない，しゃ～ない！子育てなんて，大変なもんなんだから！頑張って乗り切るしかないわよ！」 ⬇ 子育ては大変なものと自己の基準で判断し，発言を否定している。受容も共感もなし。	「そっか…大変だよね～反抗期の子どもってさ～～。それで，どうしたの？」 ⬇ 受容と共感をした上で，さらに表出を促している→文言化・表現

　さて，皆さんは上記のどちらでしょうか？実は，これはどちらも不適切な対応です。①はノンアサーティブコミュニケーション，②はアグレッシブコミュニケーションです。つまり，①も②もコミュニケーションのプロである看護師としてとってほしくない行動です。いくら患者との意見が異なっても，看護師は，患者を擁護する役割があります[3]。また，患者が「NO」と言っても，患者のために「治療を受ける必要があることを明確に表明する」必要があります。そうです，相手のために，「言いにくいことでも，適切に伝える」というアサーティブコミュニケーションであることが，この時の看護師に望まれる行動です。

　②については，相手の言うことを真っ向から否定する対応となりますから，看護師としての基本である「傾聴」「受容」「共感」さえできていない対応です。しかし，これは実際にはよく聞きます。例えば，**表1**に示した事例はどうでしょう？

　子育て真っ最中でとても大変だと感じているA看護師が，反抗期

の子どもの対応について，その大変さを休憩中に話している事例です。B看護師長の対応，C看護師の対応，それぞれ矢印の下の部分を見ていただくと分かりますが，この2人のコミュニケーションはどちらがA看護師とうまく会話が発展すると思いますか？

B看護師長の反応は，確かに激励しているようにも聞こえます。しかし，よく見ると，まず相手の言っていることを否定しています。人は，自分の言っていることを否定されると，何だかこれ以上は話したくないな〜と思ってしまいます。いい気分ではありません。すなわちそれは，前述のPCIの患者の②と同じことが，同僚にも当てはまるのです。よく聞くフレーズとして，スタッフがとても大変な状況であることを説明しているのに，一言目に「そんなことないわよ〜」「私たちの時なんて，もっと悲惨だったわよ〜」や，「そうかな〜」「でもね」と相手の言うことを否定する言葉から始める対応です。決して，それを言っている本人は悪気はなくて，応援するつもりだと思うのですが，「コミュニケーションのプロ」らしくないですよね。まずは「受容」です。傾聴しているふりをしても，相手を否定する言葉から返答しては，「受容」されている感が相手に伝わらないのです。ということで，願わくばC看護師の対応ですよね！

さて，具体的に臨床場面で起こっている事例を見てみましょう（表2）。場面1は，現場ではよくあります。表現型としてはまるで患者役割を拒否しているかのように見える場合です。しかし，決してこれは拒否しているわけではないのです。場面2は，誤解を包含した遠慮の場合です。なかなか言い出せない日本人には，たとえ血縁であっても遠慮される患者はかなりいらっしゃいますよね。場面

● 表2　臨床現場でのアサーション展開の例

	患者	アグレッシブ看護師〈否定〉	ノンアサーティブ看護師〈同調〉	アサーティブ看護師〈主張〉
場面1	PCIをするのに，たばこをやめたくないと言う患者	何，つまらない冗談を言ってるんですか！先生も必要だと言ってるし，受けていただきますよ！	ですよね〜そんな急に言われても無理ですよね〜。では，検査も受けないということでよいですか？	確かに急にスパッとやめるのはつらいですよね。検査前後だけでもやめられないかな〜。今まで禁煙とかされたことあります？
場面2	高齢だし，息子夫婦に迷惑をかけるから手術を受けないと言う患者（もちろん受けたほうがよい状況という前提）	何，言ってるんですか！全然年なんかじゃないですよ〜！息子さん夫婦も全然迷惑なんて思ってないですよ！	確かに，息子さんたちに迷惑をかけるかもしれませんしね…。よく息子さん夫婦とご相談なさってください。	共働きの息子さん夫婦に迷惑がかかるってご心配されているのですね。例えばどんなことでしょう？
場面3	主治医への不平不満を看護師に言う患者	でもね，先生にも考えがあると思うので，それはちょっと考えすぎだと思いますよ。	なるほど…。それはよくないですね！私からも伝えておきますね。	そうでしたか…，それで不快に思われたのですね。それはすみません。確認してみないと詳細は分かりませんが，もう少しその時のことをお話ししていただいてもいいですか。

3は，同じチーム医療を展開していく仲間の主治医に対するネガティブな感情を患者が吐露する場合です。これも看護師には話しやすいので，よく遭遇します。

　アグレッシブタイプはとにかく，相手の言っていることを否定しているのが分かりますでしょうか。否定から始まるダイアローグ（対話）では，相手は自己防衛反応を強化し，なかなか心を開いてくれません。ノンアサーティブタイプは，看護師としてのプロの言

● 表3　DESC話法

D: Describe	文言化	言った，言わない，の低次元の争いを避ける（事実のみ客観化。推測ではない）
E: Express	表現	自分に素直に，率直な気持ちを我慢せず伝える（主観）
S: Suggest	提案	相手への期待と自分が考える解決案を提示する
C: Conclude	結論	相手とこちらの両方のメリットを伝える（WIN-WIN）

任和子編：病棟マネジメントに役立つ！みんなの看護管理，P.60，南江堂，2013. を参考に筆者改変

動がないですよね。特に，場面3などではその場にいない仲間のネガティブな状況に同調してしまっています。それでは，チーム医療の信頼関係も崩れてしまいます。それらを回避しているのが，アサーティブタイプの対応です。すべてにおいて，まずは「傾聴」「受容」「共感」という基本的な態度の下，次の行動に出ています。つまり，本人にもっとそれを表現してもらう開かれた質問へ展開するのです。

実践のために

実は日常茶飯事！アサーティブコミュニケーション

DESC話法とは？

　ここで，アサーションによる表現（言動）になるためのDESC話法を一緒に見てみましょう（**表3**）。まずは，相手が何を伝えようとしているのか，文言化，あるいは表現することで，伝えたいことを明確にします。言った，言わない，などとなることは避ける必要があります。また，文言化することは，視覚的にも，自分が伝えたいことを整理することができます。その上で，相手に対して，決し

表4 異動内諾のためのDESC話法の実際

避けたい例

あなたも知っているように①，今，うちの病院は急性期から地域包括ケア病棟を
つくることにした。そこで，その新しい病棟に移動するために人員としてあなた
が適任②だと思う。病院のために③異動してもらえないか。すでにこれで動いてい
る②ので，よろしくね。

①スタッフに対して，「知らないはずないわよね」と見下したような威圧的な印象。
②スタッフを駒のように動かしているように聞こえる。
③一個人としてのスタッフの将来のことなど全然考えていない感じを受ける。

DESC話法で気をつけること

D：Describe	文言化	改組の必要性を説明し，患者さんのためにも，給与を払い続けるためにも，組織の存続が大切であることを説明。具体的シミュレーションを提示。
E：Express	表現	なぜ適しているのか，その優れた部分，これから期待しているところを具体的に表現する。加えて，この組織が向かう方向にはあなたの力が必要であることを明示。
S：Suggest	提案	新しい病棟での経験がプラスになることを示唆。キャリアビジョンを一緒に考えてみる。異動先でどんなことを学んでみたいのかなど，具体的に本人の方向性を尊重する。
C：Conclude	結論	急かさない！　あくまで本人や家族との協議結果を待つ。

て敵対しているのではなく，Win-Winの関係になることを望んでい
るということを伝えるために，自分の意見を伝えます。同時に，相
手の意見や考えも確認します。その上で，折り合いをつけていきま
す[4]。

　DESC話法での事例を**表4**に示します。これはあくまでも極端な
事例です。どちらが上とか，下とかではなく，患者のために組織を
一丸となって発展させるためにお互いに協力し合おうという姿勢と
共に，**図**のような姿勢が大切であると言われています[5]。

　これは，アン・ディクソンが提唱しているもので，誠実であるこ

● 図　アサーティブであるための基本ポイント

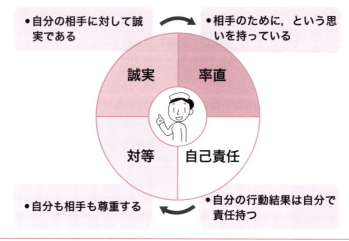

アン・ディクソン：第四の生き方「自分」を活かすアサーティブネス，P.44〜50，つげ書房新社，2006.を参考に筆者作成

と，率直であること，対等であること，そして自律した社会人として自己責任であることが基本的な考え方として行動に表れなければ，アサーティブコミュニケーションは成り立たないことを表しています。まさに，上から目線では何も始まらない，ということですね。

　患者と看護師の関係におけるアサーティブコミュニケーションも図の4つの基本的姿勢に基づく行動がなされなければ，患者に伝わりません。それと同様に，組織内で，例えば7対1の急性期から地域包括ケア病棟に変換するという戦略をとる場合でも，簡単にはいかないと思いますが，誠実に，率直に，対等に伝え，最終的に決定する場合には，もちろん自己責任ですが，それを応援していくという「具体的支援行動」が大事になると考えます。

正論だけでは前に進まない現場でのアサーティブコミュニケーション

　これはある病院での実話です。16時間の夜勤時間を12時間にす

るために4時間分の労働を別の時間で働くという状況が出てきた時，4時間の仕事の日をつくったらしいのです。そうすると，「それでは休みが減るじゃないですか!!」と声高に「NO」と言ってきたスタッフがいたそうです。ところが，あろうことか「確かにそうよね…」と，管理職である看護師長も一緒になって悩んだというのですから，おかしな話です。

　マネジメントの役割を担った「管理職」と言われる人たちは，常に「労働時間」を管理する役割を担っています。つまり，休日労働や時間外労働，夜間労働など私たち医療職の働き方は，所定労働時間を三六協定として，必ず労働基準監督署に届け出ることで一般的な働き方と異なる働き方をしても罰則が免除されるという仕組みになっています。2019年度に改正された新たな労働基準法もしっかりと学習しておきましょう。とにかく労働基準監督署には「休み」を基準に届け出ているのではなく，あくまでも「労働時間」で届け出ているし，勤務管理，すなわち「勤務管理表＝労務管理表」も労働時間を基軸に作成していると認識しなければなりません。もちろん理屈の上では，確かに「病院に行く日数が増える」わけですから休みが減るということになりますが，労働時間で考えれば何ら変わりはないわけです。

　しかし，正論だけでは前に進めません。一理ある皆さんに対してうまく納得してもらえるようにするためには，何が不足しているのでしょうか？それが次に示す3点です。

①**目的**：何のために？なぜ，それが必要であるのか？

②**成果**：それをしたら，どんなよいことがある？しなければ，どん

な不具合がある？

③**If I were you**：自分が相手の立場ならどうする？

おそらく，この３つのことが不足している段階で，見切り発車的に組織行動を起こしてしまうと，上記のような誤解を招いてしまいます。すなわち，どんなに素晴らしいモノ（正論）でも，「どう使うのか」，進め方・使い方に誤解が生じればその本来の能力は発揮できません。組織も，スタッフも，患者も同じです。

患者はいつでも「Yes」と言うとは限りません。時には「NO」と言うこともあります。その時に，私たちはアサーティブコミュニケーションを発揮します。アグレッシブでもなく，ノンアサーティブでもない，アサーティブな対応をします。それは患者のことを大切に思うが故の行動です。患者が「NO」と言うからとあっさり引き下がったり，無理やりケアを続行したりするということはあり得ません。スタッフの対応もそれと同じです。

互いにWin-Winの関係になるアサーティブコミュニケーション

あることに対して，患者に「こんなに何度も説明しているのに，何で分かってくれないの？！」と思っているうちは，ほぼ伝わりません。理由は簡単。患者のせいにしているからです。明らかに自分は正当で，まっとうなことを伝えているのに，なぜこの人は「理解しよう」としないの？という驕りの心があるのです。それはすでに，アサーティブコミュニケーションから離れている状況です。

患者も一個人です。一人の人格者として，さまざまな信条を持っています。しかし，「信条であれば仕方がない，諦めるか…」とあっさり引き下がっては，患者のためという，そもそもの私たち看護師

の役割を放棄しているのも同然です。それをすることで，今後の患者にとってどのようなよい影響があるのか，またそれをしないことでどのようなリスクがあるのか，すなわち前述の「②成果：それをしたら，どんなよいことがある？しなければ，どんな不具合がある？」ということを患者に伝えながら，有害事象も含めた看護の成果を説明し，その上でケアを実践していきます。その時には決して患者が不利益になるようなことでもなく，自分たちがプロの看護師として不利益になるようなことでもなく，お互いにWin-Winの関係になるよう，アサーティブコミュニケーション，そう，少し堅苦しい表現をすると，いわゆる「交渉」が始まるのです。

　患者と交渉というと，何だか看護の現場には不似合いな響きですが，小児科病棟で仕事をしていた頃なんて，もう毎日が交渉だらけでした。検温に行くと，「嫌だ！このゲームが終わってから！」と断られ，CT検査の呼び出しが来たので部屋に呼びに行くと，「今は，嫌だ！これ（アニメ）が終わってから行く！」と動かない…。さらに，朝，受け持ちとなり「CVラインのDCいつにする？」と相手の都合のよい時間帯を聞いているにもかかわらず，「中島さん，テープ剥ぐの下手やし。○○看護師さんがいい！」と別の人をご指名する！

　新人の頃は，本当にこのような状況に対して看護師としてどのような行動をしてよいか分からず，よく悩んだものです。しかし，小児科病棟では日常茶飯事！悩んでなんかいられません。前述した「①目的：何のために？なぜ，それが必要であるのか？」「②成果：それをしたら，どんなよいことがある？しなければ，どんな不具合がある？」「③If I were you：自分が相手の立場ならどうする？」

を常に頭に置きながらケアを実践していく中で，どうしたらお互いがWin-Winになるか，子どもたちとの交渉だらけの日々だったことを思い出します。これは決して，小児科だけの話ではなく，大人を対象にしたケアでもあり得ることです。つまり，私たち看護師は日常茶飯事にアサーティブコミュニケーションを駆使し，いかにして交渉を成立させていくのか，日々ケアマネジメントをしている職業なのです。

　ところが，看護師が言うことを素直に，いつでも「はいはい」と聞いてくれる成人・老年の患者や，「今，忙しかったら，別に今でなくても後でもいいんですけど，ちょっと着替えを手伝ってもらえませんか？」などと，看護師が患者に気を使わせている状況にまったく気がついていない看護師は，患者に「Yes」ではなく「NO」と言われる経験もなく，自分のペースで経験を積むこととなります。そのため，明確な「NO」に対するケアマネジメントのスキルを使うことなく，いつの間にか箪笥の肥しになってしまうのです。それで，管理職になった時に，いざ使おうと思っても，そのスキルを自分の箪笥の引き出しから見つけ出すことが容易にできない状態になっているのではないかと考えられます。

　看護師はみんな，たとえ「NO」と言う患者がいたとしても，この患者のためにこれが必要なんだ！とケアマネジメントの進め方などを変えたり，伝え方を変えたり，あの手この手で必死にアサーティブコミュニケーションというスキルを駆使しています。それです。その心です。そのスキルです。その対象が患者からスタッフに変わるだけです。ただ，それだけです。

交渉

　交渉ということに関して，少しここで触れておきます。交渉とは，ある状況において利害関係の中でお互いの損が最小限になるよう取り引きをしながら，目標に到達するために議論し，最終的に合意に至り，物事を進めていくことです。ジョン・P．コッター（John P. Kotter）は，特に「交渉」が必要となるのは，組織運営を進める中で，誰かが損をすることが明白であり，しかもその人に抵抗されると厄介な場面において必要になると述べています[6]。

　組織運営において，すべての人・部門が満足する方法を進めていくことができない場合が多々生じます。例えば，看護部としてその部門のトップは看護師たちの労働環境を改善するために人員の増加を望む一方で，病院としては人件費を抑えたいと考えます。この時，組織としては，より質の高い医療の提供という共通の目標が存在するため，多角的に検証し，議論し，最終的には次年度の募集人員はこれくらいにしようという合意に至ります。

　このように，**交渉とは対立関係にあるのではなく，同じテーブルにおいて，共通の組織目標達成に向けた建設的な意見に基づく合意形成のプロセス**と言えるのです。すなわち，合意形成の結果，組織がうまく運営できることで，さらに組織として発展していくことをお互いに希望し，お互いがWin-Winの関係になることが交渉と言えます。

　では，合意形成までのスキル（アサーティブコミュニケーション）にはどのようなものが求められるのでしょうか。基本的に交渉とは「勝負」ではありません。勝った，負けたという考え方ではなく，

●表5　アサーティブコミュニケーションの要点

①相手の意見を否定しない

　合意形成プロセスにおいて，相手の出方に対し構えてしまうことがある。しかし，まずは相手を受け入れるところから交渉は始まる。たとえ相手の言っていることがいかにも自分にとって不利なことであったとしても，それをあからさまに露呈させるのではなく，ポジティブな言葉で返すことで，相手に悪い印象を与えないようにする。例えば，頭から否定する「いや，そうじゃないと思うけど」と言うよりは，「なるほど，確かにそういう考えもあるよね」と相槌を打っておく。その上で相手の言いたいことを「あなたの言いたいことはこういうことですか？」とまとめてみる。まずは聴く態度が肝要である。

②自分の考えを相手に伝える

　相手の言うことをひとしきり聴いた後は，具体例を示しながら，自分の伝えたいことを話す。具体例は，「例えば〜」というように相手に伝わりやすい比喩を利用することで，相手が理解しやすくなる。人間は必ず自分の経験知から理解する思考回路であるため，相手の経験している状況に合った比喩を入れながら話を進める。

③交渉の目的を見失わない

　どのような結論で合意することが最もよい結果となるのか，組織目標の達成を考え，感情で話を進めないようにする。ある程度初めからうまくいかないことも想定し，議論における合意形成までのおおよそのプロセスを考えておく。相手はどのようなことを普段から気にかけているのか，何に価値を置いているのか。前もって情報収集による戦略を立て，If I were youというスタンスで，基本的に相手も最小限の損，あるいは相手も得するようにという視点で議論を進めていく。

④代替案も準備する

　すべて自分が考えているように物事が進むとは限らない。お互いに損をしないように，ある程度妥協の必要性も出てくる。そのためには一つの結論だけを求めるのではなく，いくつかの代替案を準備しておく。代替案を考えるためには，前もって収集した情報を基に，お互いにとってどこまで妥協できるのか多角的シミュレーションの結果を情報源として持っておくことも，合意形成をスムーズにする一つの方法である。

　組織としてのビジョンに基づく目標達成に向けてお互いにとって最善策を模索し，どのようにしたらよいのか具体的なアイデアを出し合うことで，最もよい結果を導いていくプロセスのことを指します。表5に簡単にアサーティブコミュニケーションの要点をまとめてみました。

幽霊になる

　小児科の看護のことが何度も出てきて恐縮ですが，「NO」と言う立場の人への説明をする時にとても分かりやすいので，また小児科の例を出して考えてみます。え？幽霊になる？はい，そうです。幽霊になれるか否か，あるいは幽体離脱とでも言いましょうか？ここまで言うと少し嘘くさいのですが，何が言いたいのかというと，自分を客観的に見る能力です。**メタ認知**とも換言できます。子どもたちに対する自分の行動を，もう一人の自分が客観的に観察しているような，まるで幽体離脱しているかのような状況を常につくり出すことです。

　よく，小児科では「子どもの目線に立つ」とか，「子どもになりきることが大切」と言われますが，ただ表面的にそのような行動をとるのではなく，真剣に，本気で子どもになりきることが大切なのです。親の目を気にして，中途半端に子どもに合わせようとする変なプライドがあると，対応も中途半端になってしまいます。小児科では，子どもの発達年齢に合わせて，何が流行っているのか，何を好むのか，何に興味を持つのか，どの程度のことを理解できるのかなどをリサーチしておくことが大切です。そして，発達年齢に合わせた対応を，友人の役割の時にはその年齢の友人になり，兄や姉の役割の時には兄や姉になり，親の役割の時には親になり，それぞれ真剣に対応します。

　その時に，自分が渦中に入ってしまっては，医療者としての視点を失うことになりますので，いったん看護師という「大人」の立場を置いて接する，すなわち，まるで幽体離脱したかのように，真剣

に対応しつつも常に不具合を見つける医療者の視線も必要なのです。その対応に子どもがどう反応しているか，何か不具合はないか，親はどのような反応か，常に観察することは怠りません。たとえ，マニュアルどおりにしていることであっても，相手が「NO」に値する表現をとった時には，「マニュアルどおりだから」ということで強引にケアを進めるのではなく（ここで言うケアというのは，医療的行為だけでなく，普段の何げない会話も含めている），「なぜ彼は，彼女は，嫌がるのだろうか？」ともう一人の自分が客観的に分析する必要があります。

　まさに看護です。主観データと客観データの照合による判断と意思決定と行動です。これはまさに前述の「③If I were you：自分が相手の立場ならどうする？」です。これらを組織マネジメントではスタッフに置き換え，そのスタッフが今，どのようなライフイベント状況にあるのか，また何に関心を持ち，何に価値を置き，どこに進もうとしているのかをリサーチする，つまりスタッフに興味・関心を持ち，相手の立場で理解するということに置き換えてみてください。

　何となく，スタッフをリサーチするなんて，スパイか何かのように「さぐる」イメージかもしれませんが，決してそんなことはなく，相手に興味を持ち，本当の姿を知るという積極的な興味を持つことです。その上で，「なぜ，彼は，彼女は，嫌がるのだろうか？ともう一人の自分が客観的に分析」するように，なぜ「NO」であるのかを丁寧にアセスメントしていきます。面倒かもしれませんが，ここがとても大切です。

「NO」というスタッフも，一人ひとりは，決して組織を潰そうと思っているわけではありません。なぜなら，組織成員はその組織にいるからこそ，人生の目標が達成できるのです。チェスター・I. バーナード（Chester I. Barnard）の提唱する「組織の対内的均衡」では，組織の目的を達成させるために個人が自分の力を発揮し努力する「貢献」と，努力を承認し組織成員の動機を充足させるような賃金や地位などの「誘因」との交換関係が成立し，組織成員は「貢献」と「誘因」のバランスにより，組織に留まりその組織の発展に寄与すると述べています[7]。

　「NO」という患者に「うるさいな～もう，いい加減にしてくれ～～」と思っているうちは，ケアは双方向ではなく薄っぺらいものになります。行動の本当の意味も分かりませんし，理解できません。組織行動に対するNOを掲げるスタッフへのアサーティブコミュニケーションでも同じです。さらに「ありがとう」という感謝の気持ちを持つことが大切です。なぜなら，見過ごしてしまうかもしれないことまで，あらかじめ失敗する前に教えてくれるわけですから。

　一方，さまざまな理由をつけて抵抗するかもしれません。でも，それは「不安」を抱えている状態です。患者が不安を抱えている時にはどうしますか？まずは，何に対して不安であるのか，その不安の元になっていることを確認していきますよね。手術に対する不安がその最たるものかもしれません。漠然とした不安を具体的に確認することによって，手術での麻酔が原因でそのまま目が覚めなかったらどうしようという不安なのか，手術中の体位への羞恥心からの不安なのか，術後の痛みに対する不安なのか，術後の容姿に対する

不安なのか，いろいろと考えられる中でその不安を明らかにしていくと，何に対する不安かが自分でも明確になっただけで，解決してしまうこともあります。そのためには，一つひとつ，何が不安であるのか，具体的に確認していくことも大切です。払拭まではできなくとも，想像することができれば軽減は可能になります。

　同様に，組織でもシミュレーションをしたり具体的な組織的客観データの予測される数値を組織成員に見せたりすると，それが取り越し苦労や自分の思い込み，勘違いであったことに気づくこともあります。主観データと客観データの照合（データに意味づけした情報からのアセスメント）です。

　しかし，組織として賭けに出る時などは，交渉スキルとして「代替案の準備」が必要となります。組織としてここまでは進めていきたいという合意形成を模索することが必要になるのです。

NOだからこそ大事な意思表示

　合意形成するためには，前述の「①目的：何のために？なぜ，それが必要であるのか？」「②成果：それをしたら，どんなよいことがある？しなければ，どんな不具合がある？」「③If I were you：自分が相手の立場ならどうする？」という視点をお互いに持つために，プロジェクトの委員会や推進組織のメンバーに最初からNOと言いそうなスタッフを入れておくことで，①の理解が得られやすくなります。

　とはいえ，目的は患者のため，スタッフのためということが頭では分かってはいても，自分のこととなると反対する場合があります。その場合は，こういう人はIf I were youの立場で②を真剣に考

えてくれるので，そのプロジェクトの委員会や推進組織としてあらかじめさまざまなシミュレーションで，いろいろな不具合を確認する起爆剤となってくれます。

いずれにしても，「NO」と言うスタッフや同僚を，蚊帳の外に置いて，臭いものに蓋をする的な発想ではなく，大切なクリティカルシンキングをしてくれる仲間だという発想を持ち，感謝の意を表しましょう。相手の優れた部分を見る性善説で話を進めることが肝要です。最初から論破しようとか，打ち負かそうなどと「勝負」のようにとらえていては本末転倒となり，揚げ足を取った会話やネガティブストロークになってしまいます。あるいは，自分の伝えたいことが伝わっていないと感じることで，ついつい「だから～」などというイライラした態度をむき出しにしてしまいます。患者への対応と同じです。交渉は，If I were youというお互いの立場に立ち，「相手が理解してくれない」という視点ではなく，「自分の説明の方法を変えてみよう」という思考回路に変換してみましょう。

チェックポイント！

- アサーションではまず「受容」であり，否定から入らないことが大切である
- 正論だけでは前に進まない。どんなに素晴らしいモノ（正論）でも，「どう使うのか」，進め方・使い方が悪ければその本来の能力は発揮できない
- 交渉は勝負ではなく，相手の本当の姿を知るという積極的な興味を持つことが大事である

お役立ち参考資料・文献

相手の価値観を知るということは，相手の文化を理解するということでもあります。よく日本思想を語る時にベネディクトの「菊と刀」が引き合いに出されますが，その後いろいろと否定されています。しかし，当時の純粋な外国人から見た当時の日本人としては，あながち間違っていないような気がします。もちろん，今のサブカルチャーや若者文化などの視点で患者やスタッフを理解する時には，また異なる理解が必要となります。とはいえ，日本人思想の原点とも言われる菊と刀，よろしければぜひ！

- ルース・ベネディクト著，越智敏之，越智道雄訳：菊と刀，平凡社，2013．

引用・参考文献
1）鑪幹八郎：恥と意地─日本人の心理構造，講談社，1998．
2）アン・ディクソン：第四の生き方「自分」を活かすアサーティブネス，P.44〜50，つげ書房新社，2006．
3）日本看護協会：看護職の倫理綱領，2021年3月15日．
https://www.nurse.or.jp/home/publication/pdf/rinri/code_of_ethics.pdf（2021年6月閲覧）
4）任和子編：病棟マネジメントに役立つ！みんなの看護管理，P.60，南江堂，2013．
5）前掲2）
6）ジョン・P．コッター：リーダーシップ論，P.105〜135，ダイヤモンド社，2012．
7）チェスター・I．バーナード：経営者の役割，P.76〜127，ダイヤモンド社，1968．
8）中島美津子：マヤカシに惑わされず「看護管理」─どうすればよい？「抵抗勢力」対策，看護部長通信，Vol.11，No.5，2013．
9）中島美津子：納得と協力が得られ，成果を導く「伝える力」を身につけよう！（その2），看護部長通信，Vol.12，No.4，2014．

第 5 章 管理職は「個」育て真っ最中

❸ 抵抗勢力こそよきパートナー（ベテラン編）

学習目標

> 抵抗勢力は組織にとって大切なパートナーであるという認識を持てるようになる。

　さらに超高齢社会になると，自分よりも年上の部下を持つ看護師長，看護部長が増えてきます。何かを変えようとする時，自分よりもうんと尊敬できるベテラン看護師で，しかもいい人に，新たなことを提案して「NO」と言われつつも，組織を動かしていく術を身につけていけると嬉しいですよね。そのようになるには，「抵抗勢力は大切な仲間である」という認識を持てるか否かにかかっています。

解説

抵抗勢力という言葉そのものが存在しない

抵抗勢力は，絶対に，味方！

　前項で触れたアサーティブコミュニケーションが必要なスタッフや同僚をいわゆる「抵抗勢力」という時があります。抵抗勢力は敵か，味方か，幻か…？結論から言えば味方です。自分たちが進もう

としている方向と逆の方向を向いていることで，進めたい人たちとは異なる視点で考え，さまざまな角度から不安材料を暴き出してくれる（^.^;），つまりシミュレーションしてくれるので，ある種，先に危険回避を提案してくれている存在だからです。

　私たち人間は，見えているようで，見えていません。例えば皆さん，毎日通勤している道を思い出してください。毎日，毎日，同じ画像が網膜に結ばれているはずです。だとすると，家を出て病院に着くまでの間に目に入ったものすべてを見ているはずですが，覚えていますか？見えていますか？？？何を隠そう，筆者は全然，見えていません，覚えていません。いや，見えているのかもしれませんが，正確に言うと「認識していない」のです。そうです。ローマ帝国の武将・政治家カエサルの格言でも有名ですが，「見たくないものは見えない。見たいものが見える」のです[1, 2]。

　人間は見たくないもの，都合の悪いことは見えないものなのです。そのため，ある物事を前に進ませようとする時に，都合の悪いことは見たくないので，見えないのです。何かを一生懸命進ませようとするあまり，その方向しか見ていないと，気がつかないうちに見落としていることがあり，後で大きな失敗をすることになるかもしれません。そこを，抵抗勢力の人たちが救ってくれているわけです。そうすると，結論から先に伝えたのでもうお分かりだと思いますが，**抵抗勢力は，大切な大切なパートナー**なのです。部署にとって大切な宝なのです！人は誰でも，自分の環境が変わることに不安を抱くものです。

244

慣性の法則はあって当たり前！危険なPDCAを払拭しよう！

　組織には「慣性の法則」が働きます。つまり，そこにとどまろうとする物理的なエネルギーが働きます。換言すると「PDCA」とも言えます。「あ〜あのPlan, Do, Check, ActのPDCAね」と勘違いしそうですが，実は「Please don't change anything！」の頭文字をとったものです。そうです。「何も変わらず，別にこのままでいいじゃん？！」という変わりたくないという思考回路のことで，こういう人は，どの組織にもどの世代にもいますよね。

　さて，ジョークはさておき，組織としての動きが止まったらそこで終わりです。常に変化を求められる生き物ですから，止まったらそのまま陳腐化してしまいます。変化を好まない人たちが「慣性の法則」で反対方向に揺り戻してくれるのは構わないのですが，そこで元のままで収まってしまうのではなく，「慣性の法則」が働いたとしても，決して変化を避けることなく，常に学習し，成長を続ける組織が発展していきます。

　変わりたくないという人たち，そうです，「PDCA」行動パターンの人たちをどう仲間として，うまく協力してもらうか。それについても，「NO」と言う患者に対するケアを思い出してみてください。それこそが本章でお伝えしている日常のコミュニケーションスキルです！決して相手も，こちらを振り回そうと思っている性根の悪い人間ではないのです。医療関係者に悪い人はいません。そうです，ダグラス・M. マクレガー（Douglas M. McGregor）のY理論です。**表1**をご参照ください[3]。このマクレガーのY理論の考え方でいけば，きっといつも反対する人にもよいところがあるわけで，そこが

●表1　ヒトのみかた

X理論	人間は本来なまけたがる生き物。責任をとりたがらず，放っておくと仕事をしなくなる ⇒命令や強制で管理し，目標達成のためのアメとムチの経営手法
Y理論	人間は本来進んで働きたがる生き物，自己実現のために自ら行動し，進んで問題解決をする ⇒労働者の自主性を尊重する経営手法，労働者が高次元欲求を持っている

認識できれば，よきパートナーとしてすんなりと意見を聴き入れることもできます。

　もしかしたら，組織成員の中で，決まったことを言われたとおりに「はいはい」と従うばかりの人のほうが，実は組織の将来のことやその先のことを考えていないのかもしれません。もちろん，抵抗勢力的な発言をしないすべての人がそうであるとは言いませんが，何も口に出すこともなく，行動に出ることもなく，おかしいな〜大丈夫なのかな〜と思いつつも，結果として，言われるがままに，ただただ行動し，その結果，後になってから「やっぱりそうでしょう！私もやる前からそのことが心配だったのよね〜！」などと，いかにも「したり顔」で言う人のほうが，よっぽど「後出しじゃんけん」的で，仲間というには残念ですよね。考えていても，思っていても，分かっていても，知っていても，それを口に出して行動しなければ，何も考えていない，何も思っていない，何も分かっていない，何も知らない，ということと同じです。

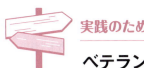
実践のために
ベテラン看護師を巻き込む方法を考える

さて,「きれいごとは,もう分かりました。では実際には?」という声が聴こえてきそうなので,ここで実話を基に考えてみましょう。

ヒトのいいベテランからの発言

いわゆる「お局」と言われるような存在ではなく,人当たりもよく,世話好きで,後輩にも慕われていて,産休,育休もその病院で経験し,ずっとその組織に貢献してきたベテラン看護師K。今は義理の母親の介護をしながらも,普通に若い看護師と同じように勤務をこなしている頑張り屋さん。その病棟で問題が勃発したのは,看護師長の次の発言からでした。

「潜在看護師の発掘に,うちの病棟も協力しようよ!」

これは,当時,復職看護師支援事業に手を挙げた看護部長からの「潜在看護師の発掘に協力することで,研修に来てくれた人がうちの病院に就職してくれるかもしれないし,行政からはきちんとお金も入るし,一石二鳥です」という師長会での説明に端を発するのですが,その病棟会議では大ブーイングだったのです。

その病棟は,ぎりぎりの人員配置でした。60代の看護師Kも体調不良を多少感じながらも老体に鞭打って,20代の人たちと同じように夜勤をしなければ,72時間の夜勤時間がクリアできないほどでしたし,祝日休日勤務も子育て中の若い看護師ではなく,子育てがひと段落したベテランたちが積極的に勤務するという,ベテラン看護師たちが実によく頑張っている病棟でした。本当は新人教育も手厚くしたいところでしたが,結局,OJTがほとんどという状況

でした。そんな新しい仲間にさえ教育的かかわりがままならない状況，ましてや入職してくれるかどうかも分からない看護師に教えている時間はない！誰が教育を担当するのですか〜！ということだったのです。確かに…。看護師長もそう思いましたが，その時には「病院にお金も入るし，看護部長が決めたことだし…」と半ば強引に導入する前提で説明を進めていきました。

　さて，ここまでのところで，すでに2つのミスがあることに気がつきます。前項で解説したように，一つは，目的の共通認識がなく，何のためにそれが必要であるのかということについてズレが生じてしまっています。もう一つは，看護師長自身が疑念を抱きながらも話している状況がバレバレということです。

①目的・共通認識を持つ！

　そもそもこの潜在看護師発掘事業は，お金をもらうためではありません。潜在看護師にホンモノの仲間になってもらうための初期投資です。最初に時間を割いて準備する段階があるからこそ，後が楽になります。それと同じで，「今，忙しいから…」と言っていては，いつまでたっても忙しいままです。時間と労力の初期投資で自分たちの仲間を増やし，少しでも質の高いケアを患者に実践できるようにするためには，自分たちの「手伝い」を求めるのではなく，ケアの質向上，患者のためということを改めて認識できるような説明が必要です。その時，共通認識を持ってもらうために，具体例としてその病棟や病院などスタッフにまつわる出来事に絡めて，だから初期投資って大事だよね，というように具体例で説明することで，具体的に目的を認識して想像することができます。

②スタッフのマネジメントは看護師長！

　発案者は看護部長かもしれませんが，それをそのままスタッフに伝えてしまっては，スタッフをマネジメントしていく役割とは言えません。看護師長は，看護部長の考えや言葉やその方向性を額面どおりに伝えるのではなく，その真意をスタッフが理解できる内容で伝え，スタッフと共に一つの部署を方向づけしつつ，全体としての看護部の方向性を保てるようにマネジメントしていく必要があります。「看護部長が決めたことだし…」という発言は，いかにも「私はそう考えてはいないけど」的な感じですよね。組織行動の方向づけ，動機づけから，看護師長としての役割を認識して発言することが大事です。

ヒトのいいベテランは巻き込む！

　さて，この事例には続きがあります。

　え〜〜？（-.-）という病棟会議での反応。それに対して，それらをまとめようとするベテラン看護師Ｋ。「私はどちらでもいいと思いますが，でも，みんなのことを考えたら，これ以上負担が増えるのはどうかと思いますが…」出た〜〜〜！控えめなふりをして，自分の意見を言っていないようで，実はとてもいい加減なニュートラルな意見。一見，いかにもスタッフのことを考えているような気がするため耳聴こえはいいですよね。しかし，よく聴くと，自分の意見を持っていないふりをして，実は反対しているのが分かります。そして，周囲の後輩看護師たちは，お〜〜よくぞ言ってくれた〜と思うわけです。

　1回目の病棟会議では大ブーイングとなり，ベテラン看護師Ｋが

「抵抗勢力」として「NO」という結論を代弁するなどケンモホロロに却下されましたが，そこからが看護師長の腕の見せ所。最初は，「看護部長が言っているから…」と言っていましたが，その後，意見を言ったベテラン看護師Ｋも含め，雑談的に休憩室で何度か，「どうしたらいいと思う？」とさりげなく協力を求めていきました。そうです。「巻き込み作戦」です。そうするとベテラン看護師Ｋとしては，自分よりも年下の看護師長に対し，ベテランとしてのプライドもあり，看護師長に大変であるということの具体的な理由を話してきてくれました。ここまで来れば，もう解決したようなものです。つまり，未経験のことに対して漠然と抱いているさまざまな不安を具体的に表現してくれることによって，看護師長は，スタッフが具体的に何に不安を抱き，何を解決すればよいのかという視点が明確になります。前述しましたが，このように**抵抗勢力は敵ではなく，ヒントをくれる最強のパートナー**なのです。また，具体的な話を聴くことで，彼らの主観的なデータも入手することができました。

　さらにその後，「指導者になる人の負担感を少なくするために何か手立てはないかしら」と言うと，すでに看護手順を作っていたので，「それを活用すればいいのでは？」という提案を，ベテラン看護師Ｋがあくまで「雑談的」に出してきてくれました。そこで２回目の病棟会議では，新たに何かをするのではなく，看護学生が来ない時期であれば，今あるこの看護手順を使用し，看護学生がいない分，学生担当がその復職支援事業で来る看護師に対応するということではどうだろうか？という提案を看護師長がすると，たとえ「雑談的」であったとしても，すべて自分が提案したことであるというのが

分かっているベテラン看護師Kです。またまた通夜のようなシ〜〜ンとしているスタッフとは対照的に，「なるほど…，それだったら新しい負担が増えるわけじゃないし，学生さんがいない時期なら，学生さんが来たと思えば，新しい業務が増えるわけじゃないからいいかも，ですね！」と助け船を出してくれました。そうすると，「確かに，学生さんと同じように，自分たちの仲間が増えるためのことだから，いいかも！」と，さらに助け船を出してくれる看護師も出てきました。

結果的に，この病棟は受け入れを可決することができました。ベクトルがそろったのです。いったい自分たちは，何のためにそれをするのか，目的が明確になり，その成果が分かり，もし逆の立場だったら気持ちよく受け入れてもらいたいよね，ということに気がついたのです。こういう「いい人」的存在のベテランの反対理由は，ただ単に変わるのが面倒なだけのことがあります。そう，前述したPDCA「Please don't change anything ！」の思考回路です。

人間，何か新しいことを取り入れる時には，とてもエネルギーが必要ですよね。新しい家電や新しい機器が苦手〜というベテランさんが多いのは，老眼で取り扱い説明書が見えない（>.<）というだけでなく，別にこのままでも困らないからいいや，という変わることへの否定の真理（ブリッジスのトランジション理論）が優位に立つからです[5]。それでも看護師という職業は，患者やその家族の夢も希望も人生も命も支える仕事です！患者のためによい医療を提供するための環境として，医療の質を上げる，すなわち組織の質を上げることは，ひいては患者へのケアの質を上げることになりますの

で，患者のために「変わること」を厭わない，そんな文化がもとともあります。そのため，多少の抵抗勢力というものがあったとしても，最終的には，私たち看護師の大命題は患者のためですから，目的のベクトルが揃いやすいのです！ここで紹介した実例も，最終的には患者のためという認識の一致が功を奏したのです。

看護の基本とリハビリテーション看護

さて，具体的には，成功の秘訣が2つあります。1つ目は，抵抗勢力と思える人に疎ましく接するのではなく，さりげなく「雑談」のふりをして巻き込み，距離を縮め，仲間として尊重していくことです。2つ目は，今あるリソースをうまく使うことです。

前者は，患者と共に考えていくという，まさに看護の基本そのものです。後者も，いきなりハードルの高いことを要求するのではなく，訓練して，徐々に使えるようになるために，ほかの使えるリソースをうまく使うというリハビリテーション看護の考え方にも通じます。何を考えるにも看護に結びつけてしまい恐縮ですが，ケアマネジメントは患者が対象，組織マネジメントは組織が対象。ただそれだけの違いで日常のケアと組織マネジメントは同じなのです。

さらに，雑談力についてですが，皆さんはお昼休みや休憩中，もしくは何かのふとした空き時間に，きちんと会話・雑談していますか。ある病院の看護師長が嘆いていました。昼休みに，音のしない休憩室，寝ているのかとそっと開けると，休憩中の看護師6人全員がスマホ画面を黙って見ている…という恐ろしい状況をよく見かけるのだそうです。つまり，今の看護師たちは，雑談さえないスマホ世代となるわけです。決して会話をすることだけがコミュニケー

ションというわけではありませんが，それでも，普段から何げない会話ができるということは，相手の存在感を認識していることをきっちり相手にも伝えられることであり，いるかいないか分からないような希薄な関係性の払拭にもなります。だとすると，ベテラン看護師はまだスマホ世代ではなくこの雑談による巻き込みができるので，たとえ「笑えないPDCA（Please don't change anything ！）」の思考回路で抵抗勢力と呼ばれる人たちでも，ある種，巻き込みやすい存在であることは確かです（苦笑）。

　ここではベテラン看護師の実例を挙げましたが，看護師以外の例を**表2**に示しておきますので，お時間がある時に，ちらりとご参照くださいませ。

チェックポイント！

- 抵抗勢力という概念そのものが存在しない。すべてはパートナーである
- 組織には変わりたくないという慣性の法則「PDCA思考」が存在するが，その解消には巻き込み力と雑談力と日常的コミュニケーションスキルで対応できる
- 看護師は日常的に患者のためという上位目的を持っているため，そこに即した進め方をすると目的への認識もそろいやすい

●表2　事例以外の「抵抗勢力」への対応

	特徴	攻略ポイント	看護的かかわり
いるいる！こんな院長！	看護師よりも医師が大事！医師が稼いで病院が成り立っている！看護部に新たにお金をかけるのはちょっと…と思っている経営数値を気にする理論派院長。	● 新たな相談をするなら，それが病院の経営に役立つ理由を先に述べる。 ● その理由を裏づける数値根拠を看護部活動のデータに絡めて見せる。 ●「しかし」という反論はNG。 ● 他部門も含めた視点で会話する。そうでなければ，いつも看護部は自分たちのことしか考えていないと勘違いされる。 ● データはこれでもか，というくらいに経営指標に絡めて話す。結果として看護部への先行投資が他部門にも好影響で病院の黒字にもつながる根拠を明確に述べる。 ● 1カ月に28回以上顔を合わせる（28日間という意味ではない，1日に複数回会う日もあれば全く会わない日があってもよい）。	こういうタイプは，まずは教えてほしい，相談したいことがある，という姿勢で巻き込んでいく。会話の中では否定型はNG。「でも」で始まる会話や感情論で訴えても効果半減。先に結論を述べるのは，「忙しい」を前面に出している人向け。相手が何か言ってきて否定したくてもまず「共感」。その後，なるほど，院長からのご指導の意味，よく分かります，その上で「一方」こんな考え方もあります，的に別物として追加的に話す。<u>受容と共感とアサーティブコミュニケーションが大事</u>！
いるいる！こんな事務長！	本当は経営数値を気にするが，「患者さんのため」なんて言って実は院長や理事長の顔色をうかがっている一見強がり。実は小心者事務長。	● 事務長本人のいないところでも，何かよい部分を見つけて褒める。 ● 少しでも院長，理事長が褒めていたら，必ずそれを事務長にフィードバックする。 ● 自分が患者だったら，何を望むか，常々会話の中で「If I were in-patient（もしも自分が入院患者だったら）」を事務長に問う。 ● 事務長にとっていい病院ってどんな病院?ということをさりげなく普段から確認しておく。その上で日常的な会話の中でそこに絡めて話す，つまり事務長の理想の病院に近づけるために看護部も一緒に頑張ります，という流れを普段からつくっておく。	まじめすぎて経営をつい考え，院長・理事長への忠誠心も強いタイプ。現実的な数値を見せながらも，事務長も大切なパートナーであることを常々認識できるように対応。さらには，大人であるためプライドを傷つけるようなことは避ける。例えば医療者なら知っていることなどは事務職なので知らないこともある。そんなことをいちいちばかにすることなく，一緒に育とうよ，いい病院づくりのために…という態度が大切。<u>共に育つ姿勢</u>！

254

●表2の続き

	特徴	攻略ポイント	看護的かかわり
いるいる！こんな医事課！	コストの件で教えてほしいと電話すると，とてもめんどくさそうに，しかも，そんなことも知らないの？と小バカにしたような態度を取る。一見仕事できます，でもそこに「患者」が不在の医事課。	●「確認」という言葉より「教えて」という言葉のほうが相手にとっては耳触りがよい。 ●最初に「忙しいのにごめんね」という雰囲気を出しつつ，さらにいつも○○さんのおかげで患者も助かってる〜という感謝の気持ちを必ず最後に述べて，医事課の人もチーム医療に引き込む。 ●自分が患者だったら，何を望むか，常々会話の中で「If I were in-patient」を相手に問う。	会話の中で，医事課の仕事が患者のためでもあることを常々伝えていくことで，パートナーであることを認識してもらう。同時に，専門性の違いを明確にしつつも，有資格者のほうが上であるという態度は見せず，かつ，すべて患者に絡めて伝えることで，医療の資格は持っていなくても<u>チーム医療の一員</u>であることを意識づける。
いるいる！こんなコメディカル！	こちらの都合も考えずに，検査の時間ですから患者を検査室に連れてきてくださいという検査技師やリハビリなど。挙句の果てに，ちょっと排泄介助で遅くなると，ぶーぶー文句を言う強引ing my wayのコメディカル。	●連絡が来た時点で，遅れることが分かれば，すぐに余裕を持って遅れる時間を必ず理由と共に伝える。 ●電話対応は気がついた時にその場で「今の場合はこういうふうに言ったほうがもっとよくなる」と修正する（ただし人前では叱責しないこと）。 ●苦手意識のある人ほど，廊下や全然別のところで会った時にもお疲れ様〜っと相手に聞こえるような声であいさつする。 ●遅れたりした時のことを，次回に会った時に必ず「この間はごめんなさいね」と声かけする。	確かに予約時間に追われ，次の患者に迷惑がかからないようにするために時間を守るというのは大切。しかし，患者を連れていったスタッフや電話に対応したスタッフには非はない。適切に伝えれば分かってくれるコメディカルのはずである。<u>マクレガーのY理論</u>で接することを続け，ラポールを形成していく。そのためには，まず<u>あいさつが最も効果的</u>と言われている。あいさつは返ってきてもこなくても<u>自分からする！</u>

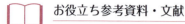 お役立ち参考資料・文献

　看護師の抵抗勢力について，中堅看護師編，新人看護師編を具体的に次の雑誌に掲載していますので，具体例をもっと知りたい方はそちらをご参照ください！

- 中島美津子：抵抗勢力は「大切な仲間」―どうすればよい？「抵抗勢力対策」実践編，看護部長通信，Vol.11，No.6，P.97～109，2014.

　また，本文中にある変化に対するトランジション理論に関しても知っておくと，とても組織運営が気楽になりますよ！

- ウィリアム・ブリッジス著，倉光修，小林哲郎訳：トランジション―人生の転機を活かすために，パンローリング社，2014.

引用・参考文献
1) エイドリアン・ゴールズワーシー著，宮坂渉訳：カエサル（上），白水社，2012.
2) エイドリアン・ゴールズワーシー著，宮坂渉訳：カエサル（下），白水社，2012.
3) ダグラス・M．マグレガー著，高橋達男訳：企業の人間的側面―統合と自己統制による経営，産能大学出版部，1970.
4) ウィリアム・ブリッジス著，倉光修，小林哲郎訳：トランジション―人生の転機を活かすために，パンローリング社，2014.
5) 中島美津子：抵抗勢力は「大切な仲間」―どうすればよい？「抵抗勢力対策」実践編，Vol.11，No.6，2014.
6) 中島美津子：納得と協力が得られ，成果を導く「伝える力」を身につけよう！（その1），看護部長通信，Vol.12，No.3，2014.

第5章 管理職は「個」育て真っ最中

❹ 多種多様だからこそ,働き「がい」のある組織へ

学習目標

> 「働きやすい」ではなく「働きがいのある」組織づくりを目指した管理職になる。

　ここまで多種多様な仲間たちがいることについて述べてきましたが,その多種多様なスタッフがいるからこそ,今の看護組織が成り立っているわけですし,そもそも看護師は多種多様な患者に対応しているわけですから,多種多様な価値観を持った人へのコミュニケーションはまったく難しいことではありません。スタッフが辞めたくない,ずっと働きたいな〜と感じる組織をつくっていく上での要点をいろいろな理論も参考にしながら一緒に見ていきましょう。

解説

右脳も左脳も使う「支援者」としての視点を養う

　管理職になるまでに,マネジメントに関する理論を学んでいなくても,現場主義で,「看護師長はこんな仕事をする…」と漠然としたOJTでの「真似」を繰り返すことで身に付けた暗黙知であっても,

257

もちろん役に立ちます。しかし，後進の指導に役立てるためには明文化され形式知に変換していないと，後輩たちにとって分かりにくく，系統立てて学べません。せっかくの素晴らしい経験知も役に立たなければ宝の持ち腐れです。そこで，自分の学びを可視化するためにも，今では日本看護協会，都道府県看護協会のファーストレベル，セカンドレベル，サードレベルなどの認定看護管理者教育課程や各大学院の看護管理学における修士コースなどで学習を重ねている人も多いと思います。

　もちろん，これらの学習を重ねていなくても，素晴らしい看護師長はたくさんいます。ただ，理論と実践の両輪を鍛錬していないと，今までは何とかなっていたかもしれませんが，今後，我が国における医療組織のドラスティックな変革の中では，病棟経営者として**先読みできないことで保守的に行動してしまう危険**もあります。つまり，極端な表現で言えば，日常的にあまり脳梁を使わず，右脳中心の感覚的な判断で物事を進めることに慣れてしまうと左脳を使う客観的情報に基づく病棟経営に行き詰まりを感じてしまったり，数値を求められることを面倒に感じたり，中長期展望への組織全体の俯瞰視も感情論や経験論に終始してしまったりなど，今後，急速な多職種協働やICT化，IoT化が進んでいく医療界についていけない危険性が考えられます。

　医療組織の要は看護師長たちです。第4章でもコマの絵を載せましたが（P.182参照），コマのバランスをとり，組織の運営で大切なポジションを担っているのは，スタッフの支援者である看護師長です。その看護師長が，今までと同じような方法で組織運営し，生

ぬるい中途半端な小手先だけの業務調整や働き方の調整程度しかできないようであれば，組織の進化やスタッフたちの専門性や組織としてのパフォーマンスも成長できません。そこで，スタッフの支援者として，スタッフに対して，あるいは組織に対して，特に働きがいのある組織をつくっていく時に労務管理者として注目する項目について考えていきます。

実践のために

労務管理者として，支援者として組織の発展に寄与する

因習・慣習にとらわれることなく，流れに沿って進む

　流れに沿って進むといっても，言うは易し行うは難しです。特に働き方改革が進められている昨今，勤務表＝労務管理表を作るというのは，パターン化された勤務シフトしかなかったころに比べて，実に働き方も多様化していますので，とても大変な作業です。そのため，人間の頭で考える限界が到来し，勤務シフト作成ソフトが大活躍する時代になりましたね，と言いたいところですが，実はまだまだそれは緒に就いたばかりです。なぜなら，そもそも自動計算させるためには，そのプログラムのために可視化された条件や属性が必要なのですが，それがなかなか進んでいないからです。つまり，作成する看護師長たちの頭の中で行われているさまざまな条件を可視化して計算しないといけないのですが，その可視化がなかなか進んでいません。勤務表はスタッフの生活がかかっているわけですか

ら，永遠のベストセラーであり，自覚はなくてもスタッフからしてみれば勤務表作りをする人に嫌われたくないという気持ちが働いてしまうという組織内の微妙な力関係が生じていると言えます。

第4章で触れたワーク・ライフ・インテグレーションという言葉も，勤務表作成の上でどのような配慮が必要なのかということになると，やはり看護師長が作成するということで，どうしても看護師長の了見に影響されます。決して残業をしなくなることが人事なわけでもなく，子育て支援や介護支援を充実させることでもなく，究極は，お互いに相手のことを思いやりながら気持ちよく仕事ができる職場環境になるワーク・ライフ・インテグレーションもマネジメント次第ということにもなります。

最近，いろいろな働き方があってよいのだと，やっと日本人も認識するようにはなってきたようです。それでも中には，日本人として集団で生きる農耕民族のDNAを受け継ぎ，出る杭は打ち，他人と異なることを極端に忌み嫌う傾向を持ち，他者と一緒であることが当然のように感じる人もまだまだいるものです。しかし，分子生物学者のブルース・リプトン（Bruce Lipton）は，「DNAは不変ではなくその人の考え方が大きく左右する」と述べています[1]。一般的に言われている「日本人気質」なんていうものは関係なく，結局は育ってきた環境やその後の社会人としての環境によって人の考え方，とらえ方が異なるわけです。つまり，経験知だけではない新たな学習行動による多様な視点や価値観や文化を理解できるような認定看護管理者教育課程や大学院での学びという環境によって，あなたの考え方や生き方までも確実に変えることが可能なのです。であ

れば，ドラスティックな変革が始まっている働き方改革の中で，「働きがい」を考慮した労務管理を進める組織運営も，それを担う看護師長の価値観，また働きがいを感じる側のスタッフ本人たちの価値観が影響することになるので，同じ勤務表でも，その作り方，感じ方はさまざまです。千差万別，看護と同じです。今は，なんとなくまだまだ多様性がないな〜と感じている看護組織であっても，今後，さらにいかようにも変革できる“のりしろ”を持っており，未来の明るい変化が期待できるということです。とはいえ「主観」に影響される働きがいですから，すべての人が同じようなことに納得することはあり得ません。

　看護師は国家ライセンスを持ち，40〜50年，いや75歳まで働くことを推奨している我が国では，50〜60年看護師として働き続けることになります。そうすると，その間にさまざまなライフイベントがあり，個人の生活背景や生活者としての状況に合わせて働くことができる組織であることが求められます。20代で結婚し育児を経験する人もいれば，50代で結婚し育児と介護が同時に来る人もいます（いわゆるダブルケア）。あるいは独身で両親の介護を一人で担わなければならないという人もいますし，育児や介護とは無縁の人もいます。はたまた日本国籍で外国で育ってきた人，そもそも外国籍の人，家族が外国にいる人などなど，家族形態もいろいろならば，家族支援もいろいろです。ということは，宗教観も併せてさまざまな個人的な背景を持った多種多様なスタッフがいる中，いくらアファーマティブ・アクション（形式的平等ではなく実質的平等の確保のために法的に優遇されること）として障害者雇用促進法や

男女雇用機会均等法，高年齢者雇用安定法などがあっても，今までのような組織運営を望む管理職がいると小手先だけの「調整」になり，結局はずっと働き続けられ，夜勤もでき，健康で，できるだけ若い日本人に就職してもらいたいと望む，令和になってもいまだ昭和の感じの組織のままになってしまう危険性があります。

　実は，このようなアファーマティブ・アクションがあること自体，まだまだ差別意識が蔓延している証拠なのです。人生の中ではいろいろなことがあり，それがあったとしても，看護師という国家資格を活かして働ける環境というものを醸成することが，今，求められているインクルーシブな労働環境です。すでに組織成員（スタッフ）のほうは，因習・慣習にとらわれることなく，時流に沿って働く人が増えてきています。しかし，管理職側がそれについていけていない組織もあります。人の認識や思考の癖や考え方をすぐに変更することはとても難しいのです。その組織の状態を，クリス・アージリス（Chris Argyris）は組織成員を未熟なままにしてしまうのは，個人的要因ではなく，教育して潜在能力を活用する意識や機能がない組織に問題があると述べています[2]。

　未成熟・成熟モデルです。このモデルに即して考えると，そのような組織は結局，組織自体も未成熟な組織のままとなってしまいます（**表**）。具体的には，仕事を縦割りにすることによって，組織成員は能力の一部しか活用されず，組織としてもその組織成員を未成熟としてしか評価できないわけですし，指揮命令がしっかりしているということは悪いことではないのですが，上位の管理職に従属的かつ受動的になることを強いられる環境となります。また，あまり

●表　アージリスの未成熟－成熟モデルの視点での組織成員

未成熟な組織成員	成熟した組織成員
受け身的行動	能動的行動
依存的	独立している
限られた行動様式	多様な行動様式
移り気で変わりやすい関心	一つのことをやり通そうとする深い関心
目先の短期的展望	先を見据えた長期的展望
他人への従属的態度	対等，もしくは上位にあろうとする態度
自己意識の欠如	明確な自己意識と自己統制

にもかっちりとした方向性を指揮される組織であれば，組織成員本人の自発的な目標設定を阻害することにもなり，管理の範囲を縦割りで狭めることで，組織成員の活躍の幅だけでなく能力の花を開かせる場も狭めることになり，自己統制の範囲を狭めることにつながると指摘しています。

　今，夜勤ができない看護師がいても，その人が自分がプロとして活躍できる場を求めている自律した看護師であるならば，いつかは後輩たちが子育ての時に協力してあげられるようなお手本先輩看護師になることでしょう。また，今，20代の若者として多くの社会的体験を積みたいと願っている若い看護師を将来への投資として温かく応援することは，その若い看護師たちが，30代，40代となった時に，今度は後輩たちを温かく応援できる先輩看護師となるでしょう。オタガイサマの心のない人が多ければ多いほど，その集団は因習・慣習にとらわれてしまい，それを組織のせいにしてしまいかねません。因習・慣習にとらわれることなく，個人の社会的背景や管理職として多職種と連携するために左脳を使う，未来予測がで

きるスタッフ支援が可能な管理職が配置されているかということも組織発展にとって重要です。右脳も左脳も使える管理職であり，管理職自身が自分の人生を楽しめる主観的幸福感のある管理職でありたいものですね。

タイミングを逸せず，具体的なフィードバックを実行する

　神経物理学者のキャンディス・パート（Candace Pert）は，「人間は，褒められると脳からエンドルフィン，セロトニン，オキシトシン，ドーパミンのような幸せ感を増強させる化学物質が出る」と述べていますが[3]，これらの物質は幸せ感を感じ，溢れ出るケアリングの精神を培います。また，「怒る」と「叱る」は違うことは自明ですが，相手のことを思い，もっと輝いてほしいために「叱る」というフィードバックをする時でさえ，タイミングによっては幸せ感を感じる脳内物質を放出させることもできます。もちろん，一人の成人としてプライドを持っている専門職なのですから，人前で叱ることは避けたいですね。陰で叱って，表で褒める，まさにスタッフの育成，管理職の人財育成は，「個」育てそのものです。成人学習（アンドラゴジー）の視点については次章でお伝えしますが，決して，支援するほうが上で，支援されるほうが下という考えに支配されないことが大切です。

　これらを実践するために，例えば，普段からメモを取ることも一つの方法です。ちょっとしたことって忘れてしまいますよね。そこで，筆者の例で恐縮なのですが，もし褒めるタイミングを逸したとしても，具体的にその褒める内容を伝えられれば，まるでその時に褒められたように幸せ感を増す脳内物質が出てくると考えます。一

264

人で育成可能な人数は20人程度と言われますが，実際にはもっと仲間はいます。そうすると，誰がどんないいことをしていた，という褒める材料も，その瞬間は素敵！と思っても，いろいろしていたら忘れてしまうことがあるので，メモを持ち歩き，具体的な場面に関して褒める，ということを実践しています。

対立関係が生じても，新たな洞察による代替案を呈する機会ととらえる

　いくら流れに沿って因習・慣習にとらわれることなく，タイミングよくポジティブフィードバックをして，組織全体の流れをイマドキに変革しようとしても，一人ひとりの組織成員は専門職としての自負心があり，行動パターンがすぐに変わるとは限りません。認識パターンはさらにすぐには変わりません。その時には，相手の社会的脈絡を理解した上で，自分の支援策との折衷案を出してみるのも一つの方法です。「いかにして**前例や既成概念にとらわれず，新しい大胆な発想で患者のために組織行動を立案するか**」という視点，すなわち社会の変動への関心を持ちつつフレキシブルな考え方と全体を俯瞰視する能力を持って，決してこれまではこうしていたからという根拠のない右脳での判断をせず，時流に即しながらも組織のことを考えた内容を提案してみるという行動が管理職には求められます。

　同じくスタッフたちも，そういう視点で意見を言ったり行動したりすることができる心理的安全の確保された組織であれば，とても建設的な組織文化であり，未来への適合度はばっちり！と言えます。ともすれば，管理職の顔色をうかがいながら，勤務表への影響を恐れているような組織においては，建設的な意見をスタッフが

持っていても言えません。言える雰囲気を持っている部署，すなわち心理的安全が確保された組織は，患者のために，そして組織のためにとてもよい改革行動がとれます。

誤謬（誤り・間違い）は学習チャンスであり，すべての事象・現象をデータでとらえる

　医療職はとても慎重な人が多く，特に真面目な看護師ほど，石橋を叩いて渡る…いや，叩くだけではなく，叩きすぎて，叩き割って粉々になったものを自分の手で作り直して初めて安心して渡る…というような慎重派が多いのではないでしょうか？もちろん人の命を預かる仕事をする我々としては，間違いがあってはいけないという気持ちが強く働くのは当然です。しかし，患者へ直接被害があるようなことでなければ，組織運営として「まずはやってみる！」という姿勢は，どんどん変化していく社会についていくことができる組織をつくる上でとても大切なことです。

　ネガティブな思考にとらわれ何も行動しなければ，失敗すらせずに時間だけが過ぎ，世の中に取り残されて，「ゆで蛙」になってしまいます。管理職，例えば看護師長だから失敗は許されない，そんなことはないのです。むしろスタッフが専門職として最大限の可能性を発揮できるためには，どんな環境がよいのか，試行錯誤してうまくいかなければさらにスタッフの力を借りながら，全体でよい方向に持っていけばよいのです。**支援を受ける力「受援力」**です。バリバリのキレッキレの凛とした，「あたし，失敗しないので！」と決めセリフを言うTVドラマのような看護師長であり続けたいかもしれませんが（苦笑），受援力をフル活動させる看護師長のほうが，

266

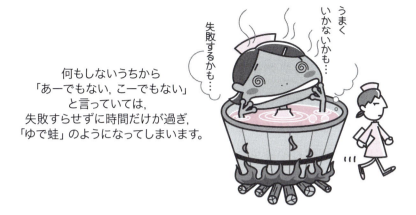

スタッフも看護師長支援をしやすいと思いますよ。

　我々の仕事は，患者の幸せを支援することです（だからこそ自分も幸せでなければ…）。直接ケアはスタッフですが，間接ケアは看護師長として，また看護部長として実践する機会はいくらでもあります。働きがいのある組織をつくり，一生働き続けられる職場環境となれば，スタッフの学習環境も整えられるので，ひいては患者への質の高い直接ケアにもつながります。入れ替わりが激しく，人がどんどん辞めていくような組織では，患者も不安でしょうし，人が入れ替わるということは改めて教育が必要となり，一時的にでもケアのレベルは下がってしまいます。逆に，ほかに働く施設がないから辞めずに怠惰的に仕事をしている（サラリーマン看護師，捌き型看護師），そんな人が多いと，人の入れ替わりはないかもしれませんが，流れの淀みから苔の生える濁った水，最悪は腐った水のように，質の低下をもたらしてしまいます。それらを防ぐため，すなわち患者のために，どんな職場環境がよいのか，いろいろ試してみたらよいのです。**失敗してもいいのです。それは失敗と言いません。うまくいかない方法を発見したのです！**

また，未だに「看護は心，数値化することなんて，簡単にできるものではない」とか「数値では表せないものがたくさんある」という看護師もたくさんいます。確かに目に見えない部分もたくさんあります。しかし，もはや多職種連携が必須の時代，行政や外部団体や特に医師や事務長や理事長などは，目に見えないモノではすぐには動きません。やはり目に見えないモノでも，何かしらデータに意味づけし情報化したもので表すということが必要になります。確かにそれは面倒です。それでもデータを集めて現状を把握しようとするその行動は，よりよい組織運営のために必須です。そのデータをいかに解釈し，現場に還元するかということを真剣に考えるうちに，いつの間にか，何を従属変数とした時に，何が独立変数だから，じゃ〜この独立変数を操作してみよう！というように組織行動を計画的に考えることができます。とりあえず，あれしてみよう，これしてみようという行動よりもよりエビデンスに基づいているので，たとえ変数として明確に表すことが無理な現象でも，その周辺としてさまざまな工夫をすることは可能になります。

　さらに，多職種や外部とのやりとりの場面でも，反対意見をただ言うのではなく，自分だったらこういう理由でこう考えるという代替案も示しやすくなります。誰かの意見に反対するのは簡単です。しかし，反対する時には，必ず自分だったらこういう理由でこうします，ということが言い添えることができる管理職になることが組織発展に欠かせません。その時に普段から，根拠をとらえる訓練をしていれば，こういうことはどうだろうかという反対意見もエビデンスに基づき堂々と発言できます。面倒くさいかもしれませんが，

物事を客観的にとらえる，自分で考える，失敗を恐れない管理職として自己成長を楽しみましょう。その時こそ，認定看護管理者教育課程や大学院での学習は非常に役立ちますので，ぜひお勧めします！中島ゼミへの入学もどなたでもどうぞ～！

　悔しいですが，院長や事務長など他職種からは，よく「看護は看護職のことばかり考えて，ほかの職種のことを考えていない」「自分たちの労働環境のことばかり感情的に主張して，他の医療職や事務職のことなど棚に上げて議論している」と言われます。その理由は，データ化が下手だからと考えます。筆者は，これらの意見に納得できない部分もありますが（苦笑），少なくともデータ化して理由を明確に提示できれば，感情論だけで処理していると思われなくなるのではないでしょうか？

　コーチングの神様と言われているマーシー・シャイモフ（Marci Shimoff）は，「幸せ感の敵は，思い込みや錯覚だ」と述べています[4]。**主観でしか判断しない客観性に欠ける一面的思い込みや錯覚は，結局，自分自身を苦しめることにもなる**のです。失敗したら，その失敗をした自分を想像し，そうなりたくないと想像するのではなく，失敗から学ぶという永遠の改善思考で物事を進めていく，そんな視点を管理職が持っていると，それだけでスタッフ支援への態度が異なってきます。

共に支援し合う対等な姿勢がある

　これまで何回も出てきていますが，看護部長はディレクションのプロ，看護師長はマネジメントのプロ，そしてスタッフはクリニカルケアのプロであり，お互いがプロということを認め合う姿勢は大事で

す。それだけではありません。医療はチームです。その中で，いろいろな他職種の人ともどちらが上だの下だのという既得権益に終始し争うのではなく，すべては患者のためにどうあるべきか，という視点で共に協力し合いながら，つまらない見栄など脱ぎ捨てて，医療者としての原点に回帰する姿勢が大切だと考えます。

　働く人々のキャリア発達と生きがいに関する研究を続けている小野の報告[5]によると，生きがいの対象について言及する中で，男性も女性も「家族・家庭生活：家族に恵まれた」という項目が1位ということでした。一方，配偶者のない看護職が60％を超える対象では，「自分らしく生きる」が1位で「家族・家庭生活」は2位でした。これらのことは，ワーク・ライフ・インテグレーションのとれる働き方を考慮する上でも，人生のさまざまなエピソードがあって何を生きがいにしているかという価値観の違いを認識することが大事であることも表しています。

　自己の置かれた人生の状況に合わせた働き方ができる組織を望んでいるということですから，若い看護師が介護世代の大先輩看護師たちを支援し，逆にその若い自分探しをしている看護師たちをいつかは終わる介護世代の大先輩たちが支援する，また少子高齢化に寄与してくれている子育て世代を支援することで社会貢献にもつながります。そして，インクルーシブな環境として，その人が可能な能力を組織に貢献できる環境をつくっていくことで，お互いを支援しながら，チーム医療を展開でき，切れ目のないユビキタスケアを実現できる本物のチームへと発展することができます。

チェックポイント！

- 右脳も左脳も使う組織の俯瞰視能力は，訓練しなければ身につかない。そのため上級の認定看護管理者教育課程や大学院などで経験知や感情論ではない組織のとらえ方ができるように訓練することをお勧めする
- タイミングを逸せず，具体的なフィードバックを実行するためにすべての事象現象を変数に変換してとらえられるぐらいになれば，反対意見の時にただ反対するのではなく，自分であればこう考えるという代替案も一緒に提示できる建設的な組織運営へ発展する
- 時流に即した組織運営に向けて組織自体も因習・慣習から脱却し，組織成員の成熟を邪魔しないように，インクルーシブな組織として変化を遂げる，その中心的役割は看護師長である

お役立ち参考資料・文献

　組織の罠，なんてドキッとするタイトルです。要は組織で雁字搦めになっている状況から自己実現に向けてどのように組織運営をしていけばよいのか，パラダイムシフトの必要性をす〜っと読める書籍です。訳者がうまいのか，難しい表現もす〜っと頭に入ってきます。

- **クリス・アージリス著，河野昭三監修，翻訳：組織の罠，文眞堂，2016.**

引用・参考文献

1）マーシー・シャイモフ著，茂木健一郎訳：Happy for No Rea-son「脳にいいことだけをやりなさい」，三笠書房，2009.

2）クリス・アージリス著，伊吹山太郎，中村実翻訳：組織とパーソナリティー─システムと個人との葛藤，日本能率協会，1970.

3）前掲1）

4）前掲1）

5）小野公一：働く人々のキャリア発達と生きがい─看護師と会社員データによるモデル構築の試み，ゆまに書房，2010.

6）中島美津子：「師長の評価」〜評価とは相手をもっと素敵に輝かせる「支援」，看護部長通信，Vol.7，No.6，2010.

7）中島美津子：師長の評価その2〜支援者としての師長評価の視点（後編），看護部長通信，Vol.8，No.2，2010.

第6章
発達課題から考える「個」育て

❶モチベーションとパフォーマンス
マネジメント（目標管理）

学習目標

プラスとマイナスの意味も含めた仕事に対する「スイッチ」というモチベーションと，組織のパフォーマンスマネジメント向上のための目標設定および秩序維持に向けたルールについて理解できる。

　人は，ある欲求を満たすために行動し，それが満たされると，次の欲求に向かって行動します。これは経験的にも分かることだと思いますが，この時の高次を目指すための行動を起こすそのスイッチを「動機づけ」と言います。動機づけのさまざまな理論を知ること

273

で，スタッフへの理解を深めましょう。

また，組織のパフォーマンスを向上させるためには，組織目標の設定と秩序ある組織運営が求められます。具体的にどのような目標設定をすればよいのか，なぜルールの逸脱が起こるのかということも学び，組織全体の目標から個人レベルの目標までを連続性を持たせて一体化し，個人と組織のパフォーマンスを向上させるパフォーマンスマネジメントを考えてみましょう。

解説

モチベーション理論でスイッチを理解する

第1章でも述べましたが，もともと，それまで組織の歯車的存在だった組織成員一人ひとりに焦点を当てはじめたのはメイヨーらのホーソン工場の研究からです[1]。いくら就労条件などの外発的動機づけをよくしても成果との関係が見いだせず，組織という集団への心理的つながりの影響として人間関係論が動機づけに影響するということを発表しました。しかし，確かに人間関係や心理的動機づけは大事である一方，それだけではなく，なぜやる気が出て努力するのか，という内発的動機づけや目標管理からの研究が盛んになり，その後，動機づけ（スイッチ）としてマイナスでもプラスでも目的を持ちつつ仕事をすることの有用性が認められてきました。

モチベーションに関する理論

①マズローの欲求階層理論

アブラハム・H．マズロー（Abraham H. Maslow）の欲求階層

理論は，おそらく一度は聴いたり見たりしたことがあると思います。マズローの理論はとても分かりやすく[2]，低次の欲求が満たされると次の欲求が現れて，また次の欲求を満たそうというエネルギーが働くという考え方です。

●図1　欲求階層理論

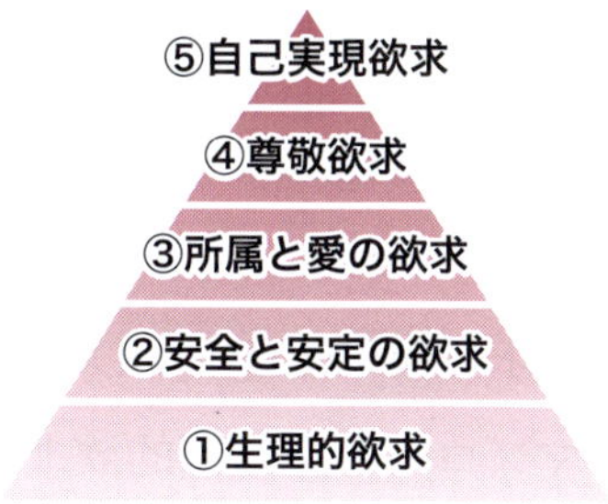

⑤自己実現欲求
④尊敬欲求
③所属と愛の欲求
②安全と安定の欲求
①生理的欲求

人々が低次欲求から高次欲求へ段階的に，一段ずつクリアしながらシフトしてくという理論です。

　図1の①〜④は，欲求を満たすために行動をとる「欠乏動機」と言われています。そのため，欠乏することなく，満たされると低次欲求が解消されたこととなり，その動機づけは低下・消滅し，次の段階へ進み，最終的に⑤の自己実現欲求に辿り着き，完全な人間となる…というように満たされたら次へという，段階的にシフトしてくという考え方です。⑤は，欠乏動機ではありません。一時的に解消され，満たされたとしても，人は自分の可能性や理想をずっと追い求め，創造的に行動しようとする生き物ですから，⑤の段階が人間として完全な人間になり得た状態であり，「人間とは」という視点でのモデルとなります。もともと，マズローは組織経営というよりは，むしろ人間とは何かということを問い続けた人間形成に関する心理学の研究者だからこそ，このような結論になるわけです[3]。

②アルダファーのERG理論

　さて，マズローの人間形成に関する理論から，「人間」に焦点を当てた部分を継承しつつも，具体的に仕事における動機づけの行動

●表1　ERG理論

- 生存欲求（existence）
- 関係欲求（relatedness）
- 成長欲求（growth）

理解に発展させたのが，クレイトン・P．アルダファー（Clayton P. Alderfer）のERG理論です（**表1**）。生存欲求（existence），関係欲求（relatedness），成長欲求（growth）の頭文字をとってERG理論と言われています[4]。

マズローの「生理的欲求」「安全と安定の欲求」は生存欲求（existence）に当てはまり，賃金や労働条件などが含まれます。同じく「所属と愛の欲求」「尊敬欲求」は関係欲求（relatedness）に当てはまり，家族や同僚・上司・友人などの重要他者との関係への欲求などが含まれます。そして，「自己実現欲求」を成長欲求ととらえ，自分らしく創造的に生き続けたいという高次の欲求を指します。

アルダファーのERG理論はマズローの欲求階層理論よりも，より仕事の視点が入っています。マズローの欲求階層理論では，欲求は段階的に出現し，一つひとつの低次欲求がそれぞれ解消されて次の段階へ移るため，低次の欲求とより高次の欲求が同時に現れることの説明はありません。しかし，人はさまざまな状況を行きつ戻りつしながら成長していきます。アルダファーは，低次欲求と高次欲求は同時に出現することもあると述べています。低次欲求も高次欲求も連続的につながっていると考えるからです。

③マクレガーのXY理論

次に，第5章でも登場したマクレガーのXY理論です。組織目標の達成のために，管理職から見た組織成員の理解が2通りあるという考え方で，もともと怠け者であり指示待ち，責任を負いたがらないというX理論で理解するか，仕事に喜びを感じ，創造的に働き，自

己実現欲求を持っているY理論で理解するか，それによって対応が異なるという理論です[5]。もともと怠け者で，生活のために仕事をしているかもしれませんが，プラスの動機でもマイナスの動機でも，動機は大事です。どちらがよいとか悪いとか，そういうことではなく，組織には，その2種類の組織成員がいると述べています。であれば，生産性向上のためには，もともと怠け者であり指示待ち，責任を負いたがらない組織成員であったとしても，動機づけられる方法が分かれば，組織としてのパフォーマンスの向上が期待できます。一方，個人と組織の欲求を切り離して考えるのではなく，関連づけて行動できるようなかかわりをしていくことで，Y理論の人たちは創造的な働き方による喜びを享受できるという考え方です。実は，マクレガーは，あえてXとYの理論を示すことで，経営者にY理論で経営することが大切だと気づいてほしくて発表したとも言われています。

④マクレランドの達成動機理論

同じく目標や目的達成とのかかわりの視点では，デイビッド・C．マクレランド（David C. McClelland）の達成動機理論があります[6]。確かに賃金なども大事ですが，マクレランドは，社会の成長や衰退が人々の達成動機に反映されているということを研究し，3つの視点について論じています。後に「回避欲求」を加えて4つとしていますが，まずは主に3つの動機について論じました。組織に所属することを望み，親しい友人を求める「親和欲求」，他人に影響を及ぼしたり，支配したりしたいという「支配欲求」，目標を設定し，より高い基準に到達しようとする「達成欲求」です。

親和欲求はマズローの所属と愛の欲求に値し，支配欲求は尊敬欲求，達成欲求は自己実現欲求にそれぞれ値します。この3つの欲求がそれぞれ強い人がいるという考え方です。親和欲求が強い人は，競争よりも協調しながら互いに深い人間理解を求め，みんなで仲良く仕事をしたいという動機づけとなり，支配欲求の強い人は，他人に指示されるよりも自分で責任を持ってやり抜きたいという動機づけになり，より高い目標に到達したいという達成欲求の強い人は，自ら努力して他者に負けたくないという動機づけになるという考え方です。しかし，研究を続けるうちに，達成欲求が高いことと仕事の成功には相関関係がない，ということに気づき，その後，コンピテンシー研究に傾倒していきました。実は，マクレランドは動機づけというよりもコンピテンシー研究の祖として有名です。

⑤ハーツバーグの二要因理論

　最後に，フレデリック・ハーツバーグ（Frederick Herzberg）の二要因理論（動機づけ－衛生理論）について触れておきます[7]。この理論は，動機づけに関する研究というよりも，もともと職務満足の研究でした。その結果から，満足に影響を与える要因を「動機づけ要因」，逆に不満足に影響を与える要因を「衛生要因」として導き出しました。動機づけ要因が満たされていればもちろん満足しますが，満たされていなくても不満が大きくなるというわけではなく，ただ単に「満足ではない」というだけであることを示しています。また，いわゆる労働環境に値する衛生要因が満たされれば満足を高めるのかというとそうではなく，ただ単に「不満足ではない」というだけであることを示しています。

つまり，満足という主観的状況は，満足に影響を与える動機づけ要因により，いったん満足であると感じるけれども，またさらに欲求が生じるため，仕事への動機づけがトーンダウンしてしまうという特徴があると言われています。ハーツバーグは職務満足の動機づけ要因は賃金だけでなく，待遇，作業環境，上司，同僚，経営方針など多岐にわたるため，その後，Quality of Work Life（労働生活の場）に関する研究へと発展させていきます。

実践のために

個人と組織をつなげるパフォーマンスマネジメントを確立する

目標の必要性

　第2章で学んだように，今，医療・介護現場では現状に即した改革がどんどん進められ，直近で言えば2018年の医療・介護・福祉に関連した報酬のトリプル改定や2025年に向けた地域医療構想，2040年に向けた地域包括ケアシステムが進展しています。自組織の置かれている地域が何を求められているのか，その地域の将来像を「想像」し，組織発展を考え，組織を「創造」していくのが組織マネジメントです。組織運営は理事長や院長の「思い」だけではなく，地域に愛される組織としてその形態を変化させながら何百年も生き続けるようにマネジメントする必要があります。

　人間は致死率100％の生き物ですが，組織はそうではありません。そうなると，未来の組織で活躍するスタッフの将来をまったく考え

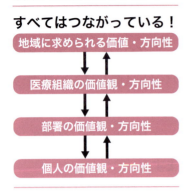

●図2 地域と個人のつながり

ない無責任な管理職なんていりません。第2章でも触れましたが,入職したスタッフが健康でずっと働き続けられる環境があれば,「この組織にいたら,自分も輝けるかも!」と思い,辞めることなく,50年先までずっと働き続けてくれる可能性もあるのです。我が子のことを考えない親がいないのと同じように,組織を発展させるためには,スタッフや組織の方向性を考えて,どのような組織成員が必要なのか,スタッフに何を求めるのか,組織の理念・目標に即した「人材育成ビジョン」の明示,つまり目標の提示が必要です。その結果,自組織へのミスマッチ入職を防ぐこともできます。それが**図2**です。

地域に必要とされる愛される組織としての理念・目標があり,それに即して事務部・薬剤部・看護部・リハビリテーション部など部門ごとの理念・目標があり,それに即して各部署の目標があり,それに即して個人の目標があるわけですから,国の動きと地域と組織と部門と部署と個人は,実はとても密接につながっています。この方向性をそろえていくことこそ,組織の中で強力なグループダイナミクスが働き,多少のことがあってもびくともしない,地域に根差した強い,選ばれる組織になっていくのです。

目標(ゴール)が存在しないということは,真っ暗な洞窟を手探りで進んでいるようなものです。いくらその方向へ進むという「目的」があったとしても,具体的な「目標」が分からなければ行動の

見通しが立ちません。見通しが立たないと人間は不安を感じます。具体的な目標があるからこそ，到達するために具体的にどうすれば

●表2　目標のあり方

Specific：具体的であるか
Measurable：測定可能であるか
Attainable：達成可能なレベルか
Result-based：成果に基づいているか
Time-oriented：期限が明確か

よいのかを考えて行動します。それが習慣化するといちいち考えていないように感じますが，実は目標達成しながら生きているのです。

　例えば，真冬に半袖半ズボンで外出する人はいません。外気を確認し，真冬であれば，低体温や凍傷などによって体調不良を起こさないために，恒温動物でありながらも暖かい服装を選択し体温の維持という目標を達成させています。でも，こんなこといちいち認識していませんよね。習慣化されると無意識的に目的的な行動がとれるのです。組織も生き物です。とりあえずその日暮らし…という組織には成長はあり得ません。決して大きく高尚な目標のみを掲げることなく，具体的にクリアできる短期目標，努力が必要な中期目標，それらの集積で達成することができる長期目標を設定します。その時，目標設定はスマート（SMART）にと言います（**表2**）。

　これもまた，看護過程と同じです。患者目標を立てる時，抽象的な表現では，どうなったらそれがクリアできたのかということが評価できませんから，私たち看護師は，常に**表2**に気をつけながら，患者の価値観や求める幸福を鑑みた患者目標を立てています。それを組織に当てはめるだけです。例えば，日々の病棟会や部署会議の中で何か問題が発生した時には，おそらく改善行動をとることとなりますが，その時に日常的に組織の理念や目標，つまり組織の幸福

● 表3　専門職のモチベーション

- **Autonomy【自律】**
人生の方向を自分で決めたいという欲求
- **Mastery【向上心】**
何か大切なこと・ものに対して上達したい、成功したいという欲求
- **Purpose【目的】**
自分自身のことよりも何か大きなこと・もののためにしたいという欲求

ダニエル・ピンク著，人前研一訳：モチベーション3.0―持続する「やる気！」をいかに引き出すか，講談社，2015.を参考に筆者作成

を鑑みながら組織目標の達成は個人目標の達成の集積であるため，個人と組織とのつながりを認識させる機会を設けていると思います。ところが，私たち専門職集団は自立・自律しているため，いちいち組織の理念に戻らなくても専門職としての日々の行動を決めていくことができるため，日常ケアではあまり組織目標の存在を認識していないかもしれません。だからこそ，組織と個人のベクトルをそろえるパフォーマンスマネジメントは重要なのです。

目標達成のための組織内ルール

　組織内になぜルールが必要なのでしょうか。ルールがなければ無秩序となり，組織が成り立たないと思われているかもしれません。しかし世の中には，ルールがない組織もあります。特に，専門職の成果を上げるモチベーションとして**表3**の3つが挙げられていることを鑑みれば，専門職である私たちは細かいことに縛られてしまうと，想像力と創造力の育成が阻まれてしまいます[8]。

　しかし，自由には責任が伴うため，人はルールや決まり事があったほうが安心して仕事ができると感じる人たちもたくさん存在します。特に看護師は決まり事を求めますので，スタッフはルールを組織に求めます。それには，私たち医療組織は「自由でいいよ」と言えない状況が多々あり，ルールがあったほうが物事が進めやすいと

●表4　ルールが守られない3つの問題点

管理・監督者の認識不足：ルールの必要性・重要性の不理解
スタッフの認識不足：周知不足，上司との不協和
現場とのミスマッチ：成果を出せない内容

安達悠子他：看護業務における違反事例の収集とその心理的生起要因に関する検討，
労働科学，Vol.83，No.1，P.7～23，2007.,
大塚康男：新版 自治体職員が知っておきたい危機管理術，ぎょうせい，2013.
を参考に筆者作成

いう特殊な組織ということがあるかもしれません。医療組織は，一人で仕事を進めることはできず，必ずチームで仕事を進めていく組織だからです。他職種，多職種の連携なしには成果は得られません。特に人の命，人生にかかわる仕事ですので，最低限のルールは必要となります。ルールは，縛り付けるためのものではなく，お互いに，仕事をスムーズにするための「潤滑剤」，そして成果を出すための「原動力」のようなものです。

　しかし，目標達成による組織の成果のための組織のルールがなかなか守れないこともあります。その原因は**表4**の3つに大別できます。

①管理・監督者の認識不足

　1つ目は，管理・監督者の問題です。これは，ルールを周知して実施させる管理・監督者のほうが，ルールの基準や必要性を理解していないために十分な説明ができない場合です。そのため，守らないスタッフがいても，それを指導する必要性を感じないので，守られていない状況がそのまま放置され，守るにはどうすればよいかという組織改善行動にもつながりません。

②スタッフの認識不足

　2つ目は，スタッフ側の問題です。もちろん，管理・監督者がその

必要性を適切に説明できない場合は，おのずとスタッフもその必要性を理解しないので，場合によってはルールそのものを知らないということもあります。または，管理・監督者との協働体制がない場合も，スタッフのモラールが低くなり，ルールを逸脱することが出てきます。

③現場とのミスマッチ

最後に3つ目ですが，ルールそのものに問題がある場合です。例えば，現場をよく知らない人たちだけでルールを作成してしまうと，現状とルールのミスマッチが生じ，そもそもそんなルールなんて守れない，ということに陥ってしまいます。そのような場合，現場のスタッフはそのルールが障壁となり，生産性も低くならざるを得ず，質の低下，組織のパフォーマンスの低下となります。あるいは，令和になったというのに，いまだ昭和時代から見直しをしていないルールであり，時代錯誤によりそもそも守れない状況ということもあります。

* * *

以上のような理由から，組織の中でうまくルールを運用するには，現場に即したルールであると同時に，作成プロセスからスタッフに参加してもらうと，より守られやすいルールとなります。あるいは，すでにある一度出来上がったルールでも，ずっとそれを順守しなければならないというわけではありません。**ルールとは，組織をうまく運営するための「潤滑剤」であり，成果を出すための「原動力」**ですから，組織の外部環境の変化やスタッフの価値観の変化などに伴い，常に見直しをしていくことも大切です。組織が発足してから30年，50年もたってもそのままの就業規則は，そろそろ変

更したほうがよいと考えます。もう時代は令和ですから！また，まだまだ多職種の連携が少なかった時に比べ，今は多職種連携（IPW：inter-professional work）が重要です（第2章参照）。業務に対するルール，例えば業務分掌を明確にし，地域での活躍も求められている中で，看護師もダブルワークもOKにするなどのルールが必要です。前項のPDCA（Please Don't Change Anything）の案外3つ目の現状に即していないということが多いのではないでしょうか。

ルールは守るものですが，守ることが目的となっては本末転倒です。守ることで組織パフォーマンスが向上するようなルールでない場合は，時にルールの変更も必要なのです。

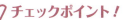

チェックポイント！

- モチベーションにはマイナスもプラスもあり，それが行動の「スイッチ」となる
- 組織のパフォーマンス向上のためには，組織と個人をつなげた目標の設定が重要である
- 組織のパフォーマンス向上のためには，秩序を保つためのルールも必要である

お役立ち参考資料・文献

　モチベーションにはプラスとマイナスがあるといっても，どのような
ものがあるのか，またどのようにそのスイッチを入れていくのか，具体
的なより高次な内側からのモチベーションのスイッチをONにするため
の学習を深めたい人は，ダニエル・ピンクのモチベーション3.0をお勧
めします！ポジティブ心理学をベースに自分自身のエネルギーも満たさ
れていきますよ〜！

- ダニエル・ピンク著，大前研一訳：モチベーション3.0―持続する「や
る気！」をいかに引き出すか，講談社，2015.

引用・参考文献

1) 須田敏子：組織行動―理論と実践，NTT出版，2018.
2) アブラハム・H. マズロー著，小口忠彦訳：人間性の心理学―モチベーション
とパーソナリティ，産業能率大学出版部，1987.
3) アブラハム・H. マズロー著，金井寿宏訳：完全なる経営，日本経済新聞出版社，
2001.
4) Clayton P. Alderfer, An empirical test of a new theory of human needs,
Organizational Behavior and Human Performance, 4 (2), pp142-175, 1969
5) ダグラス・M. マクレガー著，高橋達男訳：企業の人間的側面―統合と自己統
制による経営，1970.
6) デイビッド・C. マクレランド著，梅津祐良，横山哲夫，薗部明史訳：モチベー
ション―「達成・パワー・親和・回避」動機の理論と実際，生産性出版，2005.
7) フレデリック・ハーツバーグ著，北野利信訳：仕事と人間性―動機づけ―衛生
理論の新展開，東洋経済新報社，1968.
8) ダニエル・ピンク著，大前研一訳：モチベーション3.0―持続する「やる気！」
をいかに引き出すか，講談社，2015.
9) 安達悠子他：看護業務における違反事例の収集とその心理的生起要因に関する
検討，労働科学，Vol.83，No.1，P.7〜23，2007.
10) 大塚康男：新版 自治体職員が知っておきたい危機管理術，ぎょうせい，2013.
11) 中島美津子：看護部目標，病棟目標を病院経営と連動させ，成果を上げる目標
マネジメント，看護部長通信，Vol.17，No.1，2019.

第6章 発達課題から考える「個」育て

❷スタッフ育ては成人教育だけの視点ではなく「学習者」の視点が大事

学習目標

> おとな（成人）を育てる時には，おとな（成人）であることへの配慮が必要であることを理解し，「看護師クリニカルラダー（日本看護協会版）」などを参考に効果的な学習支援を考えることができる。

　「教育」と「学習」は，厳密に言えば異なることは分かっていますが，どちらかと言えば「教育」は"上から目線"で，「学習」は"当事者目線"，同じ高さの目線という感じがしませんか？

　「教育」は，何となく「先生」と言われる「知識をたくさん持っている人」が，児童・生徒・学生に自己の知識の一部分を開示し，その開示された情報を児童・生徒・学生たちが教授する，という構図を思い描きますよね。一方，「学習」の場合は"当事者目線"，つまり児童・生徒・学生たちが何を学び，何を感じ，何を望んでいるのか，同じ高さに立って考え，試行錯誤しながら，彼ら自身が学ぼ

287

うとする行動を支援していく立場を思い描きますよね。だとすると，「教育」が受け身的な構図に対して，「学習」は能動的で，個人自らが学ぼうとする姿勢とも感じませんか？ということは，「教育」と「学習」の違いは視座の違いであるとも考えられます。

解説

「教育」と「学習」の違いは視座の違いである

ペダゴジーとアンドラゴジー

　もちろん，保育園児，幼稚園児，小学生のように，自己の確立が未熟で経験もなく，さまざまな認知を形成している未熟な学習者には，いわゆる子どもへの教育，「ペダゴジー」と言われる教育的かかわりが重要となってきます。教育の王道という感じですよね。これは，学習者よりも有能な教授者が学習者に情報を「伝達」し，学習者がそれに「反応」し，その反応を基に教授者が反応の善悪を「評価」し，学習者にその「評価」を情報としてフィードバックするという「教授―学習モデル」です。

　しかし，おとな（成人）の場合は，「教授―学習モデル」ではおそらくうまくいきません。なぜなら，すでに確立された自己と経験による認識があるため，単なる受動的学習に終わらず，経験と結びつけて理解するからです。子どもたちへの教育をペダゴジーと言いましたが，このおとな（成人）に対する教育を「アンドラゴジー」と言います[1]。

アンドラゴジー教育の視点でのかかわり

　アンドラゴジー教育について見ていきましょう。少し理論的に説

明すると，おとな（成人）という「学習主体」が能動的に「環境」に働きかけ，それと相互作用することにより，学習者の頭の中の心的構造（シェマ）が変容することがおとな（成人）の学習だと言えます。まさにこれは，小児看護学で皆さんが学んだジャン・ピアジェ（Jean Piaget）の認知発達におけるシェマ形成と同じです。学習主体が能動的に環境に働きかけ，それと相互作用することにより，学習者の頭の中の心的構造（シェマ）が変容する学習環境です。この時の環境とは，物理的な環境だけでなく，人的環境も含まれています。

　さらに，おとな（成人）の学習は自分の経験知と結びつくと「あ，それって，そういうことだったんだ！」「私だけじゃなかったんだ」などと納得します。いわゆる"腑に落ちる"という感覚です。この腑に落ちる感はとても大事です。それからスタッフを育てるとは，きょうだいの育ちと同じです。一つの家庭で同じ両親，同じような環境で育っても，異なる人格の子どもたちとなりますよね。上の子ではうまくいったことが下の子ではうまくいかなかったり，逆に上の子では失敗したことも下の子では案外すんなりうまくいったりなど，一人ひとりの個性によってその育っていくプロセスも異なります。そうすると，自ずと親としての接し方も異なります。友人や習い事，学校や地域とのかかわりなど，その子どもの成長にさまざまな影響を与える環境によって，十人十色，千人千色となるわけです。ましてや看護師たちとなれば，看護学生としての教育課程や就職してからの現任教育の違い，職場の環境などが，個々人の価値観や判断がこれらの影響を受けて多様になることは容易に分かります。そ

れらを認識した上で，スタッフというおとな（成人）たちをどのようにして育てればよいのかを考えてみましょう。その時に役立つのが，**表1**のアンドラゴジー教育の視点でのかかわりです。

④や⑤に示したように具体的に経験することが望ましいと言われています。おとな（成人）の認識をスイッチ変換するためには，目に見えるような形で具現化する必要があります。

実践のために

おとな（成人）は自己評価の積み重ねでプライドを持って経験に基づきながら学習をする生き物であるからこそ，尊敬と支援という視点が大事である

クリニカルラダーを利活用する

具現化するのに役立つのは，実は看護界ではすでによく使われているものがあります。ご存じクリニカルラダーです。段階ごとに，何を学び，何が分かるようになり，何ができるようになり，何を目的として学習を進めていくのかが一つの表になっています。なぜあの表がよいのかというと，教育学的・学習理論に基づく根拠があるからです。ある段階において求められる資質を具体的に示し，そこに到達しているか，あるいはどこまで到達すればよいのかといった学習の方向性を示す「ルーブリック」と言われる評価基準表を使用する学習システムです[2]。

おとな（成人）は，受け身ではなく，自主的に能動的に自分の課題を持って何かに取り組むことが多いため，自分が今どの段階に来

●表1　アンドラゴジー教育の視点でのかかわり

①おとな（成人）は社会的役割の推移の結果として、ある成長局面で学習という場を踏む。そのため、それぞれの発達課題を持っており、その発達課題に合わせた学習のタイミングをする	・スタッフにはそれぞれいろいろな過去がある ・設置主体、地域性、組織から求められるもの、地域から求められるもの ・医師や管理職が周囲の仲間たちとうまくいく人とそうでない人がいる ・看護師になって経験が長い人と短い人がいる ・自分は適していると思っている人と、あまりそうでないと思っている人と、あるいは知ろうとしている人もいれば、かかわりを薄く保ちたい人もいる ・仲間のことをよく知っている	・スタッフたちが置かれている環境は千差万別（教育課程、家庭） ・経営的に黒字？赤字？
②人間関係の訓練でなければ、基本的には座学中心の発達課題を持った学習者同士でグループワークをすることが望ましい	・技術を学ぶという場面では、主体的に学びたくて参加している人とそうでない人は分けたほうがよい。（問題意識が似ている者同士のほうが、話し合いや学習が進みやすい。似たような課題を持っている人たちをグルーピングするほうが経験を身につける意味合いもあるため、アサーティブコミュニケーション技術を身につける意味合いもあるため、あえて異質の課題を持った者同士にすることもある ・ただし、人間関係に関する訓練の場合は、	
③おとな（成人）は直面している問題に対応するための能力を改善する過程として学習するため、そこに学習の焦点を合わせる	・遠い未来のことよりも、今、目の前に何か課題があれば、そちらに注意が行くため、自分が直面している課題が優先で、遠い将来の課題はどうしても後回しになる ・具体的にこういう視点で、という目で考えましょう、と口で言うだけでは、未来からの視点にはならない ・スタッフが何に困り、何につまずいているのかを具体的に確認する作業が必要である	
④学科よりも、問題（課題）領域に基づく学習カリキュラムとする	・日本の看護師は勉強好き。らんらくを並べても「知ってます〜」というべく言い訳じみた説明よりも、スタッフ自身がどちらをありたいと考えているのか、また組織に何を期待しているのか、具体的なことに焦点を当てたディスカッションが効果的（参加に感満載！） ・技術習得は座学だけでなく、実際を想定してシミュレーションをすることで何が自己の課題であるのかが明らかになる ・シミュレーションは経験的に自分でできると思っていたことを、新たな課題として発見できたり、さらに自分の強みや弱みを可視化したりできる	
⑤学習経験の設計は、まず学習者が持っている問題や関心を起点とするが、そこで終わらず、さらに発展させる	・スタッフはそれぞれに自分自身の課題、部署の課題など、自分と密接なさまざまな課題を抱えている。そのため、つい、その課題を解決することが目的となってしまいがちだが、もっと先のなりたい組織と、つくり上げたい自分、一つひとつの目標をクリアしつつも、そこで満足しないように少しずつゴールの質を上げていくほうが、やりがいを感じたり承認を感じたりする ・目の前のことばかりではなく、将来的な課題を早めにキャッチするために、その先にあるものを結びつけ発想をしていく ・シミュレーションなどで自分のこととして体験することにより経験学習が蓄積される	

松尾睦：職場が生きる、人が育つ「経験学習入門」、ダイヤモンド社、2019.
ウィリアム・ロスウェル著、嶋村伸明訳：組織における成人学習の基本、ヒューマンバリュー、2017.を参考に筆者作成

●資料　看護師のクリニカルラダー（日本看護協会版）

看護の核となる実践能力：看護師が論理的な思考と正確な看護技術を

定義		レベル	I	II	
		レベル毎の定義	基本的な看護手順に従い必要に応じ助言を得て看護を実践する	標準的な看護計画に基づき自立して看護を実践する	
看護の核となる実践能力	ニーズをとらえる力	【レベル毎の目標】	助言を得てケアの受け手や状況（場）のニーズをとらえる	ケアの受け手や状況（場）のニーズを自らとらえる	
		【行動目標】	□助言を受けながらケアの受け手に必要な身体的，精神的，社会的，スピリチュアルな側面から必要な情報収集ができる □ケアの受け手の状況から緊急度をとらえることができる	□自立してケアの受け手に必要な身体的，精神的，社会的，スピリチュアルな側面から必要な情報収集ができる □得られた情報をもとに，ケアの受け手の全体像としての課題をとらえることができる	
	ケアする力	【レベル毎の目標】	助言を得ながら，安全な看護を実践する	ケアの受け手や状況（場）に応じた看護を実践する	
		【行動目標】	□指導を受けながら看護手順に沿ったケアが実施できる □指導を受けながら，ケアの受け手に基本的援助ができる □看護手順やガイドラインに沿って，基本的看護技術を用いて看護援助ができる	□ケアの受け手の個別性を考慮しつつ標準的な看護計画に基づきケアを実践できる □ケアの受け手に対してケアを実践する際に必要な情報を得ることができる □ケアの受け手の状況に応じた援助ができる	
	協働する力	【レベル毎の目標】	関係者と情報共有ができる	看護の展開に必要な関係者を特定し，情報交換ができる	
		【行動目標】	□助言を受けながらケアの受け手を看護していくために必要な情報が何かを考え，その情報を関係者と共有することができる □助言を受けながらチームの一員としての役割を理解できる □助言を受けながらケアに必要と判断した情報を関係者から収集することができる □ケアの受け手を取り巻く関係者の多様な価値観を理解できる □連携・報告・相談ができる	□ケアの受け手を取り巻く関係者の立場や役割の違いを理解したうえで，それぞれと積極的に情報交換ができる □関係者と密にコミュニケーションを取ることができる □看護の展開に必要な関係者を特定できる □看護の方向性や関係者の状況を把握し，情報交換できる	
	意思決定を支える力	【レベル毎の目標】	ケアの受け手や周囲の人々の意向を知る	ケアの受け手や周囲の人々の意向を看護に活かすことができる	
		【行動目標】	□助言を受けながらケアの受け手や周囲の人々の思いや考え，希望を知ることができる	□ケアの受け手や周囲の人々の思いや考え，希望を意図的に確認することができる □確認した思いや考え，希望をケアに関連づけることができる	

基盤に，ケアの受け手のニーズに応じた看護を臨地で実践する能力

Ⅲ	Ⅳ	Ⅴ
ケアの受け手に合う個別的な看護を実践する	幅広い視野で予測的判断をもち看護を実践する	より複雑な状況において，ケアの受け手にとっての最適な手段を選択しQOLを高めるための看護を実践する
ケアの受け手や状況（場）の特性をふまえたニーズをとらえる	ケアの受け手や状況（場）を統合しニーズをとらえる	ケアの受け手や状況（場）の関連や意味をふまえニーズをとらえる
□ケアの受け手に必要な身体的，精神的，社会的，スピリチュアルな側面から個別性を踏まえ必要な情報収集ができる □得られた情報から優先度の高いニーズをとらえることができる	□予測的な状況判断のもと身体的，精神的，社会的，スピリチュアルな側面から必要な情報収集ができる □意図的に収集した情報を統合し，ニーズをとらえることができる	□複雑な状況を把握し，ケアの受け手を取り巻く多様な状況やニーズの情報収集ができる □ケアの受け手や周囲の人々の価値観に応じた判断ができる
ケアの受け手や状況（場）の特性をふまえた看護を実践する	様々な技術を選択・応用し看護を実践する	最新の知見を取り入れた創造的な看護を実践する
□ケアの受け手の個別性に合わせて，適切なケアを実践できる □ケアの受け手の顕在的・潜在的ニーズを察知してケアの方法に工夫ができる □ケアの受け手の個別性をとらえ，看護実践に反映ができる	□ケアの受け手の顕在的・潜在的なニーズに応えるため，幅広い選択肢の中から適切なケアを実践できる □幅広い視野でケアの受け手をとらえ，起こりうる課題や問題に対して予測的および予防的に看護実践ができる	□ケアの受け手の複雑なニーズに対応するためあらゆる知見（看護および看護以外の分野）を動員し，ケアを実践・評価・追及できる □複雑な問題をアセスメントし，最適な看護を選択できる
ケアの受け手やその関係者，多職種と連携ができる	ケアの受け手を取り巻く多職種の力を調整し連携できる	ケアの受け手の複雑なニーズに対応できるように，多職種の力を引き出し連携に活かす
□ケアの受け手の個別的なニーズに対応するために，その関係者と協力し合いながら多職種連携を進めていくことができる □ケアの受け手とケアについて意見交換できる □積極的に多職種に働きかけ，協力を求めることができる	□ケアの受け手がおかれている状況（場）を広くとらえ，結果を予測しながら多職種連携の必要性を見極め，主体的に多職種と協力し合うことができる □多職種間の連携が機能するように調整できる □多職種の活力を維持・向上させる関わりができる	□複雑な状況（場）の中で見えにくくなっているケアの受け手のニーズに適切に対応するために，自律的な判断のもと関係者に積極的に働きかけることができる □多職種連携が十分に機能するよう，その調整的役割を担うことができる □関係者，多職種間の中心的役割を担うことができる □目標に向かって多職種の活力を引き出すことができる
ケアの受け手や周囲の人々に意思決定に必要な情報提供や場の設定ができる	ケアの受け手や周囲の人々の意思決定に伴うゆらぎを共有でき，選択を尊重できる	複雑な意思決定プロセスにおいて，多職種も含めた調整的役割を担うことができる
□ケアの受け手や周囲の人々の意思決定に必要な情報を提供できる □ケアの受け手や周囲の人々の意向の違いが理解できる □ケアの受け手や周囲の人々の意向の違いを多職種に代弁できる	□ケアの受け手や周囲の人々の意思決定プロセスに看護職の立場で参加し，適切な看護ケアを実践できる	□適切な資源を積極的に活用し，ケアの受け手や周囲の人々の意思決定プロセスを支援できる □法的および文化的配慮など多方面からケアの受け手や周囲の人々を擁護した意思決定プロセスを支援できる

©2016 Japanese Nursing Association　　　日本看護協会：看護師のクリニカルラダー（日本看護協会版）

ているのか，あるいはどの立ち位置にいるのかを明確にする必要があります。そこで，このルーブリックによって，学習者とそれを支援する教育者の両方が到達度や方向性を確認することができるように，マトリックスをつくるのです。さらに，自分の立ち位置を確認することで学習プロセスに自らかかわることはおとな（成人）の有効的な学習につながります。「看護師のクリニカルラダー（日本看護協会版）」を**資料**に，その特徴を**表2**に示します[3, 4]。

おとな（成人）のプライドを傷つけない有効なかかわり方

　おとな（成人）の皆さんは，何か新しいことに取り組む時には，その素晴らしい経験知が邪魔をする場合もあります（^.^；しかしその多くは，だてに数十年も看護師をしているわけではなく，さすが科学者の集団です！その科学的経験知をうまく活かせば，鬼に金棒です。経験知をうまく利用する，これぞ，おとな（成人）の学習者のプライドを傷つけない有効な手段なのです。

　では，具体的にプライドを傷つけない有効なかかわり方について見てきましょう（**表3**）[5, 6]。

　スタッフと看護師長，または看護師長と看護部長の関係は，どちらが上とか偉いとかそういうことではない，これはもうすでに何度もお伝えしていることですが，この関係性はあくまでも役割としてのものですので，そのポストにいるから偉いとかではなく，真摯に着実にその役割を実践することで，お互いに支え合っているという認識が根底にあって初めて教育もうまくいくと考えます。お互いがそれぞれの役割でお互いを尊敬しているか，という視点がとても大切です。

●表2 「看護師のクリニカルラダー」（日本看護協会版）の特徴

1. あらゆる施設や場における全ての看護職に共通する能力として，看護実践能力に焦点化しています。
2. 看護の核となる実践能力を「論理的な思考と正確な看護技術を基盤に，ケアの受け手のニーズに応じた看護を実践する能力」と定義しています。
3. 看護実践能力の構成は，「ニーズをとらえる力」「ケアする力」「協働する力」「意思決定を支える力」の4つの力としています。4つの力は密接に関連し，どの場においても発揮されるものです。

ケアの受け手が立ち会う場面（治療，最期の迎え方等）において，その人らしい選択ができるための意思決定を支える	意思決定を支える力 ／ ニーズをとらえる力	ケアの受け手をとらえ，判断し，その人に適した方略を選択する
ケアの受け手を中心に，情報やデータを多職種間で共有し，ケアの方向性を検討，連携する	協働する力 ／ ケアする力	ケアの実施・評価を行う（PDCAサイクルや看護過程の展開）

4. 習熟段階は，レベルⅠからⅤの5段階です。

日本看護協会ホームページ：看護師のクリニカルラダーの開発について

①心理的学習環境の整備（おとなとして受容され，尊敬され，支持されていると感じる環境）

ともすれば先に知っているほうが教える側で上位に立つような錯覚に陥

●表3 おとな（成人）の学ぶ環境づくり

①心理的学習環境の整備（大人として受容され，尊敬され，支持されていると感じる環境）
②学習評価への参画
③自己の学習計画過程への参加
④学習—教育の相互作用（教える側の役割は，学習者が学習するのを助けること）
⑤学習評価は基本的に自己評価の過程

ウィリアム・ロスウェル著，嶋村伸明訳：組織における成人学習の基本，ヒューマンバリュー，2017.を参考に筆者作成

りがちですが，そのような認識はおとな（成人）の学習ではうまく前に進みません。つまり，すでに第4章の管理職の役割の項でもお伝えしましたが，お互いにおとな（成人）である仲間は，お互いを尊敬し，お互いを必要とし，お互いを認め合う，そんな環境の中で学習を進めていくことが求められます。

②学習評価への参画／自己の学習計画過程への参加

前述したように，ペダゴジーと異なりおとな（成人）の学習者は

与えられるだけの教育では満足せず，自らの課題を持っていることが多いため，何を学びたいのかを明確にしながら自分が主導して学習プロセスを計画していくことを望むと言われています。そのため，一方的な講義形式ばかりで，まったく参画することのない学習会などを開催しても効果は低くなります。例えば90分の講義のうちに60分は座学，30分は自分の経験と結びつけた発言をする時間というように，参加型のほうが「腑に落ちる」感覚となり，講義内容と職場がリンクし，机上の空論的な「講義は講義，現場は現場」のような乖離感を感じない学習効果が得られます。

③学習―教育の相互作用（教える側の役割は，学習者が学習するのを助けること）

おとな（成人）の学習では，それまでの人生における経験を決して否定することなく学習資源として活用することも大切です。中途採用のスタッフがいれば，「前の病院ではどのようにしていましたか？」と経験知を情報共有したり，ほかの病院での経験を話したり，お互いに話せる雰囲気をつくりながら，お互いの経験知をうまく活用します。その結果，相互作用によりさらに相乗効果を期待できることもあります。同じ年齢，職位であってもその学習レディネスはまったく異なります。学習内容も微妙に異なることもあります。そのため，知っていて当然と決めつけてしまうと，知らない人は劣等感を覚えてしまい意見を出しにくくなります。例えば，「すでにご存じとは思いますが」や「今さらですが」「再確認ですが」などという表現です。さらに，何か説明した後に「知っていますよね」「分かっていますよね」などとゴリ押しする言い方を添えると，なかなか

素直に「知らない」と言えなくなります。**知らないことがあれば知らないとすぐに言える，そんな関係性や環境づくり**が大事です。人生，自分の知っていることなんて大したことありません。得意分野であったり日常的に触れることだから知っているだけであって，知っていることよりも知らないことのほうがものすご～くたくさんある，という謙虚な学習支援の態度が求められます。

④学習評価は基本的に自己評価の過程

　学ぶ過程で，自分自身のことに当てはめながら，落とし込みながら学ぶと効果的です。なぜなら，おとな（成人）は自分で理解したかしていないかを評価しながら，基本的に外部評価がどうであれ，自分として納得した自己評価が得られるか否かで学習が進んでいくからです。つまり，**学習評価のプロセスは自己評価の蓄積**なのです。自己評価をできるだけ高くするためには，自分自身の出来事や自分の周りで起こっている身近な出来事に重ねて考えられるように関連づけていくと，学習内容を掘り下げ，小さな納得体験を積み重ねることができます。おとな（成人）は大量の固定化した習慣と思考パターンを有しているため，決して偏見が少なくありません。しかし，それらの先入観から解放され，より客観的に自分や事象をとらえることができるような学習支援があると，もともと経験知が豊富であるため，ぐっと前に進んでいくのです。そうです，**学習者に対して尊敬しつつ支援するという認識を持つことが大切な視座**となるのです。

　幾分，理論も紹介しながら書き進めたので，理屈っぽい感じもするかと思いますが，要はおとな（成人）って，みんなプライドを持っているし，それを尊重する接し方が大切であり，"教育しよう"と

いう視座ではなく「学習者」に対して尊敬しつつ支援するという視座でスタッフを支えていくことが大切だということに尽きます。

チェックポイント！

- 学習主体が能動的に環境に働きかけ，それと相互作用することにより，学習者の頭の中の心的構造（シェマ）が変容するための物的，人的環境づくりが大切である
- 大人として受容され，尊敬され，支持されていると感じる環境が重要である
- 学習評価は基本的に自己評価の過程であるため，可視化されたクリニカルラダーのようなものを利活用する

お役立ち参考資料・文献

日本看護協会のクリニカルラダーに関する資料をご一読ください。「3．学習内容編」は活用の方法を現場に即して具体的に書いてあります。

- **日本看護協会：「看護師のクリニカルラダー（日本看護協会版）」活用のための手引き，3．学習内容編**
  http://www.nurse.or.jp/home/publication/pdf/fukyukeihatsu/guidance03_0109.pdf

引用・参考文献
1）三原泰熙：成人教育論と人材形成，経営と経済，Vol.70，No.3，P.123〜138，1990．
2）田中耕治編：よくわかる教育評価，ミネルヴァ書房，2005．
3）日本看護協会ホームページ：看護師のクリニカルラダーの開発について
  http://www.nurse.or.jp/nursing/jissen/kaihatsu/index.html（2019年4月閲覧）
4）日本看護協会：看護師のクリニカルラダー（日本看護協会版）
  http://www.nurse.or.jp/home/publication/pdf/fukyukeihatsu/ladder.pdf（2019年4月閲覧）
5）松尾睦：職場が生きる，人が育つ「経験学習入門」，ダイヤモンド社，2019．
6）ウィリアム・ロスウェル著，嶋村伸明訳：組織における成人学習の基本，ヒューマンバリュー，2017．
7）中島美津子：「看護職の夜勤・交代制勤務に関するガイドライン」対応！勤務マネジメントの極意その4 師長が自ら進んで取り組めるための学ばせ方・かかわり方，看護部長通信，Vol.11，No.1，2013．

第 6 章 発達課題から考える「個」育て

❸ 発達障害とうまく付き合う

学習目標

> 発達障害を理解し，インクルーシブな組織づくりの方策を考えることができる。

　完璧な人間なんていません。皆，何かしらできることとできないことはありますし，未成熟な部分を自覚しながら生活しています。だからこそ，常に自分を磨いていく生涯学習を楽しめるのです。ここでは，その中でも特にまだらな発達によってできることとできないことの差が大きい生きにくさを感じている仲間たちに焦点を当て，そのような仲間たちを支援していく組織，社会を目指し，第 2 章でお伝えしたインクルーシブな（すべてを包括した）組織づくりについて事例を通して学んでいきます。

解説

発達障害は個性の一つであり，看護過程と同じスキルでかかわればよい

大人の発達障害は確定診断がつけにくい

　大人の発達障害の人は，幼児期からその特性に気づかれた典型群とは異なり，幼児期，学童期にはその特性が目立つことなく，集団生活の中でも，「今，思えば…」という程度で，気がつくまでは，そこまで他人と自分との不具合を感じることなく過ごし，青年期に社会に出てから何となく人とのコミュニケーションがとりづらい，人の言っていることがよく分からない，社会性としての視点での集団行動の中で浮いた状態になる，などを経験しながら，とても「生きにくさ」を感じている人々と言ってもよいのかもしれません。典型群とは異なり，本人も周囲も気づかないまま過ごし，レッテルを貼られて敬遠されるケースもあります。その結果，生きにくさから社会不適応となり，受診したとしても適応障害やうつ病，人格障害などと誤診されることもあり得ます。目に見えるデータの変化を伴う身体的疾患とは異なり，あるデータがこのようになったら確定診断がつく，というものではないために，精神科の専門医であってもグレーゾーンの診断が実に多いと言われています[1]。

　大人の発達障害，いわゆる「広汎性発達障害」は，特に知的障害を伴わない自閉症やアスペルガー症候群などを包括した一群を指します。自閉症の場合，関心が一つのことに集中したり固執したり，常同行動をとったり，同じことを繰り返し言ったりすることなどが特徴として挙げられます。アスペルガー症候群は，自閉症と同様の特徴を有しますが，言語によるやり取りが可能で認知発達の障害はないと言われています[2]。

　まず本人が医療機関を受診することから始まりますが，その時に

は，現在の状態だけでなく，発達歴などの聴取，同時に心理検査も行わなければなりません。しかし，成人期になってからの受診では，親がすでに他界しているために幼少期の状況が分からないということも多々ありますし，生きていたとしても何十年も前の子育ての頃のことは覚えていないという状況があります。また，インターネット上のさまざまな情報から，本当の本人の経験や行動ではない思いこみや認知の歪みが形成されていることもあります。つまり，実際のところはどうなのか，ということが分からないことが多いために，はっきりと確定診断がつけられないことが多いというのです[3, 4]。例えば，自分の息子や娘の幼少期の発達に関する詳細をどれだけ覚えているでしょうか？筆者の場合，法定の産休育休以外ずっと働いており子育ては保育園がしてくれたようなものですので，我が子の成長・発達といえども正確な時期や詳細を覚えていません。

　さらに，確定診断がつけられない理由の一つとして，生きにくさの症状が顕在化したり潜在化したりと，環境に影響を受けやすいため心的反応との区別がつきにくいという難しさがあります。時に，社会人としてこだわりの部分がよい方向に働けば，多少の「偏屈者，変わり者」と言われつつも社会的に認められ大成功することもありますし，専門的な一人仕事やマイペースな仕事をしながら社会的に成功したり，寡黙に正確に仕事をこなし信頼を得て，目立たないけれど着実に一つの生活パターンを築いている人，結婚して子育て中に気がつく人など，さまざまな社会適応例があることから，一律に症状，徴候があるだけでの診断は難しいのです。そのため，本人も周囲も「生きづらさ」を抱えながらも，受診することなく，その結

果，社会的支援を受けることなく過ごしている場合があるのです。

発達障害の人は「行間を読む」ことが苦手

ここでは，実際に遭遇した事例を掲載しますが，前述したように個人によってさまざまな症状を呈しますので，パターン化できないことを前提に，一事例ではありますが，それを通して「インクルーシブ」という考え方を今一度，認識していただければ幸甚に存じます。

私たち看護師は，コミュニケーションのプロです。しかし，患者ではなく，ことスタッフや同僚に対しては，ついつい自分が言ったことが伝わっているだろう，分かってくれているだろうと思いこみ，自分中心のダイアローグ（会話）を組み立てている人が多いのですが，発達障害の人はこの組み立てではうまくいきません。まさにこういう時こそ，看護師としての本質が試されるとも言えます。日本人は通常，他者との会話の中で，言葉以外にも「行間を読む」という作業をしています。「空気を読む」とも言えます。特に看護師というプロは，患者に何かを求められたら，その意図を考えてさらにその先まで考えるという想像力を発揮しながらその状況に適したケアを創造しています。

しかし，発達障害の人は相手の意図を汲み取るということが不得手です。事実は事実として，言葉はその言葉どおりに受け取ります。その結果，その言葉の裏にある，表現されていない暗黙の情報としての部分を読み取ること，想像することができず，表現どおりに受け取った結果の行動となります。本人は何も違和感がないわけですが，周囲はそういうわけにはいきません。さらに，同僚，しかもコミュニケーションのプロと称される看護師という専門職であれば，

なおさら「行間に含まれることも普通分かるよね〜」と無意識のうちに相手への期待があり，もし自分の無意識の期待とその結果と異なる行動や判断をとる同僚であると，とても奇異な反応や行動に映ってしまい，「面倒くさい人」というレッテルを貼ってしまうのです。

面倒でも根気強く毎日ダイアローグを積み重ねる

まずは根気強く，正確なダイアローグを積み重ねることです。それらの積み重ねで徐々に「関係の安定性」と「感情の安定性」が得られます。前述したように，発達障害の人は，文脈の前後で，話している時に「行間を読む」ということができません。それは認知障害や知的障害ではありません。額面どおりに受け取るとても素直な方なのです。歪んだ認知があるわけではないので，歪んだ認知の修正が必要な適応障害や人格障害とは異なります。誤解を与えないためにも，こちらから確認するという作業を繰り返すことが必要となります。「今，あなたが話したことはこういうことよね」と相手が言ったことを確認すること，そして反対に，自分が言ったことを相手が理解しているかどうかを「本人の言葉で確認する」という追加のプロセスが必要となるのです。

毎日，毎日のダイアローグの積み重ねで，一つひとつを学習していけばよいのですが，根気強さが求められます。とても面倒かもしれませんが，これをすることで，不理解による無駄なイライラ感を感じることなく，互いの関係性をつくることで感情も安定します。

実践のために

コミュニケーションのプロである看護師のスキルをいかんなく発揮する

　文章にしてしまうと"さらり"と感じるかもしれません。そこで事例を通してあまりにも赤裸々に書いては個人情報のこともありますので，文脈が変わらない程度の脚色をしつつ実例からインクルーシブな組織づくりの一端に気がついていただければうれしいです。

事例：病と共に社会で生きる仲間の支援

Xさんとの出会い

　その看護部長とXさんとの出会いは，入職面接でした。ある病院から，副看護師長経験の長いXさんが面接に来ました。面接時「ちょっと表情が硬い？」と思ったそうですが，Xさんのほうから「緊張しています，すみません」と言われたので，「そっか，そうよね，緊張しちゃいますよね」などと言いながら，徐々に打ち解けてきてくれたので，さほど違和感もなく面接官全員「採用」に丸をつけました。他病院での副看護師長経験が6年あったので，看護師長として期待しつつ，いきなり看護師長での採用というのはできないけれども，まずは主任という形でお願いするのはどうかという協議結果を踏まえ，主任で入職してもらうことになりました。確かに，その時からぎこちなさはありましたが，履歴書上の転職の理由はご主人の転勤でしたし，今回も前職を辞めた理由が急なご主人の転勤ということで，次に勤務する病院を見つけることなく引っ越してきたということでした。しかし，"副看護師長を6年間"というのが気になりました。公立病院ならばポストがないため，なかなか副看護師長

から看護師長にはなれないだろうというのは分かりますが，前職の病院は，わりと新陳代謝のよい私立の組織で，6年間もずっと副看護師長という不自然さを感じたからです。それでもいつの間にかそのことも忘れていた看護部長でした。

入職後，慣れない環境でも，日々，することがたくさんあるため，言われたことを黙々とする非常にまじめな主任という印象でした。管理職候補ということも考えた採用であったため，職位は主任でしたが，他部署兼任師長のいる病棟にあえて配属し「看護師長になってほしい」という期待が本人にも伝わるような配属にしたそうです。ところが徐々に，その病態が表れてくることになるのです。

病態の表象化

病態が表象化したのは，病棟編成後でした。言われたことを黙々とこなしている間はよかったのですが，病院の拡大や医師の新たな入職，それに伴う病棟編成など，今までと異なる仕組みをつくっていかなければならないことが多くなりました。他の病棟と兼任だった看護師長は，もう一つの病棟のこともあり「最終的な確認は自分がするから，まずはそっちのことはやってみて！」と，Xさんにその病棟を任せ，さまざまな新しい段取りをお願いしようと考えていたのですが…。

そこで，その病態が見えてきたのです。看護師長から見てももちろん，入職時から口数も少なく，時々失敗をするけれども，看護師長や他のスタッフにも素直に謝るし，報告するし，黙々と仕事をする人だという印象はあったようです。スタッフの話もよく聞き，患者へのケアも黙々と実施し，特に患者やその家族からクレームが来

ることもなく経過していました。しかし，ここも，今，思うと…ということですが，実はそこの病棟は高齢者の患者が多く，家族がそこまで頻繁に面会に来るわけでもなく，わりと病院にお任せ的な患者が多かったため，そこまで家族とのコミュニケーションの場もなく，あるとしてもインフォームドコンセントの時ぐらいで，その時にはやはり看護師長が立ち会ったので，Xさんはそこまで困ることはなかったそうです。また，言語でのコミュニケーションができない患者，いわゆる寝たきりの患者が多い病棟でもあったため，幸い患者とのコミュニケーションでの躓きもなかったのかもしれないと，後になって気がついたのです。今となっては，その環境にカモフラージュされていたということが分かるらしいのですが，その当時は，入職後2カ月くらいは特に業務に支障もなく経過し"頑張っているな〜"という印象しかなかったそうです。

　ところが，その病棟編成による仕事内容の変化，コミュニケーションスタイルの変化，業務内容の変化に伴い，徐々に「主任さんに話しても，どうも通じていない」という医師からの報告が看護師長に来るようになり，またスタッフも「近頃，主任さんに言っても，頷きながら聴いてくれるけど，最後まで聴いてくれているような気がしない」などの声が寄せられてきました。「仕事の内容が変わり，主任さんも大変なのよ」と言っていた看護師長ですが，仕事上，何となくそのダイアローグに違和感を覚えるようになり，小さな失敗ですが，抜けることが徐々に目立つようになってきました。

　このままでは，病棟編成の業務に支障が生じ，新しい病棟編成の出発に間に合わない！と焦ってしまった看護師長は，自分でもイラ

イラしているのが分かりました。いかんな～っと思いつつも，将来はＸさんを看護師長にしたいと言っている看護部の方針を知っているので，育てなくては！という愛情の鞭で，「もう，しっかりしてもらわないと困るよ～～！確かに，さっきはそう言ったと思うけど，それをするためには，こっちも一緒にオーダーしないと使えないでしょ？」と，物品請求や準備の点で，説明を追加することが多くなりました（これも後から気がついたそうですが）。

突然のカミングアウト

　そんなある日，カミングアウトは突然でした。とうとう看護師長のイライラは頂点に達し，「あなたさ，人の言うことをきちんと聴けるの？！どこか具合でも悪いの？」と言ってしまった時でした。「はい，理解はしようとしていますが，病気の影響もあるのか，どうしてもよく分からないことがあるのです。本当にすみません」。一瞬，え？何言ってんのこの人？と，さらに逆上しそうになったけれど，病気って何？と思い，しかし，まさか根掘り葉掘り訊くわけにもいかず「え？」と振り向いて顔を見ると，申し訳なさそうにとても困った表情をしているＸさんがいました。「前の病院でも，看護師長に同じことを言われてきました。主人のお母さんからも何回も注意を受けて，『あなたやっぱり，おかしい』って言われたので，主人と一緒に心療内科を受診したことがあります」。

　看護師長は，その時本当に焦ったそうです。まさか，そういう展開になるとは思ってもみなかったからです。聴くしかありませんでした。Ｘさんは，「『広汎性の発達障害も考えられるかもしれないね』って言われました。ただ，お薬の処方もなく，特に治療もして

いませんので，結局は何も変化はないのではないかと思います」と淡々とカミングアウトしてきたらしいのです。まさか…とは思ったそうですが，瞬時に，過去のさまざまなことが走馬灯のように思い出され，あ〜〜〜そっか〜だからあの時の対応がああだったのか，あの時もそうだったのか…と，当てはまる節がどんどん思い出されたそうです。その時，イライラして主任に暴言を吐いてしまった自分は何と情けない…と感じたそうです。

支援者になる覚悟

　しかし，そうなると，さすが医療者！これは特別な支援が必要だぞ，ということに気がつくまでさほど時間はかかりませんでした。いったん雇用してしまった以上は，確かにある部分はヘンテコなこだわりがあるし，話が通じない部分もあるけれど，黙々とまじめに仕事をしてくれるし，周囲に迎合することもなく病院の方針に伴う変化にも対応してくれようとしているし，何とか頑張れるかもしれない，よし，看護部をあげて応援するか！と感じたそうです。ここがその看護師長の素晴らしいところだと，本当に脱帽いたします。

　即日，看護部長室に駆け込んできた時は，「部長〜〜〜！」と息せき切って入ってきて，すでに，どうしたら彼女がうまく現場に適応できるだろうかという方向の話を，看護部長と共にしたそうです。ともすれば，そういうことを理由に，雇用契約を3カ月で切るところもあります。「現場だって大変なんだから，そんな人の面倒までみられません！」という理由です。もちろんその気持ちも分かります。また，「それって，入職の時に隠していたってことじゃないの？」と思う人もいるでしょう。しかし，それは違います。入職

時の面接で看護部長が質問しなかったから答えなかった，ただそれだけなのです。今回，看護師長に「具合が悪い」点を尋ねられたので正直に答えた，本当にただそれだけだったのです。その後，結果的にはカミングアウトしたために「ダイアローグの確認作業」という，とても面倒な作業が増えましたが，それを粛々と応援してくれた看護師長や周囲のスタッフのおかげで，Xさんは不具合を感じながらも少しずつ適応できるようになったそうです。

代位責任が問われる!?

　もちろん，すぐに受け入れられたわけではありません。いろいろな不具合で，スタッフや医師や薬剤部や医事課とぶつかり，周囲はイライラモード，という関係が続きました。それでもXさんは，一生懸命，黙々と粛々と仕事をしていました。ある医師は看護部長に「あの看護師，頭おかしくないですか？もしも，そんな看護師を病院が雇っていることで，患者に何かあったら，どうするつもりなんですか？」と言ってきたそうです。確かに，おそらくその医師はいわゆる「代位責任」を危惧していたのだと思います。「代位責任」というのは，何か不法行為を起こした加害者本人に代わって，選任・監督する使用者が肩代わりして責任を負うことを指します。すなわち，医療現場では，主治医の責任というものがとても大きいので，何かあったら主治医の責任，あるいは病院の責任となるのではないかということを心配しているということは容易に想像できます。

　広汎性発達障害の人の場合，定型発達者と異なる社会的感覚を有しているために，自己の行為の社会的意味合いが理解できず，相互的社会関係においていわゆる違和感という質的な障害があり，予見

した上で的確な行動をとるなどの臨機応変な対応をすることがとても不得手です。そのため，困難な事態に直面すると適切な対処ができず，突飛あるいは極端な行動をとり「え？これくらいで？」と思うような状況でも混乱しやすいという「実行機能障害」を有する場合があります。その医師が「何か患者や家族にまで影響したら…」と心配する気持ちも分かります。しかしその場合，たとえ法廷に持ち込まれたとしても，それは故意ではなく，いわゆる「事理弁識能力および行動制御能力」が障害されていただけのことですので，そこまで主治医や病院側の責任が問われることはありません。事実，過去の判例を紐解いてみても，発達障害の職員の雇用者側に代位責任まで問われている判例は管見の限りないようです。

本当の意味でのインクルーシブな組織

　少し視点を変えてみると，実はこの主治医のような考え方をする医療者，および世間一般の人にも当てはまり，それは，「インクルーシブ」な視点が欠けているとも言えます。障害があったとしても，それを理由に仕事を取り上げることはできません。カミングアウトしてくれた以上は，一緒に組織の中で成長していくことを支援していくのが，「長」と名の付く人の役割です。いちいち，ダイアローグを確認するというプロセスは増えますが，それは，幼少時に蓄積していく想像力の源である心的表象を，大人になってから一つひとつ学習していく機会をつくっていることなのです。初めは想像力に欠け，「事理弁識能力および行動制御能力」に欠けるかもしれないけれど，徐々に徐々に発達していきます。まさに「個」育てです。

　とはいえ，毎日，毎回のことですから，直接対応する当事者の皆

さんは本当に大変だったと思います。病棟のスタッフに直接病名を告げたわけではありませんが，さすが看護師。やはりちょっといつもとは違う対応が必要なことを看護師長から説明を受け，頭では分かっているけど…という状況に対し，幾度となく看護師長としてスタッフへの理解を促したり，看護部長は看護部長で医師や薬剤師や他部門からのクレーム対応や愚痴を聴いたり…と，水面下では看護部長室でもさまざまなことがあったそうです。それでも，その看護部長は「本当の意味でのインクルーシブな組織になるためには，一筋縄ではいかない大変さもありますが，**病と共に社会で生きていこうとする仲間を一人でも支援できるということは，医療者としての自信にもつながり**ました」と後に語ってくださいました。今では本当に実直に，よい仕事をしてくれる主任だそうです。

チェックポイント！

- 発達障害は個性の一つであり，看護と同じスキルでかかわればよい
- 発達障害の人は相手の意図を汲み取るということが不得手で，事実は事実として，言葉はその言葉どおりに受け取るため，面倒くさいがダイアローグの一つひとつの確認が大事である。人生，大事なことほど面倒くさい！
- インクルーシブな組織になるために，「関係の安定性」と「感情の安定性」を有することが必要である

お役立ち参考資料・文献

　発達障害に関して，支援者の視点，第三者の視点，当事者やその親・家族の視点，医療者の視点など，多くの書籍が出ています。医療者である看護師としては，やはり精神科医の視点から書かれた実践書をお勧めします。

- **青木省三：大人の発達障害を診るということ―診断や対応に迷う症例から考える，医学書院，2015.**

引用・参考文献
1）姫野桂，OMgray事務局：発達障害グレーゾーン，扶桑社，2018.
2）ハインツ・ハルトマン著，霜田静志，篠崎忠男訳：自我の適応，誠信書房，1967.
3）宮岡等，内山登紀夫：大人の発達障害ってそういうことだったのか，医学書院，2013.
4）宮岡等，内山登紀夫：大人の発達障害ってそういうことだったのか　その後，医学書院，2018.
5）中島美津子：組織を一段階大人にしてくれる発達障害の仲間たち！〜ホンモノのインクルーシブな組織への脱却，看護部長通信，Vol.14，No.4，2016.

第6章 発達課題から考える「個」育て

❹困ったちゃんと うまく付き合う

学習目標

自我の適応機能の学習の最中であるスタッフなど，異なる価値観を持った仲間がいるからこそ，自らも成長し，組織もプラトーになることなく発展し続けることを理解できる。

　看護の基本は患者に関心を持ち，知ろうとする行動から始まります。患者がどのような不具合を抱えているのか，あるいはどのような痛みや苦しみ，葛藤を抱えているのか，その人的背景や社会的背景，精神的背景，価値基準背景などから理解し，そして病気への影響や，よい点も悪い点も含めた相互作用をうまく活用しながら，科学的なアセスメントにより看護行為を実践し，評価し，継続していきます。

　スタッフも同じです。皆さんは今までいわゆる人間関係に困ったスタッフ，不可解な行動をとり続けるスタッフなど，患者の命を預かる仕事をする専門職として少し不安になる人と遭遇したことがあるのではないでしょうか？自分と全く同じ価値観を持つ人は存在し

313

ません。一方，組織としてはそういう価値観の異なる人たちよりも，ある程度お互いに似たような価値観であることは，組織への帰属意識の高さや組織の凝集性は高いと考えられますので，いわゆる発展もしないけれど後退もしないという，とても安定した組織とも言えます。しかし，あまりにも似た者同士ばかりでは，組織発展としてはプラトー（一時的な停滞状態）に入ってしまい，あまりよい状況ではありません。発展もしなければ後退もしにくい組織です。組織が発展していくためには，ある程度価値観の異なるスタッフを含み，常にアサーティブコミュニケーションの訓練ができる組織のほうが，いい意味での緊張感もあり，より思考回路が研ぎ澄まされます。その結果，組織として留まること（プラトー）なく，よきにつけ悪しきにつけ，変化していくのだと考えます。毎日，毎日，いろいろなスタッフと接していく中で，いわゆる「困ったちゃん」とは本当に悩ましい存在ですよね。でも実は，組織にいろいろな刺激を与えてくれる大切な存在とも言えるのです。

解説

困ったちゃんは，「思考・知覚・記憶・運動制御」という自我の適応機能の学習をしている最中である

　今，皆さんの周りにはどのような看護師の仲間がいますか？看護師といえども，生まれながらにして高いコミュニケーション能力，人間関係構築能力を持っているわけではありません。さまざまな環

境の中で幼少期を過ごし，看護を学び，意気揚々と看護師の仕事をしながら自己アイデンティティを確立している成長中の「一個人」です。行動パターンや思考パターンというものは生得的なものではなく，環境に影響されるものです。その人がなぜそのような行動パターンをとるのか，その特徴を理解していれば，まるで患者が千差万別で一人ひとりに個別性のある「傾聴・受容・共感」を実践するケアと同様に，同僚やスタッフに対しても，それぞれに内在している背景を考えながら接していくことは看護師として朝飯前です！そう，いわゆる「困ったちゃん」と言われている人たちとも，きっとうまくコミュニケーションをとることができるようになります。なぜなら，そもそも医療者に悪い人はいないわけですし，どの人も「患者のため」という目的を持っているスタッフだからです。

　例えば，困ったちゃんたちは，少なくともコミュニケーションパターンとして，「**今，学習の途中である**」と考えてください。おそらくそれを獲得する機会をこれまで逃してきている人たちなのです。よく，それらの困ったちゃんの行動を，「自我防衛機能から来る不適切な行動」と言う人もいますが，それだけではありません。決して，自己を守るためだけではなく，社会人になり，看護師として仕事をしながら「思考・知覚・記憶・運動制御」といった自我の適応機能の学習をしているところなのです[1]。すなわち，人間の自我には基本的な外界（外的現実）の認識機能だけではなく，「後天的な学習能力・応用能力」として，経験・学習によって新しい知識や適応方略を身につけていく機能（現実に対する応用的な対処能力）である「適応機能」があり，まさに，この学習の途中であるこ

とが，困ったちゃんとして扱われてしまうのだと考えます。ここでは，小難しい理論などではなく，具体的な事例を一緒に見て考えていきましょう。

実践のために

思いどおりにならない葛藤や理不尽を乗り越えてこそ人も組織も育つ。スタッフを信じ，自身も信じる！

事例1：不満たらたら，周囲をネガティブモードに巻き込んでしまう困ったちゃん

　ちょうど病棟にも慣れてきた5年目の，いわゆる中堅看護師Yさん。同じ病棟に5年もいれば，まずはそこで仕事をさせてもらっていることに感謝しながら，病棟の自慢できるよい部分がたくさん見えてくる頃でもあるはずですが，このYさんは，病棟のよいところを見つけ出すどころか，「かわいそうに…こんなところに配属されて…」「この病棟はほかの病棟に比べて○○○なのよ〜 (-.-)」「いくら上に言っても変わらない組織って疲れるのよね〜」など，あろうことか意気揚々と入ってきた新人看護師たちに，まるで刷り込み現象のようにいろいろと吹き込むものですから，その病棟は何となく，いつもどよ〜〜んとしていて，ネガティブオーラ満載，いつも誰かが記録をしながら，お昼ご飯を食べながら，何かと不平不満を口にしてしまっていました。そこへ新しく配属となった看護師長。さ〜，あなたならどうしますか？

不平不満をいつも言っている人，しかも周囲を巻き込む人は，承認欲求が強い人だと言われています[2]。いくら頑張っていても報われない状況があれば，誰だってやる気をなくしてしまいますよね。また，そういう人って，実は自分自身がネガティブオーラを出していることを分かっていることが多いのです。そうなると，自分はこの病棟にとっていらない存在なのではないかという自己の存在意義が揺らいできますので，その組織の中で生き残るために，あえてほかのスタッフの同調化を促進させているのではないかと考えます。本当に嫌な職場なら引く手数多の看護業界，さっさと辞めてしまえばよいのに，辞めないということは，やはりその組織に何かしらの「誘因」，つまり感謝すべきことがあるはずだからだと考えます。だから，この組織の中にあえて同調化による集団と一体的な関係を保持しようとしているのではないでしょうか。

　このような場合，適応を促すためには，**分解しながら対応する**ことをお勧めします。まず，Ｙさんには「中堅看護師としてとても必要とされている組織で大事な存在なのよ〜」というオーラを出しながら，不平不満をしっかりと聴きます。次に，その一つひとつに対して，「何でそう思うの？」とか，「それは違うと思うけど」など，尋問したり，否定したり，などの評価や判断を返すのではなく，例えば文字化や言語化でどのような不平不満があるのかを整理してみます。感情としてそう思っていることを可視化することで，自分を冷静に客観視してもらうのです。さらにその作業の中で，常に「Ｙさんだったらどんなふうにする？」とか，「Ｙさんだったらどうしたら患者のためになると思う？」など，可能な限り患者に結び付け

て話していくという対応をしていきましょう。

その時には，もちろん感情の吐露もきちんと受け止めます。なぜなら，看護師はいつだって，最善の看護を患者やその家族に実践したいという思いから，いつも一生懸命なのです。自分自身のことばかりを考えている看護師ではないからです。時には，感情を吐露することで，改めて，自分が何に不平不満を抱いているのか，いったい自分は何が言いたいのか，**冷静に不平不満を自分で整理する**ことができるようになります。そう，「自分で」というのがミソです。

また，患者のためであるということをここかしこにただ単に散りばめるだけでなく，そのことで先輩として，後輩を素敵な看護師に育てる役割も担っているということも散りばめながら会話をします。何げない日常会話でも，です。その結果，徐々に改めて後輩を育てる役割も再認識してきてくれます。

一方，自分のネガティブオーラを認識しているため，組織からはじかれるのではないかというひそかな不安があることを鑑みれば，「一緒に○○について，変えていこう！」と協力要請するなど，「頼りにしているオーラ」を出しつつ，当事者として組織改善に巻き込んでいくと，「私って，もしかして看護師長から期待されている?!」「中堅看護師として承認されている?!」と徐々に体験を重ねて自分の承認欲求が満たされていきます。

それから先は，お手のものですよね！そうです！その困ったちゃんも巻き込みながらの組織改善です!!目標達成のためにまずは，現状把握，そして中心となる要因を抽出し，解決に向けて計画し，行動する…あれ??どこかで聞いたような文言ですね！そうです。

看護過程と同じ！このような人は，とにかく承認しつつ，組織改善に巻き込んでいくと，ある種ほかの人をうまく巻き込むリーダーシップを持っているので，それがよい方向に働くようになります。筆者も2人ほど経験があります！こういうタイプの人は，うまく巻き込んでしまうと強力なパートナーとなります。

事例2：かかわらないことで身の安全を守る困ったちゃん

　次の事例は，現在の，失敗を過度に避ける看護師を物語っているのかもしれません。明らかに積極的に学びとして，今，自分はかかわらなければならないと分かっているのに敬遠するという看護師Pさんです。突然の急変対応や検査対応，家族対応などで，いつでも傍観者となってしまうのです。新人看護師でなく，中堅と言われる看護師Pさんです。

　しかしこういう看護師は，教育の弊害もあると考えます。最近の臨床実習現場では，実習前に何をどこまで学生がしてよいのか実習受け入れ側の看護部や現場の指導者と実に細かい点まで事前打ち合わせをしています。あれはだめ，これはだめ，「トライしてみる」ということがなかなかできない状況となっています。もちろんそれが患者への配慮であることは十分に理解できます。一方，教員側も「病棟のほうのご都合が悪ければ，見学だけで構いません」と実践に関してあっさりと諦めている状況も見受けられます。患者の権利を主張される昨今，学生が担当させていただける患者が少なくなってきていることも拍車をかけているのかもしれません。このような臨床実習の積み重ねの結果，卒業時までに自立してできることは少なく，学内演習程度となり，卒業後に生身の患者に初めて実践する

という技術項目が増え，ただでさえコミュニケーションスキルも鍛錬しなければならない中，看護師になってからいろいろなことを初めて経験するという状況になるのです。

　学生時代にあまり積極的に実践をしない方向での教育がなされる傾向が，すべての看護教育課程で蔓延しているとは言いません。もちろん，素晴らしい積極的な実践を臨床実習を展開している教育機関も多々あります。しかし，残念ながらマジョリティではありません。その結果，看護師になっても，積極的に何か新しい技術を習得するために貪欲に行動できないのです。しかし，それでは現場は困ります！そこで，こういうPさんのような困ったちゃんは，決して本人たちのせいではないということを信じ，あえて「その経験ができなかったことは，ものすごく惜しかったね～，残念だったね～」と，参加しなかったことを本人が「あれ？参加したほうがよかったのかな？」と思うように，繰り返し伝えていくことが必要となります。

　Pさんのような中堅だけでなく，新人看護師や2年目，3年目の看護師たちも，経験したくても，かかわり方が分からない，どこまでかかわってよいのかが分からないこともあり得ます。「怠けている」とか，「近頃の若い看護師は看護師としての自覚がない」などと思いがちですが，決してそうではないと信じましょう。過度に失敗を避けるだけでなく，関係性のつくり方，必要性が分かっていないだけです。そうであれば，まずはいろいろな場にかかわることを一つひとつ伝えていきます。いちいち言うのが面倒に感じますが，空気を読んで行動するなんて，そんな器用なことはできるはずがありません。学習チャンスがなかった人たちですから，そこは手を抜

いてはいけません。そもそも空気が読めていればそういう状況には
なりませんからね。そこで，具体的に行動を示していくというメン
ターの支援が必要となります[3]。

　メンターとプロトジーの関係，いわゆる一般的によく職人さんの
世界の師匠（メンター）とお弟子さん（プロトジー）の関係にたと
えられます。しかし現代では，「俺の背中を見て学べ！」というこ
とも少なくなり，丁寧に教え育てるというのが主流です。今では一
歩進んで，その匠の技をAIで機械学習させることで技術が途絶える
のを防ごうとする取り組みもあります。さて，現実では，行動を示
していても，その行動の意味も分からずただぽ〜っと見ていること
もあるので，その場合は行動から学習できないので，いちいち「見
ていてね」という意味の声かけをし，何を学び取ったのか確認の質
問をすることで，学習を促すところまで丁寧にかかわることも必要
です。もともとは，とても優秀な看護界の人間ですから，そのうち
にいろいろと自分でも考えるようになり，次に同じようなことが
あった時には，少し背中を押してあげると行動できるようになりま
す。一度，お手本を見たからといって２回目からは積極的になるわ
けではありません。少しずつ背中を押されて，回数を増やし，経験
が蓄積されると，結果として看護師としての自信もつき，次のス
テップへ成長する好循環ができてきます。経験学習のステップ「挑
戦し，振り返り，楽しみながら仕事する」です[4]。

　このように触れ合いの「点」を増やすことで，「自分もかかわっ
ていいのかな？」という不安から「かかわってもいいんだ！」とい
う自信に少しずつ変わります。その「点」がつながれば立派な「線」

として認識できるようになり，やがて「面」として，そして立体的に理解することができるようになるのです。**看護師それぞれの理解力，行動力に合わせた根気強いかかわりを忍耐強く続けることが大切**です。そう，必ずこの看護師は伸びる！と信じるピグマリオン効果（第4章P.203参照）を信じて！

事例3：連携がとれない困ったちゃん

　報告，連絡，相談，いわゆるホウレンソウという言葉を聞いたことがあると思います。看護師のZさんは決して看護師としてのケア能力が低いというわけではないのですが，いつも「え～～！それ，報告すべきことでしょう！」と主任に注意されていました。3年の経験があれば，何を報告して，何を自己判断してよいということくらいは分かるでしょう，と思ったら大間違いです！一昔前までは，3年経てば一人前と言われていましたが，教育環境の変化と家族構成の変化，社会性構築の機会の減少など，たとえ専門知識は学習で蓄積されたとしても，社会人としての組織内での行動が取れない3年目もいるということを認識しなければなりません。

　もちろん，3年目はみんな社会性がないかというとそうではありません。むしろ，先輩たちよりもしっかりとした社会性を身につけた新人看護師もいるくらいですから，「若い人＝社会性がない」というレッテルを貼ることは間違っています。

　Zさんは，今日もまた報告すべきことができずに，主任から注意を受けていました。「もう何回目？？？」と主任もプリプリ怒っています。その現場に気がついた看護師長は，「命にかかわらないことだからって，それはそれで報告してくれないと病棟の予定もある

でしょう！」と主任が言っているのが聴こえたそうですが，会議に
行かなければならず，後日確認しようとそのままにしたそうです。
しかし，やはり気になったので会議から帰ってからまだ残っていた
主任に確認しました。ざっくりと言えば，ご家族が来て医師からイ
ンフォームドコンセント（以下，IC）を受ける日程を変更してほし
いということだったので，主治医と直接連絡をとって，日程を決め
てそのご家族にお伝えしたことをリーダーにも主任にも言わず，申
し送りで言っていたので気がついたということでした。

　その病棟では，ICには看護師長か主任が入るようになっていたの
で，そういうことは看護師長や主任にも確認するのが当然です，と
いうのです。ところが「主任が日勤ということは確認したし，委員
会とか会議も予定されていないことも確認したし，だめだったんで
すか？何か予定があったのですか？」と言ってきたらしいのです。
実は，確かに変更された日程でも主任は同席可能だったので，結果
的にはその日でもよかったのですが，丁寧に確認はしているけれど
も，誰にも確認することなく，報告もないということが問題らしい
のです。

　ひとしきり主任の言うことを聴きながら，看護師長は考えまし
た。病院は個人プレーではなくチームプレイが重要だということを
まだ理解しておらず，報告しなかったことにより命の危険にさらさ
れることもあり得るというリスクを学習する機会がまだ不足してい
るのかもしれない，一方で，主任にいちいち確認するのは申し訳な
いのでよかれと思ってやっているのかもしれない，あるいは，主任
に話しかけづらい雰囲気にさせるほどの病棟業務に原因があるのか

もしれないなど，いろいろな角度で考えました。あるいは，そもそも主任の予定や看護師長の予定など，今どきの若い人たちは，電子的スケジューラーを利用し，その確認だけで済ますということを学生の時からしているのかもしれない，であればいちいち本人に確認せずともいいしな～など，あらゆることを考えました。

　そうです。このような時には，**個人的な要因に原因を求めるのではなく，なぜそのような状況になったのか，という「事実」に対して現状を客観的に確認**します。もしかしたら，当事者が別の人で，同じことが生じる可能性もあるからです。そこで，まず状況を確認します。私たち医療者は必ずチームでケアを実践するので，チームの誰もが共通認識を持つという意味で，いろいろなルールが必要となります。誰にでも分かりやすいルール，現状に即したルールであるか，ということを確認します。

　実は，この病院では病院機能評価用のざっくりとしたICに関するルールはありましたが，実際に即したルールは各病棟任せになっているというのが実情でした。病棟によって診療科の編成が異なり，各病棟任せにするしかないという現実もあるのですが，それでも看護師長は，今回のことをきっかけに，まず病棟にICに関するルールがなく，慣習的に主任が対応するということになってしまっていることを改善しようと考えました。おそらく，主任としては自分の業務の一つだと認識し，その責任を果たそうとついつい口調が厳しくなったのかもしれないと考えたからです。

　早速，ICに関するルールをつくることにしました。その時に，せっかくなので，その３年目看護師のＺさんにも一緒に考えてもら

うことにしました。ただ，この時に注意しなければならないことは，決してこれが罰ゲーム的になってはいけないということです。作成過程で，報告の必要性を一緒に学んでほしいという視点が大事です。一方，報告しないという行動については，明確なルールこそありませんでしたが，一応，簡易的なルールがあったわけですから，それが守られていない状況についてZさん個人に着目するのではなく，病棟全体として，他人を巻き込むことに関してはすぐに相談したり口に出して言えたりする雰囲気をつくる必要があると考えました。

　実は，以前から主任の残業が多く，スタッフからも「今日は主任，機嫌悪いんですよ」などという声も聞こえてくるくらいに主任が気持ち的に余裕のない状況であることは想像できていました。顔色をうかがわれる管理職だと，リアルタイムに報告したり相談したりできません。そこで，看護師長は思いきって，以前から業務量調査をして業務のスリム化，効率化を図りたいと考えていたため，今回のことを契機に業務量調査を実施しました。その結果，やはり主任は主任という立場でしなくてもよい業務をとてもたくさん請け負っていることが判明し，その後，業務改善を重ねました。

　このように，**困ったちゃんのおかげで，実は業務改善もできた**という事例ですが，そのZさんは，その後，ルール作成を通して，たかがICといえどもチームとして情報共有の重要性と，どこに決定権があるのかというガバナンスの存在を学習することとなり，今まで何でもさっと一人で決めて行動することが多かったのですが，必要なことは徐々に主任やリーダーに報告ができるようになりました。今では立派なリーダーになっています。

チェックポイント！

- 困ったちゃんとは自我の適応機能の学習の最中であり，組織にとっても大事な存在である
- 学習プロセスを信じ，諦めずにかかわることで，ピグマリオン効果が期待できる
- 困ったちゃんは組織改革の起爆剤にもなり得る

お役立ち参考資料・文献

さまざまな価値観が存在する今の日本。世界と比較するとその価値観は日本人にとって普通のことも，他国からみれば普通ではないということが多々あります。まずはさまざまな価値観があることを知ることが大切です。好奇心のアンテナを張ってもっといろいろ知りたいな～という方にお勧めの本です。

- ヘールト・ホフステード，ヘルト・J．ホフステード，マイケル・ミンコフ著，岩井八郎，岩井紀子訳：多文化世界―違いを学び未来への道を探る，原書第3版，有斐閣，2013.

引用・参考文献

1）ハインツ・ハルトマン著，霜田静志，篠崎忠男訳：自我の適応，誠信書房，1967.
2）エリク・H・エリクソン著，西平直，中島由恵訳：アイデンティティとライフサイクル，誠信書房，2015.
3）小野公一：キャリア発達におけるメンターの役割，白桃書房，2007.
4）松尾睦：経験学習入門，ダイヤモンド社，2011.
5）中島美津子：勤務環境改善の実践手順！スタッフのメンタル問題悪化予防＆「困ったちゃん」とのお付き合いの作法，看護部長通信，Vol.14，No.2，2016.
6）中島美津子：生かすも振り回されるも自分次第！「ちょっと変わった？困った？看護師長」との付き合い方，看護部長通信，Vol.14，No.3，2016.

自分育て

管理職の役割 その 3

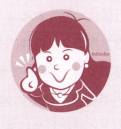

第7章
自分を知る

❶レジリエンス：折れそうで折れない耐性

学習目標

多種多様な組織成員がいる組織を運営していく上で，管理職としてしなやかに物事をクリアしていくレジリエンスという考え方を学ぶ。

　近頃よく聞かれるようになったレジリエンス（Resilience）とは，心理学用語で，精神的な耐久力，復元力，回復力と言われています。看護界では，「困難で脅威的な状態にさらされることで一時的に心理的不健康の状態に陥ってもそれを乗り越え，精神的病理を示さず，よく適応している」状態を示すという概念を用いることがあります[1]。一方，その影響要因は，2〜5つ，あるいはもっと多数であるなど，研究対象や研究結果により実にさまざまです。それだけさまざまな要素が影響し合っているということであり，交絡因子がた

くさんあるので，一概に「何を鍛えれば，レジリエンスが強靭になる」と断言できないということもうかがい知ることができます。

とはいえ，要は「後天的に獲得できるもの」と「生得的に獲得しているもの」の2種類や，「周囲から提供される要因」「個人要因」「獲得される要因」という3種類で考えると，分かりやすいかもしれません。つまり看護でも，まずは身体的側面，精神的側面からとらえ，そして社会的側面からも観て，そして4つ目の目に見えない信条や価値観や宗教観などのスピリチュアルな側面から徐々に患者理解の訓練をするのと同じです。ここで強調しておきたいことは，レジリエンスなどの新しい概念を理解する時にも，つまり物事を理解する時にも，看護の知識や考え方って，何事にも活用できるということです！本当に看護って素晴らしい科学的学問ですよね！

解説

こんな時代だからこそ"しなやかさ"を身につける

レジリエンスのとらえ方

さて，レジリエンスを考える時にも，いきなり4側面でとらえるのではなく，まずはざっくりと2側面，そして3側面でとらえてはいかがでしょうか。お好みでトライしてみてください。文献でも，2項目や5項目などさまざまです[2]。つまり学問的には，レジリエンスという概念は未だ確立されておらず，とりあえず「レジリエンス＝回復力」というような個人に落とし込んだ考え方をするものと，そうではなくその回復のプロセスやその結果の状態であるとい

う考え方をするものと大きく2つの見方がある，という程度でよい
と考えます[3~5]。

人は誰しも「Ｖ」の字の2画目を持ち得ている

　筆者的の単細胞の解釈で言うと，レジリエンスは「Ｖ」の字の
2画目というところでしょうか。いずれにしても，何がどうであろ
うと，打ちひしがれた状態のまま，例えば「Ｖ」の字の1画目のま
ま生きていくことはとても苦しいので，人間は誰でも「Ｖ」の字の
2画目であるレジリエンスを持ち得ていますし，また強化すること
も可能だと筆者は考えています。個人要因は生得的なものに関連す
ることが含まれ，後天的にどうすることもできないことがあるかも
しれません。しかし，たとえ個人要因をあまり持ち得ていなかった
としても，それを凌駕する後天的に操作可能な周囲から獲得できる
ものや，自ら獲得できるものを身に付けていくことで，レジリエン
スは誰でも獲得し醸成できると考えます。さらに，これらの考え方
を組織という生き物にも当てはめて，昨今は組織のリスク対応能力
として，何かが起こった時にそれを平時の状況に戻せる力という視
点で使われることもあります。では，具体的にどういうこと？とい
う方のために，例えば**表1**のような尺度があります[6]。

　レジリエンスを2側面でも3側面でもお好きにとらえていただい
てよいのですが，ただし**忍耐力とは異なります**。「どれだけ我慢で
きるか」という意味ではなく，ある状況の中でどん底にいた時に，
そこから這い上がってくるほうの**「Ｖ」の字の2画目のこと**です。
そこに至るまでに「どう耐えるか」ではなく，底からの上昇という
意味合いです。極端な表現をすると，忍耐力がなく，すぐにくしゃ

●表1　二次元レジリエンス要因尺度

資質的レジリエンス要因（12項目）

1. どんなことでも，たいてい何とかなりそうな気がする。
2. 昔から，人との関係をとるのが上手だ。
3. たとえ自信がないことでも，結果的に何とかなると思う。
4. 自分から人と親しくなることが得意だ。
5. 自分は体力があるほうだ。
6. 努力することを大事にするほうだ。
7. つらいことでも我慢できるほうだ。
8. 決めたことを最後までやりとおすことができる。
9. 困難な出来事が起きても，どうにか切り抜けることができると思う。
10. 交友関係が広く，社交的である。
11. 嫌なことがあっても，自分の感情をコントロールできる。
12. 自分は粘り強い人間だと思う。

獲得的レジリエンス要因（9項目）

1. 思いやりを持って人と接している。
2. 自分の性格についてよく理解している。
3. 嫌な出来事があったとき，今の経験から得られるものを探す。
4. 自分の考えや気持ちがよくわからないことが多い。（＊）
5. 人の気持ちや，微妙な表情の変化を読み取るのが上手だ。
6. 人と誤解が生じたときには積極的に話をしようとする。
7. 嫌な出来事が，どんな風に自分の気持ちに影響するか理解している。
8. 嫌な出来事があったとき，その問題を解決するために情報を集める。
9. 他人の考え方を理解するのが比較的得意だ。

（＊）：逆転項目　　　　　　　平野真理：レジリエンスの資質的要因・獲得的要因の分類の試み，パーソナリティ研究，Vol.19，No.2，P.94〜106，2010.

んと倒れてしまってもよいのです。何度でもそこから立ち直れる力があればよいのです。ものすごく苦しい思いをしながら，忍耐じゃ〜！とそこに頑張って我慢して立ち続けなくてもよいのではないか，という考えです。つまり「精神的病理を示さず，適応している」という状況です。病的に折れてしまっては，レジリエンスを使おうにも「Ｖ」の字がつながっていない状況になってしまいますので，精神的病理を示すほど我慢しなくてもよいということになるのです。一般的には打たれ強さというと，「苦しいことに耐え我慢し，それを

乗り越える」という意味がありますが，倒れてもしゃがみこんでも寝ころんでもよい，もっと言えば，逃げてもよいのです。それは置かれた状況を変えるということですから，要はそこから立ち直ったらよいのです。折れてしまっては元も子もありません。つまり「V」の字の1画目も大事なのです。そう，“しなやかさ”です。

レジリエンスとは「竹」であり「しなやかさ」である

　“しなやかさ”という言葉を用いる時は，いつも「遮断機」を思い出します。その昔，遮断器は「竹」でした。今はプラスティックが使用されていますが，かつては「強さ」と「柔らかさ」の両方を持っている「竹」が使われていたのです。「竹」こそ「レジリエンス」そのものです。折れてしまっては危険ですし，硬ければ車が破損し運転者や乗っている人がけがをするので，ある程度ぶつかってもしなやかにエネルギーを吸収しながら変形できるものがよいのです。高速道路の入り口のバーや，道路の中央分離帯に設置されている倒れてもすぐ立ち上がるゴム素材の棒の列も同じです。回復力，復元力ということで，「V」の字の2画目とはいえ，1画目でできるだけくじけてしまわないほうがその深さが浅くなるので，回復力も少なくて済みます。しかし，だからといってぐっと堪えて耐えることは，レジリエンスとは言えません。

　人は，何かしら失敗をします。筆者なんて，小さなことから大きなことまで，毎日何かしら失敗しています。でも，時には何も失敗もせず最初からうまくいくこともあります。同じ「ような」失敗をすることもあります。ただ，全く同じ失敗をするのは，あまりよろしいこととは思えません。というか，それはアホです（苦笑）。同

じような失敗に見えて，実は同じ状況なんてあり得ませんから。病棟でも学校でも職場でも，いつでも同じに見えて，昨日と今日では全く異なります。メンバーも気温も関係する患者や学生，出入りする人，そしてその関係する人々の家での出来事，精神状態，さまざまなことが昨日とは異なるのです。よく似たような失敗を繰り返す人がいますが，それでもその時，その時の心理状態は異なりますし，環境も異なるので，一つとして同じことはあり得ません。であれば，「失敗」とは，昔の人はよく言ったもので，「成功のもと」，つまりこれまでにも触れてきましたが，**同じ方法をとると失敗するということを発見したこと**だと考えます。つまり，その後の対策が大切なのです。それでも，その失敗する自分を受け入れつつ，成長するように環境を変化させていく，それもレジリエンスです。

管理職にはレジリエンスと共にトレランスが必要！

　個人としては，失敗をやりっぱなしにしていては成長はありません。失敗は失敗として真摯に受け止め，回避方法を考えるよいチャンスだと考えられる柔軟性を持つ必要があります。そして，周囲としては，それらのことも含めて支援する包容力（トレランス）も重要となります。そうです，組織における脳（ブレイン）である**管理職の皆さんには，レジリエンスと共にトレランスも求められます。**このトレランスも，ある意味，レジリエンスに支えられているものです。もちろん，スタッフ一人ひとりのレジリエンスもさらなる獲得が必要ですが，組織という大きな生き物のレジリエンスを高めるとは，組織の要である管理職のトレランスとレジリエンスを高めることと同義と言っても過言ではありません。その人の状態を理解し

て支える周囲の人のレジリエンスこそ，一人ひとりが後天的に獲得するレジリエンス環境として影響を与える重要な要素だからです。

　常に自分の役割と真摯に向き合い，「自分のような○○でよいか」と問い続けることも必要ですが，同時に打ちひしがれることも多々あります。筆者もこう見えて，母親役割に関しては，ある手術前，死を覚悟した時に「あ～，なんて母親失格の人生だったんだろう…」とものすごく打ちひしがれた経験があります[7]。しかし，それでも這い上がれたのは，やはり役割としてすべての完璧を求めず，「今，何を優先すべきか」ということを常に考えながら，病的に打ちひしがれてＶ字の1画目で途切れてしまわないようにその役割に真摯に向き合い，無理なものは無理！時には，倒れ，避け，他人に引き上げられ，他人に押され，甘えている弱い自分を認識できたからだと考えます。つまり，認識に歪みがある状態で必死に頑張りすぎると，Ｖ字の1画目でポキっと折れてしまい，レジリエンスさえをも動員できなくなってしまうのです。医療者としての矜持（dignity）を常に問い続けながらも完璧を求めない，折れそうで折れない「竹」のような強さとしなやかさを持つことが大切です。

自分を愛せない人は，他人を愛せない

　人は，役割で生きています。その役割を全うするためには他者との関係性を築き，その上でその役割を実践していきます。**その根底には，対象者を信じる，愛する心が必須です。**しかしこれも，私たち看護師は当たり前にできています。患者を信じ，そしてまた患者からも信頼され，お互いの信頼関係の上に成り立つ「ケアマネジメント」を対個人に実践してきました。たとえ患者が諦めても，その

家族がいます。家族も含めて幸せになることを支え続けています。時には，こちらの思惑とは異なる行動をとったりすることもあります。それでも，患者を信じ，愛し，今，自分としてできる精いっぱいのケアを実践してきたと思います。

　これまでも述べてきたように，組織マネジメントもケアマネジメントと同じです。その対象が組織成員であるスタッフ一人ひとりに対して，信じ，愛し，今，管理職としてできることは何かということを考えながら，組織づくり，すなわちスタッフを育て，また管理職も育てられながら，共に育つ「共育」の関係性でより質の高いケアを提供できる組織へと発展していくことで，**組織も個人も幸せになる**ことだと考えます。これはまるで，裏切られても裏切られても，我が子を愛し，信じ続ける親子関係と似ています。日本人は「愛」なんていうと，何となく歯が浮くような感じにとらえますが，信じることは「愛」です。決して筆者は何の宗教家でもありません。お正月は神社に行くし，結婚式は教会でするし，百日のお祝いにはお宮参りをするし，娘や息子の受験では太宰府天満宮に行くし，かと思いきやクリスマスも祝ってケーキを食べるし，身内が亡くなればお寺さんに納骨し，四十九日などの法要もするし，五穀豊穣を祈願して八百万の神様〜とお祭りも楽しむ典型的な日本人です。まぁそう考えると実に神様たちもいい迷惑ですよね。普段全然信者でもないのに，都合のいい時だけよろしくね〜とお願いするわけですから。

　というわけで，まったく「愛」を語る宗教家でも何でもありませんが，**他者を心から信じるためには，その他者を信じている自分のことを信じなければ，元も子もありません。**自分を愛せない人は，

他人も愛せません。それがレジリエンスという復元力や"しなやかさ"やその結果にとても影響します。自分を信じている，自分を愛しているからこそ，復元しようとする力，回復しようとする力が出せるとも考えられます。それをもっと具体的に表現すると高い志を持つことを意味するHigh Aspirationであり，自分の力は，もっと秘められた力がある，自分には将来性があるというGreat Potentialなのです。

High AspirationとGreat Potentialを信じる

　直訳すればHigh Aspirationは「高い志」です。自分には○○○という夢がある！それに向かって自分はできる！という己を信じる強い意志です。それに伴い，きっと自分には，今はないけれどもGreat Potential，つまり「秘められた自分の力，将来性」を持っているぞ！と，自分のことを信じ，愛することです。これはレジリエンスを発揮するためにはとても大切な思考回路となります。決して，ナルシストとかエゴイストになりましょうということではありません。「**自**」分を「**信**」じると書いて，「**自信**」と書きます。自分を信じることができないということは，自信がないという状態です。そうなると，その信じることができない自信のない「自分」という者が他人を信じようとしても，信じることができないために，裏切られるかもしれないという無意識の不安がつきまとってしまうのです。そうなると，ついつい保身に回ってしまい，変化への適応もなかなかできなくなってしまいます。

　風が左から吹けば右にたなびき，右から吹けば左にたなびく，柳のようになれたら言うことなしですが，よく見てください。柳だけではなく，自然界の木々は，芯をしっかりと持ちながら，たとえ強

風にあおられても，よほどの強風でない限りしなやかに風と共鳴しています。根はしっかり張りつつ，流されても，流されてもまた元の姿に戻っています。路上の草花もそうです。「流される」とは，他者に迎合する人生という意味ではなく，「芯」を持っている状態です。己は己として持っているのです。High Aspirationを持ちながら，自分のGreat Potentialを信じ，変化を受け入れながらも自己を信じ，喪失感のない，病的状態ではないことです。猪突猛進で他者を省みないということではなく他者との関係性の中で「そこに幸せを感じる」ということです。

　自分自身の行動に対して，常に不安がつきまとうと「幸せ感」は獲得できません。現場は毎日いろいろなことが起こります。綱渡り的なこともたくさんありますし，理不尽なことで頭を下げなければならないこともあります。本当に「長」と名のつく役割は「自分を信じられるか」どうかにより，一喜一憂してしまいそうですよね。「自分」を失いそうになりながらも自分を信じ，目の前のことを片づけるだけでクタクタです。そこで大切なことが，普段から"センス"を磨くことです。自分で決断し，決断したことに対してHigh Aspirationを持つこと。**想像力と決断力と，そして「愛する心」のセンスを磨くことが，自分を信じることにつながり，しなやかに生きるレジリエンスの発揮にもつながるのです！**

実践のために

レジリエンスやトレランスはスタッフからも学べる

多様性を受け入れる

　例えば最近，ダイバーシティ「多様性」という意味の言葉がよく使われます。多様な価値観，多様な働き方，多様な（男女や国や障害を問わない）スタッフなど，**多様性を受け入れるということは，さまざまな状況に対するレジリエンスを身に付けること**でもあります。

　筆者がかかわっていた病院での出来事です。その看護師Aは，そろそろ中堅と呼ばれる経験者。でもなぜか，何度言っても，大切な，肝心なことが報告できない。「もう！何でもっと早く報告しないの？できないの？！」と看護師長に注意されること３回目。もういい加減にしなさい〜とキレた看護師長は，ある日とうとう「あなたね〜！何回，同じこと言ったら分かるわけ？？？！」と看護師Aに興奮気味に伝えたが…。看護師Aは，ちょっと困った顔をしながらも「そうですね…。確かに僕は，小さい頃から５回くらい言われないと分からない感じでした…」とのたまふではないか！は〜？？？と思いつつも，何だか，そう素直に具体的に回数まで言われると「あ゛…そ，そう…ご，ご，ご，５回くらいね…」と，今日こそは，叱るぞ〜〜っと思っていた看護師長も，言う気が失せて，その足で看護部長室に飛び込んできたという流れです。しかも，苦笑いしながら！

　「もう笑うしかないです〜」と言っていましたが，その看護部長は一緒ににっこりとしながら「それはよかったね。世の中には，そういう人もいるっていうことを教えてくれたんだね。ありがとうって伝えた？」と言ったらしいのです。もしかしたら「ホンマに今どきの若者は，何でそんなにアホなんやろうね〜？」と自分の大変さを労ってもらいたかったのかもしれませんが，思惑と異なる反応の

看護部長に，看護師長はぽかーん！そのうち苦笑いから「確かに，はっはっは～」と昂笑いになり，「確かにそうだ～！彼に感謝しなくちゃね！」と意気揚々と病棟に戻っていきました。ちょっと心配にはなった看護部長でしたが，その看護師長なら「大丈夫」と信頼していたので，そのまま様子を見ることにしたそうですが，きちんと彼に「教えてくれてありがとう！今度から少なくとも5回は注意させてもらうからね～～！」と明るく言い放っていたそうです（他のスタッフからの情報！）。そして，当の本人も素直に，「育ちが遅くて，ご迷惑おかけしてすみません，でも，そう言ってもらえると，凹まずに仕事ができます！」と笑顔だったそうです。

　人は，1回注意したら後はしっかりできる人，3回注意をしても5回注意をしてもなかなかできない人，いろいろです。相手を信じ，たとえ，それが100回言わないとできない人であっても，あきらめずに言い続けるためのレジリエンスとトレランス！大事です！

　今では，その彼は主任になっているそうです。もちろん，人は少しずつ成長するので，一朝一夕に主任になれるほど成長したわけではありません。包容力（トレランス）のある「しなやかな（レジリエンス）対応」をしてくれた理解ある看護師長の「きょういく：共に育つ：共育」という素直な心，自分を信じ，彼を信じる「彼を信じ愛する心」，それが彼も，看護師長も成長させているのです。そうです。包容力（トレランス）に影響を与えるのもレジリエンスです。たぶん，この時看護師長は，ネガティブな思考に陥っていたのだと思います。しかし，彼にはもっとGreat Potentialがある，そう信じられた力はまさにレジリエンスです。自分を信じ，不安はゼロでは

ないけれども，それを徐々に払拭しながらレジリエンスを磨いていく，その秘訣とは，難しいことではありません。とても簡単なことなのです。彼に対して「感謝の心」を持ち続けることです。そうすることで看護師長の「幸せ感」が満たされていき，不安を「幸せ感」が上回ることができたのだと考えられます。これこそ**芯の強さとしなやかさの「レジリエンス」に伴う包容力（トレランス）**です。

　いろいろな人がいるんだ，というまさにダイバーシティを教えてくれたスタッフに感謝，感謝です。スタッフを育てる役割の看護師長たちは，実は，スタッフに育てられているという感謝の気持ちを持ち，共に育つという謙虚な心を持ち続けることで，看護師長自身のレジリエンス，そしてトレランスが磨かれていくのだという実例をお伝えしました。子どもに育てられる親子関係とも似ています。こうして，その看護師に看護師長は育てられ，そしてその看護師と看護師長に看護部長も育てられていくのです。

チェックポイント！

- ・レジリエンスとは，生得的要因と後天的に獲得する要因とによって醸成される「V」の字の2画目において，"しなやかさ"を持って他者との関係性を築いていくことである
- ・レジリエンスは包容力（トレランス）にも影響し，それらを磨いていくプロセスはまるで子育てと同じである
- ・人は役割で生きており，レジリエンスを高めていきながら，特にスタッフや組織のダイバーシティが求められる管理職はレジリエンスを醸成し包容力（トレランス）を磨くことが大切である

お役立ち参考資料・文献

　さまざまな人間をカテゴリー化すること自体無謀かもしれないのですが，改めて元来，日本人はレジリエンスもトレランスも持ち得ているんだということを認識できる秀逸な本です。もちろん，そうかな？と感じる人もいるとは思いますが，人それぞれいろいろなことを感じながら，日本人って，もともと多様性を持ち合わせ，レジリエンスもトレランスも内包したモンスーン型だったんだ〜という視点もまた一考に値すると思います。

- 和辻哲郎：風土―人間学的考察，岩波書店，1979．

引用・参考文献
1）小塩真司，中谷素之，金子一史，長峰伸治：ネガティブな出来事からの立ち直りを導く心理的特性―精神的回復力尺度の作成，カウンセリング研究，35，P.57〜65，2002．
2）平野真理：レジリエンスの資質的要因・獲得的要因の分類の試み，パーソナリティ研究，Vol.19，No.2，P.94〜106，2010．
3）荒木剛：いじめ被害体験者の青年期後期におけるリズィリエンス（resilience）に寄与する要因について，パーソナリティ研究，Vol.14，No.1，P.54〜68，2005．
4）Luthar, S. S., Cicchetti, D., & Becker, B.：The construct of resilience：A critical evaluation and guidelines for future work. Child development, pp71, 543-562. 2000.
5）小花和Wright尚子：幼児期のレジリエンス，ナカニシヤ出版，2004．
6）前掲2）
7）中島美津子：「患者」になって再確認―看護師でいられて本当に幸せ，日本看護協会出版会，2018．
8）中島美津子：変化も困難も乗り越えるしなやかさ！師長が身につけたいレジリエンス養成講座，看護部長通信，Vol.13，No.4，2015．

第7章 自分を知る

❷SOC：センスオブコヒアランスを磨く

学習目標

> センスオブコヒアランスは良質の経験によって生涯醸成可能であることを理解し，労務環境にも影響することを自覚しつつ，自分自身のセンスオブコヒアランスを高めることができる。

　センスオブコヒアランス（Sense of Coherence；ストレス対処力，直訳すれば首尾一貫感覚）の構成要素は，人それぞれ，そのセンスの発達によって異なります。社会とつながりのある生活世界において発達が期待されるため，成人になってからでも十分に発達します。実は，その条件が看護職にはとても当てはまっており，看護職は仕事をしているだけでセンスオブコヒアランスの醸成もできているということに気がつけば，すべての経験がケアに活かせ，そして幸せにつながっていると認識しながら幸せな看護師人生を送ることができます。

解説

センスオブコヒアランスの根源は自分を信じられること

センスオブコヒアランスとは

　1970年代，ユダヤ系アメリカ人の医療社会学・健康社会学者アーロン・アントノフスキー（Aaron Antonovsky）博士は，思春期時代に，第二次世界大戦時のアウシュヴィッツ強制収容所を経験した更年期の女性と，経験していない更年期の女性に分け，精神的・身体的健康度を比較する研究を実施しました。その結果，7割はその後PTSDなどの何らかの影響を受けて，良好な健康状態を保てていないという結果が出ました。ところが，アントノフスキー博士は，残り約3割もの人が，あれだけ苦しい悲惨な強制収容所という想像を絶する恐怖や，戦争や困難を経験しているにもかかわらず，良好な健康状態を保っているという結果に驚いたのです。なぜだろう？尋常ではない壮絶で過酷な経験（長期間の強い負のストレス）をしても，精神的・身体的に健康でいられるには，きっと何かそれを乗り越える「モノ」があるのではないか，と考えたのです。そこでその3割の人を対象に研究を続け，過酷な経験を成長の糧にできる要因であるセンスオブコヒアランスを見いだしたのです[1]。我が国では，東京大学大学院健康社会学教室の山崎喜比古らの研究により発展し，いまだ発展中の概念です。

　前項でお伝えしたレジリエンスとも，とても関係の深い概念でもあり，決して何かの能力というわけではなく，レジリエンスをはじめ，さまざまな「力」を**動員することができる力**とも言われています[2]。

人は，さまざまなストレスの中でコーピング行動をとりながら日々生きています。ストレッサーはプラスのストレッサーもありますが，マイナスのストレッサーもあります。特にマイナスのストレッサーには，コーピングとして真っ向から挑み，頑張り続ける行動をとるだけでなく，認知的に自分の物事のとらえ方や認識のパラダイムを変える対処方法もあります。「負けて勝つ」「逃げるが勝ち」や「年の功」「百戦錬磨」などに包含される自分自身の見方や考え方を変えることで対処する認知的対処です。認知的ストレス対処として，皆さんも**表1**を耳に，目にされるのではないでしょうか。これらはいわゆる主観的幸福感に影響を与えるものと言われているものですが，これらはセンスオブコヒアランスとは少し異なります。

　それは**表1**にあるものはすべて自分の内界に向かっているものと換言できる点です。視点が自己と向き合っているとも言えます。一方，**センスオブコヒアランスは，あくまでも自己の内側ではなく，外側に向かって，生活社会の中での安心感やつながりなど，外界とのつながりを重視する考え方**です。すなわち，自己の内界の力みたいなものを高めたり醸成したりする，というよりは，どちらかというと**認知的対処を容易にするためのこれらの能力や外界へ開かれた自己を保つための運用能力**ということが言えます。山崎らは「自分自身をどう観るか，ではなく自分の生活世界をどう観ているか，ストレッサーや脅威に向き合

●表1　自己の内界に向けた主観的幸福感に影響するものの例

mindfulness：念
self esteem：自己肯定感（自尊感情）
self-efficacy：自己効力感
locus of control：統制の所在
resilience：折れそうで折れない耐性
sense of mastery：熟達（知識も心も）

うことのできる受容能力（器や懐の大きさ）や健康への力」と述べています。それらを構成しているものが**表2**になります。

　これらがセンスオブコヒアランスの構成要素として根底にあり，センスオブコヒアランスが醸成されると言われています（**表3**）。

センスオブコヒアランスの3つの概念

①把握可能感

　「Comprehensive」には，「包括的な」という意味があります。つまり，全体を何となく見通せるかも！という**不安の程度が強くない感じ**を表し，自分の人生に何が起こるか，全体を見通せるような，予測できるような「気がする」思考回路，認知様式のことです。あくまでも「sense」ですから，確証などなくてもよいのです。なぜじゃ〜（>.<）と悩んでばかりではなく，その状況を**納得している感覚**，そんな気がする，という認知対応であり，その状況に応じて臨機応変に「活用」できるさまざまな知人，友人，知識，智慧，手段をうまく活用しながら不安につなげないような認知的対処を可能にすることを表しています。

●表2　センスオブコヒアランスの構成要素

Hope：希望
Trust：信頼
Sense of security：安心感
Sense of stability：安定感
Sense of permanence：永続感

山崎喜比古，戸ヶ里泰典，坂野純子：ストレス対処能力SOC，有信堂高文社，2012. を参考に筆者加筆

●表3　センスオブコヒアランスの3つの概念

①**把握可能感**：Sense of Comprehensibility：何となくそんな気がしたのよね〜！
②**処理可能感**：Sense of Manageability：根拠はないけどできるような気がする！
③**有意味感**：Meaningfulness：これって成長のために必要なことかも！

山崎喜比古，戸ヶ里泰典，坂野純子：ストレス対処能力SOC，有信堂高文社，2012. を参考に筆者加筆

②処理可能感

「Manageability」には，「扱いやすい」という意味があります。何とかなるかも，何とかコントロールできそう！という，確証はないけれども，不安もない，ということを表し，根拠はないけれども，なんとなくできるような「気がする」という感じです。乗り越える能力を確実に持っているわけではなく，自分の人生に起こる出来事に，対処，やりくり，**処理できるような気がする**ような，決して成功するという自信ではなく，やりすごせる感というか，たとえ**結果的にうまくいかなかったとしても，別にそれはそれでいいん**だという，**問題解決にこだわらない対応**の認知的対処を可能にすることを表しています。

③有意味感

「Meaningfulness」には，「大事な価値や意味がある」という意味があります。つまり，**人生にとって意味のないことはない，すべての経験・体験に意味があるんだという肯定感**であり，人生におけるさまざまな出来事を，これって成長のために必要なことなんだ！と感じることです。自分の人生に何が起こっても，きっとこれは自己成長のために必要なことなんだという「気がする」認知対処を表しています。

このように，なんとなく，すべてのことがつながっている感じということで，「首尾一貫：コヒアランス」という言葉が使用されているのです。

そもそもまだ筆者が幼少時は，こういう考え方自体が日本に入ってきていなかったわけですが，実は不思議なことに，物心ついた時

から，何が起こっても「きっと，いいことがある前触れだ！」と勝手にわくわくしたり，ものすごくつらい状況の時でも「きっとこれは神様が成長するためにみっちゃんを試しているに違いない。だから絶対になんとかなる！よっしゃ，頑張ろう！」と苦しい時ほどやる気が俄然出てきたりしていたのです。周囲から見れば，超お気楽な人生に見えているかもしれませんが，実は昔から**座右の銘は「すべては幸せにつながっている」**なのです。つまり，筆者は多分，センスコヒアランスはかなり「あり」かも？？？（苦笑）

閑話休題，筆者のことはさておき，まだ研究の過程ですので，例えば結果との相関関係はあるけれども，因果関係は確証されていないということがあります。少なくともこの執筆をしている時点では「慢性ストレッサーを調整できる」ということの証明はなされていますが，センスオブコヒアランスが高いから，ではどうなんだ，ということは，まだ確証されていないのです。それでも，何らかの結果との関係性が考えられ，今後の発展が期待されるところです[3]。

実践のために

センスオブコヒアランスは一生涯発達できる

前述しましたが，センスオブコヒアランスは自分自身の内界に向けた視点である「自尊感情（自分を価値ある存在と思う気持ち）」や「自己効力感（必要とされている行動を自分は実行できるという確信）」などとは異なり，環境や自己や主体との相互作用からなる生活世界に対する，自分自身の外界に向けた視点であり，その人の

感覚や向き合い方です。そのため，ストレス対処能力そのものを有しているというよりも，そのストレスを乗り越える受容能力や防衛能力の**資源をうまく利活用する力**というほうがしっくりときます。

　いくら内的資源（自尊感情，自己肯定感，統御感，気質，体質など）や外的資源（ソーシャルサポートネットワーク）を持っていても，それらをうまく利活用する力がなければコーピングはできません。センスオブコヒアランスは，実際の生活世界での安心感として，信頼のおける他者の存在やソーシャルサポート，ソーシャルネットワーク，家庭や職場での結びつき（絆），価値観の共有など，**安心できる人・環境に包まれて自分は生きているという感覚**なのです。すなわち，センスオブコヒアランス自体はコーピング能力そのものではなく，行動的対処と認知的対処を，時と場合に応じて適切に使い分けられる力なのです。そう，あくまでも「sense＝感じ」なのです。どんなストレスフルな状況に置かれても，自分の心身の健康を守り，前を向いた自己と外に開かれた自己を保つ生きる力・生命力であるとも換言できるので，「健康への力」と言うこともできます。

　では，そのセンスオブコヒアランスとは，どのようにして育まれるのでしょうか。アントノフスキー博士は，良質の人生経験を通じて学習し，形成されると述べています。良質な人生経験を**表4**に示します。

　これらを乳幼児期から思春期を経て青年期，成人初期（20代）ごろまでに人生経験を通じて，後天的に経験することで醸成されると述べています。例えば，生育環境，子育てパターン，家族環境，家庭環境，学校生活，成功体験による強化などの経験の蓄積です。

●表4　センスオブコヒアランスを育む良質な人生経験

一貫性の経験	ルールや規律が明確で，さらに，そのルールについての責任の所在も明確で，ルールのほか全体的な価値観もまた明確であることに基づいた経験
過小負荷と過大負荷のバランス	周りからの要求がその人が持っている能力や手段を越えていて実行できないと，その人が持っている能力や手段を十分に使う必要もないくらい弱い要求の間のバランスの取れた経験
結果形成への参加	自分たちの前の設定された課題を快く受入れ，自分たちでその課題を行うことに責任をもって，何をするのかしないのかを決定する経験

山崎喜比古，戸ヶ里泰典，坂野純子：ストレス対処能力SOC，有信堂高文社，2012.を参考に筆者加筆

また，ストレス対処の成功体験として，職業的役割や家庭内役割などの社会的役割や社会とのかかわり方も深く関係していると述べています。その結果，例えば，**表1**に掲

●表5　汎抵抗資源の例

体力，住居，衣類，食事，権力，地位，モノ，カネ，知識，知恵，知力，アイデンティティ，ソーシャルサポート，ソーシャルネットワーク，ソーシャルキャピタル，宗教，哲学，芸術，遺伝子，体質，気質，合理性，柔軟性，先見性，笑いの感覚，ユーモア感覚，楽観的感覚　など

山崎喜比古，戸ヶ里泰典，坂野純子：ストレス対処能SOC，有信堂高文社，2012.を参考に筆者加筆

げてあるような自己の内向きへの能力の醸成や，そのほかにも**表5**のような汎抵抗資源と言われるものが豊富になり，その動員力も醸成されていくと言われているのです。

　汎抵抗資源とは，マイナスのストレッサーを有益な人生経験に変化させることができるものです。不可抗力なものや先天的なものも含まれていますが，後天的に獲得できるものも含まれています。そうであれば，小児看護学で学んだドナルド・W．ウィニコット（Donald. W. Winnicott）の対象関係論，マーガレット・S．マーラー（Margaret S. Mahler）の分離―個体化理論，ジョン・ボウルビィ（John Bowlby）

の愛着理論，ピアジェの認知発達理論など，いわゆる心理的Safety baseの形成もセンスオブコヒアランスに影響を与えるものの一つと言えます。これらの形成不全は生涯にわたって基本的な人間への信頼性獲得に影響するということはすでに学んでいます。さらに，思春期になるとまさに社会とのつながりを意識するようになり，エリクソンの自我発達理論，ルース・ベネディクト（Ruth Benedict）の「文化の型」，マーガレット・ミード（Margaret Mead）の「サモアの思春期」，ベアトリス・B．ホワイティングとジョン・W.M．ホワイティング（B. Whiting and J. Whiting）の「六つの文化の子供たち」など，文化的文脈や社会構造による影響を受けながらも自我を形成し，他者との信頼関係を築き上げていく過程でセンスオブコヒアランスのベースがつくられていくのです（詳細は懐かしい小児看護学の教科書をめくってみてくださいませ！）。さらに成人期以降20〜30代は，昔から「若いころの苦労は買ってでもしなさい」と言われているように，社会人としてさまざまな人生経験を通じて有意味感の醸成につながる経験を蓄積していくのだと考えます。

　でも，ここで疑問がわきます。筆者や多くの40代，50代，60代と人生を重ねた人は，もうセンスオブコヒアランスは醸成されないのでしょうか？それは違います。**成人期以降もセンスオブコヒアランスは表6の経験を通じて，成長・発達していく**と言われています。

　このように，社会的に価値が認められている仕事であったり，従事している業務に自由裁量の度合いが大きかったり，労働環境が整っており，仲間との価値の共有や適切なフィードバックのある職

場においては，大人になってからもセンスオブコヒアランスは発達するのです。そこで改めて**表6**を見てみましょう。なんとすべて看護師という職業に当てはまります！看

●表6　成人期以降のセンスオブコヒアランスの
　　　成長・発達

● 仕事上の喜びや誇り　　● 自由裁量度
● 仕事の複雑さ　　　　　● 職務保障
● 職業の歴史的社会的文化的文脈
● 家庭内役割を通した経験

山崎喜比古，戸ヶ里泰典，坂野純子：
ストレス対処能力SOC，有信堂高文社，2012.

護からの喜びもあり，職業を誇りに思えるし，国家資格を持った科学者として看護診断に基づき自律した判断に基づくケアを実践しています。また，看護師という仕事はどこにあっても大変貴重な存在で，重要な役割を担っていますし，世の中からも素敵な仕事として認められています。さらに，家庭内での役割も一社会人としてさまざまな経験をすることができますし，こう考えると看護師をしているだけで，日々，センスオブコヒアランスの醸成ができる環境にあるという，なんてラッキーな幸せな職業だと思いませんか！しかも，センスオブコヒアランスは主観的幸福感に影響すると言われています。ということは，看護師をしているだけで幸福を感じやすくゲットできるとも換言できるのではないでしょうか。**看護師という素晴らしい価値ある仕事をしている私たちは，すでにセンスオブコヒアランス醸成の一途をたどっているのです！**なんと幸せな職業でしょう！あとは，労働環境がいかなる状況か，上司からの，同僚からの，周囲からの適切なフィードバックを受けているか，つまり管理職の組織マネジメント次第と言えます。しかし，幼少時の生育過程でその力の獲得が終了してしまうのであれば，センスオブコヒアランスの低い人生，すなわち主観的幸福感（肯定的感情と否定的感

情のバランスや人生に対する満足感から構成される「喜び，楽しみ」）も心理的幸福感（自律性，コントロール感，自己成長，他者とのポジティブな関係，自己受容，目的意識などの人生の本質的な側面にかかわる）も低くなってしまい，いくら管理職が素敵なマネジメントをしたとしても，なかなか幸福感に結びつきません。第4章でも触れたワーク・ライフ・インテグレーション（一人の人間として統合された生き方）は「量ではない，質，本人の主観である」と言いますが，他者によるマネジメントだけではどうにもならないのです。自己の「感」じる認識によって異なるのです。

　マネジメントは，相手の幸福への働きかけでもあります。例えば退職の意思を示している看護師がその考えを改めて，このまま一緒に仕事をしてくれないだろうか，なんていう慰留面接の時にも，もしもあなた自身が幸福感に満ちていれば，「もしかしてここで仕事し続けたら，こんなふうに幸せになれるかな？」なんて，あなた自身がロールモデルになることで慰留に成功するかもしれませんし，相手のネガティブな思考をポジティブに変えることだってできるかもしれません。つまり，その面接自体が「良質な人生経験」となり得るのです。そうです。あなた自身が周囲に素敵な幸福感を与える管理職であるかということは，実は個人の問題ではなく多くのスタッフに影響するのですから，ぜひ，あなた自身，主観的幸福感に満ちた人生を送っていただきたくて，本項にセンスオブコヒアランスをお伝えしました。

　ちなみに筆者は，自分で言うのも変ですが，多分センスオブコヒアランスはとても「ある」気がします。愛情たっぷりで天性の楽天

家に育ててくれた両親や家族に感謝しているし，親となってからも夫や子どもたちに育てられ，そして何より素敵な周囲の皆さんに育てられ，いつも何とかなるさ〜！の気分で看護師というセンスオブコヒアランスを醸成できる仕事につき，今もこうして幸せを実感しながら生きることができています。人生一度なら楽しまなきゃ！そう！すべては幸せにつながっているのですから。

チェックポイント！

- 人生の幸福感にもつながるストレスへの認知対処方法の一つであるセンスオブコヒアランスは，希望，信頼，安心感，安定感，永続感の5つの構成要素からなる①把握可能感，②処理可能感，③有意味感の3つの概念で構成されている「そんな気がする」という「sense」である
- センスオブコヒアランスは，ストレスへの直接的対処能力というよりも，ストレスを乗り越える受容能力や防衛能力の資源をうまく活用する動員力である
- センスオブコヒアランスは良質の経験によって生涯醸成可能であり，まさに看護師はそのすべてを有した職業であるので，仕事をしているだけでセンスオブコヒアランスの醸成が図れる

お役立ち参考資料・文献

　センスオブコヒアランスは大人になっても醸成できるものとして，生涯育むことができます。このように，成人になってからの学習に関する成人以降の発達について，環境順応型知性，自己主導型知性，自己変容型知性として人々の変化を述べている下記の本もお勧めです！人は常に成長発達するものであり，それをバックアップできる組織が発展するんだな〜と改めて認識させられる著書です。

- **ロバート・キーガン，リサ・ラスコウ・レイヒー著，中土井僚，池村千秋訳：なぜ弱さを見せあえる組織が強いのか―すべての人が自己変革に取り組む「発達指向型組織」をつくる，英治出版，2017.**

引用・参考文献
1）Aaron Antonovsky著，山崎喜比古，吉井清子監訳：健康の謎を解く―ストレス対処と健康保持のメカニズム，有信堂高文社，2001.
2）山崎喜比古，戸ヶ里泰典，坂野純子：ストレス対処能力SOC，有信堂高文社，2012.
3）前掲2），P.191〜224.

第**7**章　自分を知る

❸絆：ソーシャルキャピタルを醸成する

学習目標

ソーシャルキャピタルの醸成によりインクルーシブな組織づくりを促進することができる。

　我が国は，今，「地域共生社会」を加速度的に進めているところです。今まで仕事をしていなかった人たちも受け入れられるような組織に発展し，70代まで仕事をするのが当然の世の中になり，地域の課題を住民一人ひとりが自分のこととしてとらえて，地域で生きていく，地域包括ケアシステムも2040年を乗り切るためにすでに動き出しています。このようなインクルーシブな社会にするためには，お互い様精神は必須です。耳聴こえはいいですよね。しかし，お互い様精神というのは，言うは易し行うは難しです。具体的にどのような地域包括ケアシステムを展開できる地域，コミュニティをつくっていけばインクルーシブな地域になっていくのでしょうか。

　そこで近年注目されているソーシャルキャピタル（social capital）という概念について本項では触れていくことにします。日本語では「社会関係資本」と言いますが，漢字で表すと「絆」とも言えます。簡単に言えば，その絆の状況によって地域共生社会は可能になると

355

いうことでもありますが，そうは問屋が卸さないでしょう（苦笑）。また，地域という視点を組織に置き換えてみると，組織の絆を確固たるものにするためにはどのようにしていけばよいのでしょうか。ここでは，改めてソーシャルキャピタルという考え方に触れながら組織運営について考えていきましょう。

解説
地域で発展した考え方を，複数の多様な人間の集合体としての「組織」に当てはめて考えてみる

ソーシャルキャピタルが組織に与える影響

　ソーシャルキャピタルは，近年の社会科学のさまざまな領域において重要な概念とされています。一言で表現すると「絆」とも換言できる概念で[1]，経営学，組織論や産業・組織心理学，人事・労務管理論の領域で，組織風土やそれによってもたらされる組織の有効性や組織成員の主観的幸福感（well-being）が議論されてきました[2]。そのため，ソーシャルキャピタルと犯罪，健康や公衆衛生，教育や学校現場，職場の職務満足に関する研究などが中心でしたが，最近では，子どもを持つ親を含む家族環境への心理的な主観的幸福感（well-being）への影響などについても研究がされはじめている新しい概念です[3]。この「社会関係資本」と訳されるソーシャルキャピタルが豊かなほど，人々の協調行動が活発になり，社会の効率性が高まるとされています[4]。

　コミュニティ研究では，そのコミュニティに属している人たちの

主観的幸福感（well-being）は異なることから，生活している人々が少しでも幸福感を感じる生活にするためにはどうするかということで，日本でも2000年に入り，自治体がソーシャルキャピタルに関する調査や研究を進めてきました[5]。世界的にもソーシャルキャピタルはそのコミュニティで暮らす人々の主観的幸福感（well-being）の指標として研究されるようになりました。この時の地域とは，①共同性：それを構成する諸個人間で社会的相互作用が交わされていること，②地域性：地域的空間の限定性，③共通の絆を持つものを表します[6]。人々はその「場所」の中に生まれ，生き，いろいろなものとの「関係」の中で，「関係」と共に育ち，「時間」を堆積して「人生」をつくり上げていくのです。これは，「地域」というところに所属した人々に当てはまりますが，その「地域」が「組織」に置き換わったらどうなるでしょうか。**人々はその「組織」に就職し社会人として育てられながら生き，いろいろな「ヒトやモノ」との「関係」の中で，「関係」と共に育ち，「時間」を堆積して「人生」をつくり上げていくのです。**

　こうして治安，経済，健康，幸福感などへよい影響がある地域研究に使用されていたソーシャルキャピタルですが，昨今はさまざまな「組織」における"人"と"人"との関係にも注目され，**その組織成員の主観的幸福感（well-being）が高ければ高いほど，組織のパフォーマンスに好影響を与える**という研究も盛んになってきています[7]。コミュニティが多様な価値観の集合体であるとすれば，まさに組織や事業所や会社なども多様な価値観の集合体です。組織の連帯感が強まる，すなわち組織の絆が強まれば，一人では得られな

い便益を複数の個人間の信頼・規範・ネットワークによって得ることができます。

ソーシャルキャピタルの構成要素

ソーシャルキャピタルは，主に3つの構成要素（**表**）があると言われています[8]。

①信頼

「信頼」とは，信頼性のもとに成り立つものです。信頼性とは相手に厚意を与えた場合に，将来それを返してくれる主体としての期待のことです。例えば，何か厚意を与える時にその場で厚意に値するものを返してもらわなくても，めぐりめぐって自分に戻ってくるだろう，あるいは目に見えて戻ってこなくても主体として満足している場合なども含め，明確な即座の見返りなかったとしても将来に期待をしているという意味です。それがあるから，厚意を相手に返してもらうことに関係なく，**能動的かかわり**としての「信頼」という認識が存在します。信頼性があって初めて，信頼が生じるのです。

②互酬性の規範

さらに，この信頼の元になっている信頼性は，平易な表現に換言すると「お互い様精神」とも言えます。このお互い様精神があるからこそ，互いに信じる，愛する（興味・関心を持つ）ことができ，たとえ見返りがなかったとしても，自発的に社会活動に参加したり技術や知識を提供したりすることで，共に支え合い，協力し合い，

●表　ソーシャルキャピタルの構成要素

①信頼 　（組織・同僚・自分への信頼性に基づく）
②互酬性の規範 　（単なるボランティアではない互助）
③ネットワーク（情報共有・可視化）

よりよい社会の実現のために自ら行動することを選択するのです。つまり，その「お互い様精神」があるからこそ，単なるボランティアや支援というレベルではなく「規範」として定着することが可能となり，コミュニティの発展に貢献できます。

　ここが難しいところではあるのですが，「規範」という考え方は，たとえその行為が善意の支援でなく，もしかしたら世間体や社会的称賛の見返りを期待しているかもしれませんが，それはそれでよいというものです。互いに支え合う行動がとれていれば，結果としてコミュニティが維持されるからです。特に日本は「村八分」という言葉があったように，他者と異なる行動をとったり，自分さえよければよいという行動を取ることはその地域の中で居心地を悪くします。そのためそれを避けるために互いに助け合うという，ボランティアなどとは異なる，規範としての日常的な「お互い様精神」の存在があります。互いに住みやすい地域にするために，厚生労働白書にも出てくる「我が事・丸ごと」という視点です[9]。

③ネットワーク

　最後に3つ目の「ネットワーク」についてですが，社会的な人と人とのつながりのことです。以前，ニュースで「無縁死」が年間に3万2,000人という報道をしていました。誰とも縁がなく，ひっそりと亡くなっていく「孤立死」のことです。よく「孤独死」という言葉を使いますが，孤独と孤立とは違います。孤立はisolation，孤独はlonelinessです。孤独は主観的な意味から来る状態を表します。例えば家族が存在し，一緒に住んでいる人でも「孤独を感じる」などという人もいます。つまり主観です。一方，孤立は客観的に社会

的な人と人とのネットワークから外れた状態ですので，今後，独居老人や一人暮らしの結婚していない人などの問題，いわゆるお一人様世帯が増加する中で危惧されることでもあります。

　ネットワークを考える時に，「構造的空隙（structural holes）」という考え方があります。これは，シカゴ大学ビジネススクールのロナルド・S．バート（Ronald S. Burt）が『競争の社会的構造：構造的空隙の理論』で提示した社会ネットワーク理論の一概念です[10]。簡単に説明すると，ある空間にふわふわと浮いて，他者と手をつないでいる自分を想像してみてください。その時に，あまりにも隣との間隔が密集していたら，窮屈に感じます。ある程度ゆるゆるの隙間があったほうが，自由度があっていいですよね。ゆるゆるだけど，しっかりと手をつないでいる状況を，バートは「構造的空隙の強さ」と表現しています。

　個人尊重の時代，べったりとした密接な関係ではなく，ある一定の距離感のある，緩くて広いつながりのほうがソーシャルキャピタルという視点では大事だと考えます。実際，とても親密な友人が一人の人よりも，関係は浅いけれども友人がたくさんいる人のほうがwell-beingが高いとも言われています。まさに，今の時代，会うことはなくても，SNS（ソーシャルネットワークサービス）などで日常的につながっていると，会ってもいないのにまるで会っているかのように，久しぶりに会っても全然久しぶりな感じがしないことって，皆さんも経験があるのではないかと思います。とはいえ，やはりそれだけでうまくいくものではないので，やはりface-to-faceのお付き合いも大事です。

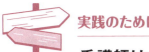

実践のために

看護師はソーシャルキャピタルの醸成に最適な職種である

看護師の「芯」とは？

　このように3つの概念からなるソーシャルキャピタルは，一人では得られない便益を複数の個人間の信頼・互酬性の規範・社会的ネットワークによって得ることができる，まさにこれから我が国で求められている地域包括ケアシステムになくてはならない概念と言えます。また一方で，ソーシャルキャピタル（絆）は人々の幸福度（well-being）にも影響すると言われています。まだまだ単なる相関関係でしかなく，研究において因果関係まで証明されている段階ではありませんが，絆の強いコミュニティの人々はwell-beingも高いと言われていることから，これから，超高齢社会の中で一人ひとりが幸せを感じながら健康的に長生きして，お互いにお互いを助け合いながらその地域で生を全うする時代において大事な概念です。

　そこで，組織にも当てはまるこの概念を鑑みた時に，互いの信頼を築き，お互い様精神のもと，人と人とのつながりを支援していく，その適任者は医療組織ではほかでもない，看護師であると筆者は考えています。しかし，残念ながら厚生労働省の描いた地域包括ケアシステムの絵の中には「看護師」という文言は出てきません。とても依怙贔屓かもしれませんが，互いに共生する世の中にしていく時に，最も医療者という立場で**地域住民に寄り添えるのは，地域住民の幸せを支援するプロである私たち看護師です。深い観察力・洞察力を持ち，ニーズを引き出し，そこへ社会資本をコーディネートす**

る能力，そして賢い国民づくりとしての地域住民教育にも能力を発揮できます。

　ただし，安穏としてはいられません。15年ほど前，米国の看護学のある教授と話した時に，すでに米国では「『看護』の生き残りをかけて，タマネギのように，どんどん剥いてわずかな「芯」が残ればよいが，何もなくなるような職業ではあってはならない，ということを模索しはじめているのですよ」と話されていたことを明確に覚えています。「芯」が残るとは？実際，我が国でも，業務上さまざまな部分で他職種へ専門性が委譲されています。そうだとすれば看護師に残された「芯」とは？他者との協調や，他者の理解，説得，ネゴシエーション，サービス志向性が求められる職業は，人工知能などでの代替は難しい傾向であると言われています。だからこそ既述したように，「深い観察力・洞察力を持ち，ニーズを引き出し，そこへ社会資本をコーディネートする能力，そして賢い国民づくりとしての地域住民教育にも能力を発揮できる」能力こそ，看護師の「芯」であると筆者は考えるのです。

　一方で，今後，さらなるICT化，IoT化，AI化が進めば，必ずしも特別の知識・スキルが求められない職業に加え，データの分析や秩序的・体系的操作が求められる職業については，人工知能などで代替できる可能性が高くなり，「他者の理解」をすることなく，ルティーンワークをこなすだけの作業としての看護業務はもう他職種でよいということになります。そこに「看護」があるのか，私たちは今一度考えなければなりません。ミルトン・メイヤロフ（Milton Mayeroff）は『ケアの本質—生きることの意味—』の中で「学ぶ

とは知識や技術を単に増やすことではなく，根本的に新しい経験や考えを全人的に受け止めていくことをとおして，その人格が再創造されることなのである」と述べています[11]。ケアを創造する看護師を育成・教育する先輩たち，そして教育機関も，そろそろその変化を求められているようです。

　看護師として，あなたは10年後，20年後，どこでどのようなことをしていますか？これから先，IT化，IoT化され，たとえ人間を超えるコンピュータが出てくるシンギュラリティの時代が来たとしても，私たち看護師はずっと素敵な役割を担うことができると思います。人々のwell-beingを高め，人と人との絆を強靭なものにし，地域共生社会をつくっていけるのは，看護師が最適任者であると考えるからです！

「絆」を醸成することの大切さ

　看護師である私たちは人々の幸せをプロデュースできるのですから，看護師であり，さらに組織という生き物を幸せにする看護師長や看護部長などは言うに及ばず，組織運営において，今度は組織やその組織成員間のソーシャルキャピタルを高め，世界に「kizuna」と称される日本の「絆」を醸成することは管理職にとって重要な役割です。

　例えば，これまでにも触れた発達障害のある人たちを受け入れる土壌をつくっていくことは，実は周囲の仲間たちの信頼関係や情報交換，そしてお互い様の精神が培われ，結果，その発達障害がある人を中心に，その組織のソーシャルキャピタルの向上へつながる格好の機会ともなります。第6章で紹介したあのXさんの事例（P.304～311）でも，まさにソーシャルキャピタルの構成要素である①信頼性，②互酬性の規範，③ネットワークというものが，Xさんを受け入れ

ることにより，組織内で醸成されているのが伝わりましたでしょうか。

　まずはＸさんを信じることです。信じるという信頼性に基づいた「信頼」があるからこそ，①周囲の同僚や仲間たちも互いのことを信頼し合うことができるようになります。もちろん一朝一夕には信頼は獲得できませんので，最初は，さまざまな組織内の不具合が生じてきます。しかし，その不具合を放っておくことで最も困ってしまうのは，Ｘさんだけではなく患者です。つまり，Ｘさんのことで全体のケアの質が下がっては元も子もありません。自分の対象だけのケアマネジメントを実践するのではなく，組織としてのパフォーマンスが下がらないように②Ｘさんの分の仕事をお互い様の精神で分け合い，患者へのケアが下がらないようにする行動を自主的にとるようになっていきます。この時，互いにケアの質を落とさないために，あるいは組織内で困ったことにならないように，あ〜面倒くさいな〜と感じながらも地道に繰り返し③できるだけ情報交換を密にし，Ｘさんの発達支援を組織全体で可能にしていましたよね。まさに，ソーシャルキャピタルの一人では得られない便益を複数の個人間の信頼・互酬性の規範・社会的ネットワークによって得ることができるという「絆」の醸成を体現していた事例でした。

　Ｘさんのおかげで組織のパフォーマンスは下がるどころか，発展させることができ，今でもその組織は，本当に素晴らしい組織に発展しています。そして，Ｘさんは？というと，想像力がなくても，学習の積み重ねにより少しずつパターン化していくことで，無意識の部分を意識化し，「正確な」コミュニケーションを蓄積することができるように成長しています。その結果，「関係の安定性」を醸

成し，感情の安定化にもつながり，誤解や認識の違いによる感情の
ぶつかりも減少しています。ソーシャルキャピタルの根底にある
「信頼関係」の醸成が組織内の人財育成にも如実に影響することも
伝わったのではないでしょうか。

　もちろん，すぐにはこれらを獲得できません。とても時間も手間
もかかりますが，**組織の個育ては基本的には子育てと同じです。**一
朝一夕には飛躍的に変わりません。発達障害などの彼らが苦手とし
ている「共感力」や「文脈を読む，行間を読む」ということを一つ
ひとつ学ぶ機会ととらえ，積み重ねていくことが大切だと考えま
す。その結果，今まで自己効力感が低く生きにくさを感じていた本
人も，徐々に人と人とのコミュニケーションの狭間で苦しんでいる
部分を解決するための行動パターンを学習し，行動できるようにな
ります。それは，まさに「生きにくさ」に苦しんでいる彼らへの「ケ
ア」であり，同時に彼らとかかわることにより周囲の人たちの「器
磨き」にもなり，結果的に組織内のソーシャルキャピタルを強め，
お互い様精神のある，ホンモノのインクルーシブな組織へと発展し
ていくプロセスでもあります。

　もし，皆さんの周りにさまざまな不具合に困っているスタッフが
存在したら，「患者にできることは，同僚にもできる！」，そう信じ
て，看護師長や看護部長など一部の人間だけが抱え込むのではな
く，組織全体としてソーシャルキャピタルを強めるという副次的な
効果も期待しつつ，スタッフも巻き込んでインクルーシブな組織づ
くりにトライしてみる勇気を持ってください。きっとできます。私
たちは「看護師」，ケアのプロですもの！

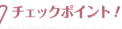

チェックポイント！

- 主観的幸福感に影響を与えるソーシャルキャピタルという考え方は，コミュニティ研究から発展し，今では組織や個人のwell-being研究にも発展している社会資本関係と言われており，またの名を「絆」と言う
- 信頼，互酬性の規範，ネットワークという3つの構成要素のあるソーシャルキャピタルをその組織で醸成することで，組織の絆を高めることができる
- ソーシャルキャピタルは，一人では得られない便益を複数の個人間の信頼・互酬性の規範・社会的ネットワーク（緩くて広い関係性）によって得ることができ，地域包括ケアシステムになくてはならない概念である

お役立ち参考資料・文献

　組織をソーシャルキャピタルという視点で見ることで，インクルーシブな組織づくりに役立てていただきたいと思い本項を書きましたが，実は，特に管理職の皆さんにはもっと大きな視点で，社会の健康に関する本をお勧めしたいと思います。資本主義国家である日本において，完全な平等はそもそも無理なのですが，機会の平等すらない現状，さまざまな格差社会によって明らかに健康の差も生じていることを知ることは，その地域における現状の把握にもつながります。ご興味ある方はぜひ，この一冊をお読みください。

- Ichiro Kawachi, Bruce P. Kennedy著，西信雄，髙尾総司，中山健夫，社会疫学研究会訳：不平等が健康を損なう，日本評論社，2004.

引用・参考文献

1）稲葉陽二：ソーシャルキャピタル「信頼の絆」で解く現代経済・社会の諸課題，生産性出版，2007.
2）野沢慎司編，リーディングスネットワーク論—家族・コミュニティ・社会関係資本，勁草書房，2006.
3）辻竜平他：ソーシャルキャピタルと格差社会，P.73〜135，東京大学出版会，2014.
4）ナン・リン著，筒井淳也他訳，ソーシャルキャピタル社会構造と行為の理論，ミネルヴァ書房，2008.
5）平成28年度滋賀大学・内閣府経済社会総合研究所共同研究 地域活動のメカニズムと活性化に関する研究会報告書：ソーシャルキャピタルの豊かさを生かした地域活性化，2016.
6）イチロー・カワチ他：ソーシャルキャピタルと健康政策，日本評論社，P.33〜410，2013.
7）稲葉陽二，吉野諒三：ソーシャルキャピタルの世界，ミネルヴァ書房，2016.
8）前掲6）
9）厚生労働白書平成29年版，30年版
10）ロナルド・S．バート著，安田雪訳：競争の社会的構造—構造的空隙の理，新曜社，2006.
11）ミルトン・メイヤロフ著，田村真訳：ケアの本質—生きることの意味，ゆみる出版，1987.
12）中島美津子：組織を一段階大人にしてくれる発達障害の仲間たち！〜ホンモノのインクルーシブな組織への脱却，看護部長通信，Vol.14，No.4，2016.

第8章
自分も他人も幸せに生きる

❶チーム医療：成功するチームづくり

学習目標

> ドラッカーも学んだ日本の組織運営，日本のマネジメントは世界をリードしていることを知り，4つの視点から現場を考えることができる。

　昔から日本は成功するチームづくりをしていたことを知り，新しいことをしようと肩に力を入れるのではなく，もともと世界をリードしている組織論の根底にある日本思想を知り，成功するチームづくりをしていける自信をつけましょう。

解説

ドラッカーも日本思想を基に組織論を展開している

皆さんは，組織運営において日本思想が世界をリードしているということをご存じでしょうか。看護組織の皆さんは海外のほうがいろいろと理論も進んでいると思い込んでいませんか？例えば，**表1**をご覧ください[1]。

　これは1947年（昭和22年）に制定された労働基準法の第五章「安全及び衛生」を基盤にして，1972年（昭和47年）に制定された労働安全衛生法です。そして**表2**は，日本看護協会が2018年に「カタカナ」で新たに表した「ヘルシーワークプレイス」に関する公文です[2]。半世紀も前から日本国内で言われていたことを改めてカタカナで表記したものだと思いませんか？どうもカタカナの外来語で表されると，何やら新しい考え方に感じますが，日本は昔から素晴らしい組織づくりを進めているのです。日本人って実はすごいんです〜！

　70年以上も我が国を尊敬し，長きにわたり日本の明治維新を探求し続けた，かの有名なドラッカーの著書は，明治維新と戦後日本から人と組織のかかわりについて多くを学んでいることが随所随所に見受けられます。つまり，ドラッカーの著作の精髄は我が日本であると言っても過言ではありません。詳しくは，解説本ではなく，やはりドラッカー自身の書いた本を読むことをお勧めしますが[3〜6]，そんな日本の組織を真剣に学び，日本の組織運営の現場を研究することで，さまざまなことをインスパイアされていたドラッカーを参考にした，今，流行りの「『学習する組織』であり続けることが，組織として発展するために重要である」というカール・E．ワイク（Karl E. Weick）の「組織化理論」におけるサイバネティクスなど

● 表1　労働安全衛生法（一部抜粋）　　　厚生労働省：労働安全衛生法

- 労働災害の防止のための危害防止基準の確立，責任体制の明確化及び自主的活動の促進の措置を講ずる等その防止に関する総合的計画的な対策を推進することにより職場における労働者の安全と健康を確保するとともに，快適な職場環境の形成を促進することを目的とする。
- 事業者は，単にこの法律で定める労働災害の防止のための**最低基準を守るだけでなく，快適な職場環境の実現と労働条件の改善を通じて職場における労働者の安全と健康を確保するようにしなければならない。**また，事業者は，国が実施する労働災害の防止に関する施策に協力するようにしなければならない。
- 労働者は，労働災害を防止するため必要な事項を守るほか，事業者その他の関係者が実施する労働災害の防止に関する措置に協力するように努めなければならない。

● 表2　日本看護協会のヘルシーワークプレイス

日本看護協会は，患者（利用者）の尊厳を守り，安全で質の高い看護を持続的に提供するために，看護職自身が安全に尊厳を持って働ける健康的な職場が必要と考え，2018年3月に「看護職の健康と安全に配慮した労働安全衛生ガイドライン〜ヘルシーワークプレイス（健康で安全な職場）を目指して〜」を公表しました。

日本看護協会：ヘルシーワークプレイス

も，結局は日本の企業や現場を研究したものを基盤にした理論と言っても過言ではありません[7]。

　簡単にお伝えすると，組織は淘汰され発展する生き物であるという考え方で，そのプロセスを「変化（差異）：change」→「活性化：enactment」→「淘汰：selection」→「保持：retention」を繰り返しながら生きている生き物であるとし，組織化とは社会的集合体がつくられ，維持または解体，または新たな生成をなす常にダイナミック（動的）で，不安定で，目的も一つではなく多義性である一連の活動であるという考え方です。

　例えば，ワイクは「結果」に固執するのではなく，その「結果」が何についてのものかという**「プロセス」を重視する活動そのもの**

であることが重要であると述べています。組織の根底には組織成員間の「**信頼**」があり，相互作用として「**sensemaking（感じ取るプロセス）**」によってダイナミックに展開されている生き物であると述べています。実際，原著で「The Westerner and the Japanese man mean something different when they talk of "making a decision."」として日本人と西洋人の「結果」のとらえ方，つまり意思決定に関するプロセスの違いをドラッカーの引用を用いて説明しています[8]。西洋では意思決定の際に「結果」が重視され，その結果を導出するためにどうすればよいかということが重視されますが，日本ではその問題そのものの「意味づけ」を重んじるというのです。つまり，そもそもその問題は組織にとって意思決定する必要があるのか，その決定は何に関するものなのかという視点です。それは組織成員のコンセンサスを得るために，さまざまな角度から議論し，決して結果を急がず，定義づけ，意味づけをしっかりと議論することで，自ずと「結果」は導出できるという考え，すなわちプロセス重視の組織の意思決定だというのです。だからこそ日本の組織は意思決定が遅いのかもしれませんが，ワイクのような先進的な組織論の大家でさえ日本人の組織を参考にしているということは，日本って組織経営の先進国でもあるということですよね。さすが和の国，日本の有史以来，結果を急ぐあまり，吟味しないで刹那的に行動することがよくないことを日本人はすでに無意識のうちに実践しているのかもしれませんね。

　ある目的に向かってそれを達成するために動く行為（act）をするためには理性（冷静さ）が必要です。人間は未来を直接見ること

はできないので，経営者や経営戦略を信じるという「信頼関係」が必要です。日本の組織は，世界が注目してきたように，「結果」に縛られるのではなく，組織成員がどう感じるのか，そのプロセスを大事にすることで，信頼関係を保ちながら組織としてよい結果を導出し続けるという，すなわち前章のソーシャルキャピタルも持ち，「自己組織化」に必要な要素を持っているのです。

　プロセス重視というと何か「過去」を重視するみたいに勘違いする人がいますが，そういうわけではありません。これから先の我が国は，人類史上第4次革命（第1次革命とはいわゆる食料生産革命，これがあったからこそホモサピエンスとして栄えてこられたのですから！第2次革命は市民革命，これがあったからこそ，第3次革命の産業革命に発展し，さらに今は，IT革命と言われている第4次革命です！）の波に乗り，人口減少による労働力不足という経済小国への道を回避しなければなりません（第2章参照）。そのため過去の例と比較する「改善」の視点ではなく，未来志向の「改革」をしなければならないという視点で，今，我が国では働き方「改革」が実施されています。そういうことを述べると，今度は「過去は参考にならない」と思う人もいるかもしれませんが，それは違います。過去があるからこそ，現在があるわけです。点でとらえるのではなく，物事は線，そして面でとらえ，さらに立体的にとらえる必要があります。

　イギリスの産業革命から始まり，フランス，そしてドイツへと発展を遂げてきたヨーロッパをお手本にした明治の日本へ，今度はそのヨーロッパから派生したアメリカ流が第二次世界大戦後に入ってきたわけですが，それでもアメリカ人のドラッカーやワイクをし

て，プロセス重視の日本の組織のあり方を「自己組織化」において必要なプロセスだと言っているわけですから，ある種，日本って，すご技だと思いませんか。聖徳太子が制定した十七条憲法の時代からずっと引き継がれている日本思想を基に脈々と受け継がれている日本の組織って，やはり素晴らしいですよね。ということは，日本の看護組織って世界一素晴らしい看護組織なのかもしれませんね！あ，ちょっと盛り過ぎました〜（苦笑）。

実践のために

EBMに基づく標準化とプロセスの可視化は大事である

　具体的に，その素晴らしい日本思想に基づいた組織を発展させていくためには，EBMも大事です。ヨーロッパの産業革命が成功したのは，1751年から実に20年間もかけて編纂された『百科全書』が重要な役割を果たしたと言われています。社会の教科書に出てきたのをうっすらと覚えているかもしれませんが，これは，それまで秘密のベールに隠されてきた「経験」「作業」を「知識」に，「徒弟制」を「教科書」に，「秘伝」を「方法論」に置き換えた，数千年にもわたって発展してきた専門性のある技術・技能を初めて集大成としてまとめたものです。この本のおかげで，産業革命という偉業がなされたと言っても過言ではありません。

　看護業界でも，今まさに『百科全書』を編纂中です。その研究が進んでいるおかげで，さまざまな新たな看護の方法が開発されてき

ました。その結果，①標準化，②プロセスの可視化が進み，「何を分析すべきか」「何を変えるべきか」ということが歴然と分かってきます。面倒臭いかもしれませんが，この工程をとることこそ，チームづくり，組織づくりにおいてとても大切なことなのです。ということは，「このことは○○さんしか知らない」とか，「このことは◇◇さんが担当です」などと属人的な組織運営をしていては，いつまで経っても発展しません。マネジメントとは，既存の知識をいかに有効に適用するかという一つの手法です。昔は，管理職とは，「部下の仕事に責任を持つ者」という地位と権力を意味する「ボス」を表していました。しかし現代ではボス的ではなく，知識の適用とその働きに責任を持つ者がマネジャーに適しており，自分が直接，実践するというよりも，間接的に何かを生み出させる環境を整えていくことがマネジメントなのです[9]。

　すなわち，生活するために働くという労働者の認識や地の利や資本だけでは，もう組織として競争優位は得られないのです。看護に換言すれば，医師の指示の下，「はい，はい」というイエスマン的に働くだけの労働者としての看護師の集団をそろそろ卒業し，自己責任において仕事をする集団への進化が求められているわけです。でなければ，自然淘汰されていく職業になりますよね。

公平な人間関係
〜意見を言う人が「上」で，言われる人が「下」ではない

　我々の中には，暗黙のうちに，何かに対する意見を言う人が上で，言われる人が下という固定観念があります。しかし，専門職の集団である医療職においては，それぞれが，それぞれの立場での専門職

であり，その立場から意見を述べているのです。どっちが上とか下とか無関係です（第4章参照）。

　例えば，医師の言うことが絶対的かというと，そうではありません。しかし，いまだに医師の意見が「上」として見られているのは，否めない事実です。また，看護師同士ではどうでしょうか？

　以前かかわっていた病院で，中途採用の看護師がとても働きづらいと言っていました。そこは，附属の看護学校があり，そこからの出身者が看護師長になるという暗黙の人事制度がありました。外部の看護大学を卒業して，外部の病院で働いてきた看護師の意見はまともに吸収されないので，「もう，何も言う気がしなくなりました…」と言うのです。その看護師一人の話だけで判断はできませんが，話によると，附属の看護学校からも含めその組織での経験年数が発言権を強めている組織文化であったため，彼は認定看護師の資格を持っているのですが，新参者の言うことに対しては「確かにそういう方法もいいかもね」と一応，認めてはくれるものの，最終的には必ず「いい意見をありがとう。でもね，うちにはうちのやり方があるから」と，にっこりしながらすべての意見を却下され続けたそうです。確かに，こういうことが続けば，どうせ言っても…という気になりますよね。いわゆる学習性無力感です。

　しかし，ある老人保健施設では，これとは真逆のよい関係の例もあります。そこは，TQM活動（Total Quality Managementという質改善活動）も盛んな施設なので，そもそも物事を利用者のためによくするには，職位や職種，年齢や経験に関係なく，よいものはよいと認め，施設全体でよりよくしていこうという空気ができていまし

た。そこでは，中途採用者の人の意見はとても貴重な存在として受け入れられ，「ゆで蛙」や「井の中の蛙」状態に陥る危険回避のために，常に新しい，外からの風を入れることが大切であるということを体現していました。

　例えばおむつについて，もちろんその施設なりに基準はあり，利用者の生活時間を第一に考えてこれまでも実施してきたのですが，ある中途採用者が，「以前の施設では，眠っている患者を起こすことなく，しかも我々の業務もここまでおむつ交換に割かれることなく仕事をしていました」と，同僚にポロッと話しました。すると，早速その同僚がセンター長に伝えて，「何やら利用者にも私たちにも，そして経済的にもいいおむつ交換方法があるらしい！」ということで，最終的にはその施設は，その中途採用者がポロッと話した新しいおむつ交換方法になりました。そのおかげで，利用者やその家族からも「夜，ぐっすり眠れるようになりました！」という声が届くようになり，新しい方法に使うおむつは市販されていないので施設で一括購入した結果，価格も安くなり，退所後も通所リハビリのついでに懐かしい人との談話ができるなど，施設と在宅とのつながりにも発展しました。しかしそのプロセスの中で，最初は通常のおむつより交換する回数が少ないので「この施設の職員はおむつも換えてくれん！」と家族から罵声を浴びせられたこともあったようです。それでも「そうではないのですよ，利用者の生活時間や生活スタイルを考えて，十分それで大丈夫なんですよ」と，褥瘡へも好影響を与える実績などを示しつつ，数カ月かけてやっと利用者にも理解してもらえたとのことでした。

組織は生き物ですから，常に新しい意見や提案を取り入れていかないと，金魚の水槽と一緒で窒息死してしまいます。

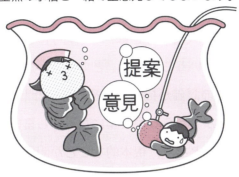

　ほかにも，新人看護師のある意見で，病棟のカンファレンスの効果が好転した例もあります。往々にして新人看護師はまだ経験もないし，現場にも慣れていないから，まずここの方法を覚えてもらうということが優先されがちです。「新人看護師の意見なんて…」と思ってしまいがちなのではないでしょうか。おそらくそれらの根底には，意見を言う人が「上」で言われる人が「下」という，「私のほうが経験もあるし，年も上だし，この病棟のことを知っているし…」という認識があるのかもしれません。組織は生き物ですから，常に新しい空気を送ってあげないと，金魚の水槽と一緒で，窒息死しちゃいますよね。皆さんの組織は，窒息まではいかなくても，頭の中が低酸素脳症になりかけていませんか？（苦笑）

常にクリティカルで具体的・説明的なフィードバック

　クリティカルというカタカナは日本語に訳すと「よく議論された・批判的な」とよく言われますが，これも，前述した「意見」として，組織内の空気のよどみと低酸素状態を防ぐためにとても大切なことです。カタカナではなく，純日本語に換言すれば「その対象

がさらに素敵になるために十分議論された意見」とでも言いましょうか。お互いが専門職としての立場で，患者や利用者のために述べる意見です。ここで大切なことは，「具体的」なフィードバックをする機会を設けるということです。とてもよい意見が出て，それを取り入れても，その評価が抜けるとやりっぱなしになり，「何がどうよかったのか」が分からないままになってしまいます。そうなると，表象だけの変化となり，根本的なことが明確になっていないため，いつの間にか元の木阿弥となりかねません。そのため具体的に，どこがどうよかったのか，改善されたのか，ということをみんなの共通認識としてフィードバックする機会を設けることが大切です。よくあるパターンが，定期的に開催される○○会ですが，一方でこれが形骸化しては意味を成し得ません。

お互いを必要なメンバーと認める
～学生実習の受け入れは原点を考えるチャンス

この根底には，前述した「公平な人間関係」があります。そうでなければ，相手の言うことを認めるという行動がとれません。この「単純な質問ほど原点を考えるチャンス」とは，例えば看護学生との関係があります。知識労働社会において，その組織の生産性を上げ，質を向上させるためには継続学習は必須です。さらに学習に終わりはなく，知識労働者は自らが教えるときにもっともよく学びます。教えるためにはその10倍は学習が必要ですものね。

皆さんの病院にも，専門学校，大学，大学院などさまざまな教育課程の看護学生が来ていますよね。彼らは，もちろん一人前ではありません。しかし，彼らの感性は現場に毒されていませんので

学生の単純な質問を通して、エビデンスを考える機会・教えるために改めて学習する機会としていきたいものです。

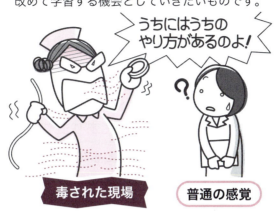

（笑），驚くほど素直で豊かです。「フツウの感覚」を彼らは持っています。ある病院で，看護学生が尿留置カテーテルのテープの止め方について，学校で学んだとおりに実施したところ，実習担当看護師から注意を受けました。それに対してその学生は，「なぜ，この病棟はそのようにしているのですか？」と質問すると，実習担当看護師は「うちにはうちのやり方があるから」と答えたそうです。しかし結論から述べると，その後，その病棟では尿留置カテーテルのテープの止め方が改められることとなりました。実は，学生とのやり取りを聞いていた看護師長が「学生の言うことが正しいのでは？」と現場の看護師たちに問いかけ，「学生も医療チームの一員として大切な一人だよ！」と看護師たちに指導していたのです。**学生実習を引き受けることは組織の質向上に寄与する**実例です。

メンバー一人ひとりのアイデンティティの確立
～チームの目標達成と同時に自己の目標も達成されるようなかかわり

　チームとしての成果を上げるためには，医療チームとしてもちろ

ん，患者のためになるかという自問自答を繰り返すことが大切です。同時に，組織としての目標達成も考えなければなりません。患者の幸せのためには組織としてどの方向に行けばよいのか，自分たちの専門領域のことだけに終始することなく，組織全体を見ながらどのような貢献ができるのかということを自問自答します。それは自分の仕事の可能性を追究することでもあります。つまり，一人ひとりが組織全体の成果への貢献を考える時，一人のアイデンティティを持った専門職としての矜持が必要となります。

　専門職と言えば，ともすれば「専門バカ」という言葉があるように，あることには長けているがそれ以外のことでは無能な人，と言う人もいます。チーム医療として，全体を俯瞰視しながらチームの成果への貢献を考える時，自分の専門性を他人が理解し，利活用してくれなければ，チームとして成立することはあり得ません。いくら技能の優れた専門職の集団でも，チームとしてその成果に貢献しようとする時，お互いを理解しようとする努力をしなければ，単なる専門バカの集団と化してしまいかねません。また，不特定多数が対象のケアであるため，専門性だけでなく一般常識やニュースなども含め教養のある看護職がホンモノの看護師と言えます。一人ひとりが自己目標のみに溺れることなく，自己の目標を達成しつつも，メンバーの専門性も理解し，組織にも成果をもたらせる，そんな活動ができるようにチームメンバーを育成していくことが管理職としての役割でもあります。

　ちなみに，看護職は得です！何を学ぼうとも，すべてがケアに結びつきます。例えば語学留学。別にイタリア語ができなくても看護

師はできます。ロシア語ができなくても，英語ができなくても，中国語ができなくてもしかり。ではなぜ，看護師もどんどん外国生活の体験を勧めるかというと，単なる語学能力の獲得だけでは終わらないからです。異文化に触れることで，価値観の異なる人の理解をする訓練になりますし，今，自分たちが置かれている日本を，看護というものを，俯瞰視する能力，すなわち，目先のことだけで判断せず，広い結果を想定して考える訓練にもなります。ですから，「まったく……病院のことなんてちっとも考えなしで，留学ですって！」と目くじらを立てるのではなく，すべてはケアの本質的な部分の質向上につながっていると考えて，温かくその自己目標を組織目標とベクトルが合うように方向づけていくことが，目標管理として大切なことです。人は，自己実現のために生きていると言っても過言ではありません。その自己実現を達成させられる組織であることが認識できるようなマネジメントを展開する役割が，看護職で言えば看護師長たちです。一人ひとりの目標面接の時に，チーム医療として「は？まったく〜，何考えてんの!?」と短絡的にネガティブな判断をするのではなく，面倒臭いかもしれませんが，その本質を理解し，組織目標とベクトルを合わせることを可視化することが大切になります。

チェックポイント！

- 日本の組織運営は世界の組織理論の根底にもなるほど素晴らしい組織である
- 面倒だけどEBMの蓄積は大事で，それに基づく標準化とプロセスの可視化も大事である

- 成功する組織づくりの4つのコツは，「公平な人間関係」「常にクリティカルで具体的・説明的なフィードバック」「お互いを必要なメンバーと認める」「チームの目標達成と同時に自己の目標も達成されるようなかかわり」である

 お役立ち参考資料・文献

　具体的に組織論を学びたいな〜と思う方は，引用・参考文献にも載せていますがワイクの本もぜひお勧めです。もしも原著が読みたかったら原著もどうぞ！

- カール・E．ワイク著，遠田雄志，西本直人訳：センスメーキングインオーガニゼーション，文眞堂，2011．
  [原著] Karl E. Weick（1995）Sensemaking in Organization, Sage Publications, Inc.

引用・参考文献
1）厚生労働省：労働安全衛生法
　https://www.mhlw.go.jp/web/t_doc?dataId=74001000&dataType=0&pageNo=1
　（2019年4月閲覧）
2）日本看護協会：ヘルシーワークプレイス
　http://www.nurse.or.jp/nursing/shuroanzen/healthy_work_place/index.html
　（2019年4月閲覧）
3）ピーター・F．ドラッカー著，上田惇生訳：明日を支配するもの—21世紀のマネジメント革命，ダイヤモンド社，1999．
4）ピーター・F．ドラッカー著，上田惇生訳：プロフェッショナルの条件，ダイヤモンド社，2000．
5）ピーター・F．ドラッカー著，上田惇生訳：現代の経営，ダイヤモンド社，1996．
6）ピーター・F．ドラッカー著，野田一夫他訳：マネジメント，ダイヤモンド社，1993．
7）カール・E．ワイク著，遠田雄志，西本直人訳：センスメーキングインオーガニゼーション，文眞堂，2011．
8）Karl E. Weick（1995）Sensemaking in Organization, p15, Sage Publications, Inc.
9）前掲4）
10）中島美津子：「ドラッカー＋中島」流看護管理！成功するチームづくりにおける4つの鍵，看護部長通信，Vol.8，No.3，2010．

第8章 自分も他人も幸せに生きる

❷チーム医療の促進：多職種連携とマニュアル作成時の注意点

学習目標

> 組織の未来に向けたチーム医療の展開を可能にするプロセスを理解することができる。

　ユビキタスケア（いつでもどこでも利用できるケア）の展開が求められる時代の到来で，ますます多職種連携が当たり前になってきています。チーム医療を進めていく上でどのような連携があるのか，多職種連携によるチーム医療をスムーズにするためのマニュアルやルールづくりなどについて考えていきましょう。

解説

多職種連携にもいろいろあるが，目的は患者のためである

　「チーム医療」という言葉からはどのようなことを感じ取りますか？古くて新しい，でも，古くから展開されています。チーム医療とは，「異なる診療科の医師どうしのほか，看護師・作業療法士・栄養士・医療ソーシャルワーカーなどが一緒になって行う医療」と

大辞泉に記載されていますし[1]，かつて厚生労働省のチーム医療推進会議では，チーム医療について「チームとしての方針の下，包括的指示を活用しつつ各医療スタッフの専門性に積極的に委ねると共に，医療スタッフ間の連携・補完を一層進めることが重要」と述べられています。チーム医療にとって，専門性を発揮するということは，厚生労働省の会議資料からは「各医療スタッフの専門性に積極的に委ねる」と専門性が前提にあることがうかがえます[2]。

　チーム医療とは，疾病を治すことが目的ではなく，地域横断的な取り組みとして病院・診療所（医師），歯科診療所（歯科医師），訪問看護ステーション（看護師），薬局（薬剤師），保健所（保健師など），介護保険事業所（ケアマネジャー）などが退院時カンファレンスに参加するなど，在宅医療・介護サービスにおける役割分担と連携を推進することにより，患者が一人の人間として安心して生活し，逝くことができるような医療・福祉・保健の統合の上に成り立っています。具体的には，厚生労働省から公表されている「チーム医療推進のための基本的な考え方と実践的事例集」に書かれています[3]。

多職種統合連携

　そのチーム医療には，3つのモデルがあります[4]（**表1**）。最も望まれるモデルは，最大限，役割が開放されている，つまり役割の自由度が高く開放的で，協働・連携もがっちりと組んでいるという**図1**の①多職種統合連携です。専門職間の壁をつくらず，患者の幸せのためにどうすればよいのかということを追究できる目標に向かって，患者中心の支援が可能となる状況です。その場合，前項で成功する組織づくりでも言及しましたが，現場において公平な人間関係が構

●表1　多職種チームの3つのモデル

多職種統合連携	チームに課せられた課題を達成するために，各専門職がチームの中で果たすべき役割を，意図的・計画的に専門分野を越えて横断的に共有した機能
多職種相互連携	チームに課せられた複雑な，しかし緊急性がなく直接人命にかかわることが少ない課題を達成するために，各専門職が協働・連携してチームの中で果たすべき役割を分担した機能
多職種連携	チームに課せられた人命にかかわる可能性のある緊急な課題を達成するために，しばしば一人の人物の指示により，チームの中で与えられた専門職としての役割を果たすことに重点を置いた機能

鷹野和美：チーム医療論，医歯薬出版，2002.を参考に作成

築されているチームであることが根底にあります。

例えば，ある患者の退院に向けた転倒・転落予防に関する多職種チームの支援では，いわゆるリハビリテーション専門の理学療法士，作業療法士，言語聴覚士にだけ任せるのではなく，ベッド

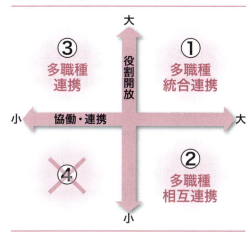

●図1　多職種チームの二次元モデル

鷹野和美：チーム医療論，医歯薬出版，2002.を参考に作成

サイドでのリハビリテーションメニューを共に考え，それを最も患者の近くにいる看護師が確実に実行する，あるいはフレイル予防の視点から管理栄養士や歯科衛生士がかかわったり，薬剤の副作用のマネジメントに薬剤師がかかわったり，自宅の改装などのためにメディカルソーシャルワーカーがかかわったり，例えば退院後の通所リハビリテーションの調整や訪問介護など，患者が転倒しないように，その患者の生活者としての幸せを追求するためにさまざまな職

種がかかわります。この時，リハビリテーションに関して，「それは私たちに任せてください」という感じにリハビリテーションだけで頑張ろうとすれば，役割が開放されません。しかし，多職種でかかわりながら，回復に向けたある目標達成のために患者に合わせた病棟でのリハビリテーションメニューを看護師にも提供し，日常生活の中でリハビリテーションを組み，実行しているような状況をつくり出そうとすれば，それはリハビリテーションの専門職による役割開放と言えます。役割開放とは，**職種の壁をつくらず，常に患者がどのようになることが最も幸せであるのかという患者中心に展開するプロセスの中で，お互いを必要なメンバーと認めた協働体としてのチームにより統合されたケアを展開する**ということです。

多職種相互連携

　一方，ある職種にお任せで，その職種は頑張ってはいるが多職種のかかわりが薄い，一見，協働・連携はできているという状況が**図1**の②多職種相互連携です。縦割りになっている官僚的な組織に多く，頑張る職種がいる一方で，もっとほかの職種にも協力を得たらさらに発展的に患者支援できるのにな〜という惜しい状況を指します。たとえ専門性の高い職種がいても自律度があまり高くない場合にはそのような状況になります。もともと官僚的な組織は各職種が質の高いサービスを提供しようと，その職種内での協働は素晴らしく発達しています。しかし，セクショナリズムが強く，職種間での縄張り意識が無意識のうちに醸成され，いつの間にか自分たちの職種間では協働するけれども，その壁を乗り越えてまでは積極的に行わない慣習，因習のある文化であることが考えられます。という

ことは，そのような組織の場合は，壁を取り払い，横のつながりを
つくることができれば，質の高い統合されたケアの提供を可能にす
る多職種統合連携が可能となります。

　先ほどの転倒防止に関する事例で②の組織の状況を考えてみる
と，リハビリテーション室で展開されるメニューや日常の患者の様
子など，より患者がスムーズにリハビリテーションが進むように情
報の共有化などは積極的に行っています。ただ，ある種のセクショ
ナリズムのために，リハビリテーション部など他職種への遠慮など
もあり，積極的にリハビリテーションを展開することは少なく，例
えば看護師が日常的な患者ケアへリハビリテーションを積極的に取
り入れていくことをせず，リハビリテーション部にお任せにしてい
る状況などがそうです。あるいは，セクショナリズムの壁というよ
りも，高い専門性を持っていて互いに協働したくても，日々の業務
過多により，これ以上仕事が増えたら自分たちで自分たちの首を絞
めてしまう…という状況に陥ることが想像でき，患者のために本当
はリハビリテーションで実施されている内容をもっと展開したほう
がよいということに気がついていながら，あえてお互いに口を出さ
ないという保身に回る場合も考えられます。

　ただし，この②の事象に値する状況は，そもそも協働性は高く，
意図的に縦糸と横糸を紡ぐような活動を展開したり，学習による専
門性の向上や業務整理などを図ったりすることで，セクショナリズ
ムの改善に向けた有機的つながりを持ったチームになることは十分
可能です。働き方改革におけるタスクシフトなどの業務改革がそれ
に値します。

私たちは，「患者のために」という共通の目的があります。そのため，少し工夫する（いかなるミーティングでも，それは患者の益につながるかという視点でディスカッションするなど）だけで，横のつながりをつくる活動が可能になります。そもそも患者の幸せのための支援をするのが医療関係者の生業ですからね！

多職種連携

　一方，図1の③多職種連携という状況は，専門性は発揮でき，指示があれば協働するのですが，日常的に協働性が確立されているかというとあまりそうではないチームと言えます。どちらかと言えば即時的に目の前の問題をサクッと解決するためのチームです。例えば救急の場面で，医師の指示の下にテキパキとそれぞれの専門性を発揮して動いている場合もこれに相当します。このようなチームは，存続し何かを長期的に成し遂げるための組織的活動にはあまり適しません。しかし，一人ひとりの専門性は高いため，これらのチームを協働性が高まるようにうまく育てていくことで，組織としては鬼に金棒のようなチームになり得ます。

　ここで，あれ？④の説明は？と思うかもしれませんが，もはや役割開放も少なく，協働性も少ないというのは「チーム」ではありません。単なる集団です。

実践のために

多職種を縦糸と横糸でつなぐために日常業務整理とその可視化を行う

ケアに必要な仲間を考える

さて，多職種チームには大きく分けて３つのモデルがあることをお伝えしました。場面にもよりますが，多くは**図1**の②を①に進化させたいがために，チームビルディングに勤しんでいるのではないでしょうか？おそらく③は即時的なチームを指しますので，日常的により①に近いチームづくりがなされている組織であれば，自然と③の場合でも①に近いチームワークとなることが考えられます。ここでは，特に②におけるチームづくりについて触れてみたいと思います。

②の事象の説明でも紹介しましたが，この事象では，意図的に縦糸と横糸を紡ぐような活動を展開できる組織的な仕掛けをすることや，学習による専門性の向上や業務整理などを図ることで，セクショナリズムの改善に向けて有機的つながりを醸成することが可能です。ただし，すべては患者のためという共通認識がなければ，専門職としての能力を結集してもその能力を発揮することなく「こなす」的な行動になってしまいがちです。何をするにも，「それは患者にどのような好影響を与えるか」という視点が大切です。

例えば，口腔ケアということを「口の掃除，歯磨き」程度にしか考えておらず，口腔清掃のことだと思い込んでいる看護師がいます。そうすると，三食後の口腔清掃をすればよいということで，看護師だけで口腔ケアを行ってしまいます。それでは縦糸と横糸の連携となりません。そもそもの口腔機能，そして患者のためということを考えると，本来はさまざまな職種が関与します。**図2**に示すように，口腔機能には咀嚼や嚥下・捕食といった摂食機能以外にも，話す，呼吸するという機能があります。また，寝たきり患者の場合

●図2　3つの口腔機能

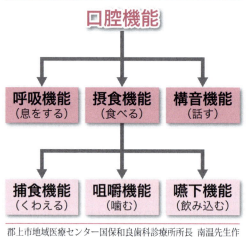

郡上市地域医療センター国保和良歯科診療所所長　南温先生作

は，口を閉じたくても閉じられない下顎を支える筋肉の低下もあります。これらのことを鑑みれば，口腔ケアと言えども，その中に医師，看護師，栄養士，言語聴覚士，歯科医師，歯科衛生士，薬剤師などが関与することが分かります。

つくっただけで満足しない！仕組みに息吹を，魂を！
～形だけのものは「ない」に等しい

　多くの医療組織が職種別に業務分掌を作成しています。今一度それを確認してみてください。実際に横の展開を可能にする内容になっていますか？業務分掌の作成過程で大切なことは，つくることが目的となっていたり，制度化が目的となってしまっていたりしていないかをチェックするという点です。つまり，仕組みはあるけど形骸化していないかということです。

　例えば，筆者がかかわったことのある病院で，病院機能評価を受審するために，看護部全体で各病棟や外来ごとにとても立派な何冊もの分厚い看護基準・看護手順を作成し，「どんなもんだい！」とばかりに各セクションにそれがきれいに並べてある，そういう状況をお見受けします。そこで「そのオーディットは，誰がしているのか？」と問うと，「1年に1回，基準や手順の見直しを業務委員会

●表2　看護師長の役割

①コーチ兼マネジャー	スタッフがクリニカルケアのプロとして専門性が発揮できるよう，労務環境を人的，物的，そして雰囲気も含めて，働きがいのある環境をつくっていきながら，スタッフ育成を担う責任者
②アドミニストレーター	自分の部署の予算管理，物品管理，安全管理，業務管理，人事管理，労務管理の責任者

で進めています！」とのこと。確かに現場スタッフが最も直接ケアにかかわるため，委員会メンバーで現場に即した確認ができるかもしれません。では，管理職はどのようにかかわっていけばよいのでしょうか。委員会にお任せでは少し危険ですよね。なぜならば，看護師長の役割は**表2**のとおり2つあり，基準や手順に即した現場運営になっているのかを知らなければならない責務があるからです。

　部署の責任者として，看護師長はスタッフたちがそれぞれ業務手順に沿って仕事をしているのか，あるいは基準は満たされているのか，時に確認し，お〜！きちんとできているね！とスタッフたちや委員会メンバーを褒める機会を設け，自組織のよいところを見つけ出す役割があります。ここで大切なことは，決してオーディターは悪いところを探し出すGメンのような立場ではないという視点です。もしもその手順どおりにしていないスタッフがいれば，エビデンスに基づいて，それが患者にとってよりよい方法であれば，どんどん手順を進化させていけばよいのです。また，よいところを発見するためのオーディットであることを前面に打ち出したものであることが望ましいと考えます。もちろん，その書き換えや変更などは看護師長ではなく，委員会に任せても構いません。しかし，その部署の「質」を語る上で「質」にかかわることをスタッフ任せにして

いては責任者として役割を遂行しているとは言えません。もちろん，直接的に師長が一人で実施するのではなく，副看護師長や主任，係長などリーダーやサブマネジメントクラスの仲間と共に受援力をフル活動させながらオーディットすることをお勧めします。

他職種・多職種を引き込む

　看護業務基準・手順だけでなく，パス作成なども含め，我々の業務はいろいろな職種とのつながりの中で展開されていきますので，それらの作成段階から多職種で検討し，現実的に横のつながりが持ちやすい活動にしていくことが肝要です。パスなどは看護部だけで作成できませんが，基準・手順や業務分掌なども同じです。看護部だけでつくっても，診療科や医師によって対応が異なる場合もあり，そうなると標準化しようにもできない状況になります。そのため，作成時から多職種で進め，特に，途中で一度医師とも検討をしておくと，出来上がった時の展開がスムーズです。一方で典型的で残念なのが，病院機能評価を受審するためだけに突貫工事的に分厚い書類を作ったというものです。それらはその後，現場で利活用されることなく大事にファイリングされ，鎮座する，あるいはお蔵入りになります。

　一人の患者の病気発症から入院，退院，地域での生活の流れの中で，それぞれの職種がどのように有機的にかかわりを持ちながら，患者のために最善の方法で支援できるのか，その最低限のルールを標準化するという時には最初から多職種がかかわって作成していきましょう。そうでなければ絵に描いた餅になってしまいます。

社会的体験の少ない人も考慮したマニュアル

　具体的に誰がどのようなことをするのかということを，平時と緊急時に分けて業務マニュアルを作成しておくと，いざという時に利活用できます（第３章参照）。スタッフの人数が多い平日であれば，何か分からないことがあってもすぐに訊くという方法がありますが，日曜日の日勤，あるいは平日でも夜勤など人数が少ない状況では，誰かに訊いてもその聞かれた相手もよく分からない…という状況に陥る危険性があります。

　また，いまどきの若い看護師は，「死」との遭遇経験がないため，家族の死を受け入れなければならない苦しい家族の心情を理解しようと努力はしているのですが，なかなか難しい状況でもあります。そして，お亡くなりになられた方へのお悔やみの言葉一つも言えないスタッフがいます。そうなると，それは大手のファミリーレストランで客来店時に「いらっしゃいませ，ようこそ○○○○へ，お客様，何名でいらっしゃいますか？」と相手の目を見て，メニューを持って，にっこり笑いながら言う…というように，ある状況の時に，言わなければならない「言葉」までマニュアルの中に入れ込んで作成しているものと同じように，「ご臨終の場合にかける言葉」というマニュアルを準備することの必要性もあるということになります。ベテランの皆さんからすれば，一瞬「え～？そこまでしなくても…」と思われるかもしれませんが，見て，動けるマニュアルというものの中に"このように言うこと"という例を入れるようにしなければ，社会的体験の乏しい世代には，何と言ってよいか分からないというのが現実としてあるわけです。答えを示していないと自分

の頭で考えられないスタッフが増えているということです。

　信じられませんが，これは実例です。ある患者のご臨終の際に，思わずそのご家族に「ご苦労様でした…」と言った看護師に大変激怒されたご家族がおられました。なぜだか分かりますでしょうか？教養のある人はご存じでしょうが，「ご苦労様」という言葉は，一般的に目上の者が目下の者にかける言葉です。簡単に言えば，昔のお殿様が家来に対して「ご苦労であった…」というシーンを思い出してください。上司が部下にかける言葉と言ってもよいかもしれません。そういう常識的なことを知らないその看護師は，初めてのご臨終の場面で，何と言ってよいか分からずに，思わず「ご苦労様でした」と言ってしまったのです。「ご苦労様でした」という言葉をかけた看護師は，ある種自分で自分の首を絞めてしまうことになったのですが，でも，それを常識知らず…で片付けてしまってはいけません。一人ひとりのスタッフを育てていくのが管理職の役割です。「教養を身につけなさい」で終わってしまっては，果てしなく時間がかかり，その間にまた同じ失敗をするほかのスタッフが出てくる可能性もあります。たまたまそのスタッフがそこに出くわしただけであって，ほかのスタッフだったかもしれません。確かに教養は幼少時からの基礎的な積み重ねがかなり影響しますし，日々学習をしていけばどんどん身に付くものとはいえ，一朝一夕には身に付きません。

　同じご臨終という状況に関してですが，不思議と夜間で，かつ人の少ない時に多く遭遇します。その場合，日中はあまり連携することのない職種とも関与します。例えば，ほかの患者のケアレベルを落とさないように事務職員，警備員などが協働する場面が出てきま

●表3　医療チームの役割分担で大切なこと

①**平常時**における手順書やプロトコールの作成とその**責任者の明記**
②**緊急時**における手順書やプロトコールの作成とその**責任者の明記**
③対象者の状況によって**リーダーが異なる**
④チーム間の**日常的なコミュニケーションの推進**
⑤日常的に地域の医療組織と情報交換し，必要時協働体制をとる（**地域連携**）

す。そんな時，普段慣れていない職種の方に協力していただくこともありますので，ご臨終に対するケアをスムーズに展開させるためにも，具体的に分かるマニュアルに「言うせりふ」まで書いてあることで，誰に何を頼むのかが具体的に理解でき，お互いの業務が明確になりスムーズなケアが可能となります。

平時と緊急時の流れは同じではない

　責任の明記も大事です（**表3**）。おそらく，その対象者の状況によってリーダーシップを発揮することになる職種が異なります。例えば，前述したNSTによる口腔ケアに関しても，場面によっては栄養士がリーダーシップをとりますし，咀嚼という視点から噛み合わせを改善してから言語聴覚士がリーダーシップをとる必要がある場合もあります。対象者の状況によって，ゴールまで，誰がそのことはリーダーとなるのか，そこを明記することで，よりリーダーシップを発揮してもらうことができます。普段から情報交換をしておき，場合によっては，地域の医療組織と連携する時，そのリーダーが窓口なりますが，他職種でも対応可能であるくらいに誰がリーダーになってもよい状況をつくっておくと，有事にも困りません。例えば，口腔ケアの場合，当該病院に歯科がない場合が多いと思います。そうなると，NSTに歯科が欠如してしまいます。そのため，

地域の歯科医と協働しNSTを運用するということも，今では普通に行っている地域が増えています。

　おそらく，多くの医療組織は，すでに業務分掌やマニュアルやルールなどは「存在する」と思います。しかし，これまで述べてきたように，今後はこれまでと同じような業務を展開していては，地球規模の革命についていけなくなります。本当にそれはその職種がすべきことか，もしかしたら人間ではなく，機械化したほうが患者のためになるのではないかという視点も含めて今一度，確認してみると，業務改善ではなく業務改革につながる発見が出てくるかもしれません。そのように，未来に向けて業務改革をしていく中では，必ずと言ってよいほど，どの職種も自分たちのすることが少なければ少ないほど負担が減るわけですから，さまざまなぶつかり合いが生じます。しかし，そこで最も大事な視点は，これを誰がすることが最も患者にとってよいか，つまり**患者の幸せのためには，どの職種がかかわることが最もよいのか**ということを常に多職種で意識しながら，新たな業務改革に着手する横のつながりを意識したチームづくりをすることです。

　どの部門も，今後は人員不足になることは目に見えています。あるいは「うちだって暇はないのだから」ということがあると思います。**人員はもうこれ以上増えないと覚悟したほうがよい**です。「不平・不満」の言い合いのままでは何も変わりません。新たに何かを協働していく場合，どの部署も「忙しい」と言います。しかし，「忙しい」という言葉は主観的概念です。現場のスタッフ同士の感情論のぶつかり合いでは何も解決しません。現場のスタッフは，「忙しい」「大

変」と言いますが，それを可視化し，感情論のぶつかり合いではなく，現状の数値データを見せながら議論する看護部長と他部門長とのぶつかり合いならぬ，ぶつかり「愛」にしつつ，互いの業務量を調整していくプロセスが必要となります。トップ同士が「愛情」を持って議論するため，アサーティブに，そして事実を述べるためには，関連データを蓄積するという作業が重要となります。つまり，自分たちの業務を客観視できるデータの蓄積という，面倒くさいのですがとても大切な作業を通して，感情論ではなく客観的に他職種との連携を図る場面に発展させることができるのです。

　看護師は，もともと数値データに意味づけした客観的情報を主観的情報と突合させアセスメントし行動する科学者です。患者を把握する際に毎日毎日データを抽出しアセスメントしているので，「データ化」は朝飯前です。しかし現実は，現場の看護労働力や業務量，すなわち「忙しさ」をデータ化できているかと言えば，決してそうではありません。これまでの看護教育の中で，目の前にいる患者に関するケアのための患者情報のデータ化は得意であっても，自分たちの業務量や労働量をデータ化するということに慣れていないからかもしれません。あるいは，看護を数値に変えることを邪道とさえ言っていた時代もありましたから，忙しいのは当然と考えているのかもしれません。物事を客観視する能力は，一朝一夕には備わりません。一つの業務でも，誰がそれをすることで患者の幸せに最も近づけるか，常にそれを考えながら**多職種同士のぶつかり「愛」**を実践していくことをお勧めします。

メールより，電話よりぶつかり「愛」

　本項では多職種連携に関して見てきましたが，すぐにうまくいくことではありません。やはり，普段からさまざまな方法でのコミュニケーションを図っておくことが大切です。世の中は電子化が進み，相手の顔を見なくてもいろいろなことを進めていける時代になりましたが，その弊害が出てきているのも事実です。少し顔を見て話すだけでも，院内メールだけで済ますよりはうんとうまくいくことがたくさんあります。コミュニケーションの8割がノンバーバルからの情報と言われているように，単に意味を伝える「文字」の羅列だけでは2割しか伝わらないのです。少なくとも電話はそれにプラス声の情報が入りますし，つながっているという状況でもありますので，メールよりはよいと考えます。でも，最もお勧めは，面倒でも，面と向かってぶつかり「愛」をすることです。物理的接点の近い状況のほうがとてもよく伝わることは皆さん経験済みだと思います。あるいは，何か用事の時だけ接するというのではなく，普段から仕事以外のところでも，ちょっとした挨拶や会合での雑談，業務以外のところでの人間関係づくりも，管理職として多職種連携をうまく活かせるコツと言えます。

チェックポイント！

- 未来に向けたチーム医療を考える時，再度，さまざまなマニュアルや業務分掌を多職種を巻き込みながら見直すことで，業務改革につながる
- 何事も「患者のためにはどの職種が最も適しているか」と

いう視点で，部門長同士の愛のあるぶつかり「愛」により，多職種統合連携を図る
- 連携が形骸化することなく，またマニュアルなどがお飾りになることなく，未熟な社会人向けに時には「ここまで書くか?!」ということまで書く

📖 お役立ち参考資料・文献

　量子力学の物理学者の著と聞くだけで，物理は苦手…とか，数式は苦手…と敬遠する人がいるかもしれませんが，実は『看護覚え書』の次に筆者がバイブルとしているとても大切な本です。1996年に本国で初版が出て以来，版を重ねるベストセラーです。コヒーレンス（coherence）とは，第7章で出てきたあの「一貫性」です。物理学的には波動が互いに干渉し合う性質を持つさまを表します。ボームはその言葉を多用し，今，地球規模でインコヒーレンス（incoherence），つまり一貫性のない状態【非】一貫性の状態になっていることに警鐘を鳴らしています。つまり，対話に一貫性がないということは互いに理解し合えないということです。ホンモノのチームにしたい方へ，本項で述べた多職種とのかかわりに，ぜひ珠玉の1冊であるこの本をお勧めします。

- **デヴィッド・ボーム著，金井真弓訳：ダイアローグ―対立から共生へ，議論から対話へ，英治出版，2007.**

引用・参考文献
1）デジタル大辞泉：チーム医療
　https://dictionary.goo.ne.jp/jn/140940/meaning/m0u/（2019年4月閲覧）
2）厚生労働省：チーム医療推進のための基本的な考え方と実践的事例集
　https://www.mhlw.go.jp/stf/shingi/2r9852000001ehf7-att/2r9852000001ehgo.pdf
　（2019年4月閲覧）
3）前掲2）
4）鷹野和美：チーム医療論，医歯薬出版，2002.
5）中島美津子：チーム医療における業務整理・短縮のコツ，看護部長通信，Vol.8，No.4，2010.

第 **8** 章　自分も他人も幸せに生きる

❸ 中長期的視野に立った強い看護部づくり

学習目標

> 医療組織の中で最も人数が多い看護師の集合体，看護組織が医療組織の中で強固であることが，つぶれない組織をつくっていくことを理解する。

　医療組織はチームであり他職種とも運命共同体として一つの組織を「生きる」わけですから，看護部だけが強固になっても意味がありません。しかし，やはり組織の中でマジョリティを占めているということは，その部分が強固でなければ組織全体がぐらついてしまいます。とはいえ，"がっちりがちがち"という意味ではなく，まるでピアノ線のように強固なつながりがありつつも，緩やかに自由度がある組織であることが組織の発展にもつながります。

解説

強固な医療組織にするためには，看護部が強固で丈夫であることが重要である

これから先の医療・介護・福祉の世界は，これまでも述べてきたように，ユビキタスケア（第2章参照）の概念の下，ホンモノの看護師が求められるようになります。組織として，どのような人材を“人財”に育てていけばよいのか，それは組織としての未来を考えながら組織経営していくことです。未来といっても遠い未来ではなく，「中長期」のビジョンもとても大事です。中長期とはどれくらい先のことでしょうか。中期というとだいたい3〜5年くらいを指します。すなわち，医療組織の長期ビジョンがだいたい10年ぐらいだとすると，それと単年度目標との間ぐらいでしょうか。組織の長期ビジョンは中長期計画を考える時に基盤となります。

　多くの医療組織は10年くらい先の長期ビジョンは考えています。しかし，一般企業では，「100年後も愛される企業であるために」というキャッチフレーズがあるところもあります。医療組織も，100年後も愛される病院であり続けるために，ということを日常的に考えてもおかしくはありません。診療報酬という決まったパイがあるために努力のしようがない，と思う方もおられるかもしれませんが，それでも医療は慈善事業ではありませんから，職員に給与を支払い，目に見えない医療というサービスを提供する経済活動をしている企業と変わらない組織です。患者のためだけでなく，医療の質向上のため，職員のために医療組織も黒字経営が求められます。

　健全な経営に健全な医療が宿るということは周知の事実です。10年後はうちの病院，存在するかしら？なんて経営破綻しそうな医療組織で仕事をしていたのでは毎日が不安ですし，そんな医療組織は結果として最善の医療提供もできませんので，自ずと質も低下し

患者も離れていきます。それらを回避するためにも，医療組織内で最大人数を占める看護部が強固で丈夫でなければなりません。そこで，①自組織の未来の姿を明確に思い描き，②人材育成ビジョンを明確に描き可視化することが組織運営の重要な視点となります。

　自組織の都合と野望だけで生き残ろうとすると，さまざまな部分で歪みが出てきます。「地域医療構想」に基づく「地域包括ケアシステム」，つまりユビキタスケアの構築が求められる中，さらに，地域からのニーズに応えるために，どのような組織能力（第2章参照）が必要か，組織ビジョンに基づいた中長期計画を実践するためにどのような仲間が必要であるのか，必要な能力，育てたい能力を可視化することが求められます。そして，それらを組織全体で共通認識とすることが組織発展と強さの秘訣にもなります。

実践のために

がちがちに固まるのではなく，つながりを持ちつつ自由度がある組織をつくる

組織のカオスに翻弄されず，場合によっては目標変更もあり！

　組織として10年構想は概ねできているとしたら，中長期は5年程度ということになります。自分のことに当てはめると，5年間で何か変化があったかというと体重ぐらいでしょうか（苦笑）。どこがどうって明確に変化を感じませんよね。ところが，組織的動きになると，毎日，目の前の現実的な運営をしていると3年ぐらいで明確に何かしらの変化が現れます。そのため，そこでまた計画の見直

しなどがあり得ます。それでよいのです。「一度決めた目標は絶対に変えない」と死守する必要はありません。これから先，ユビキタスケアに向けた遠隔医療として人・物・金・情報を一体化して運用していくことが求められている中，今までと同じような組織運営では生き残れず，ICT化・IoT化・AI化は必至です。そうなると，予想もしない展開になったり，予想以上に進化したりすることもあり得ます。ついていけないという人もいると思いますが，将来のスタッフたちのためには「ついていかなければならない」のです。余談ですが，もしそのあたりが不得手であれば，それらに長けた仲間を持つことでクリアすることができます（次項：第8章第4項参照）。

　古典的ではありますが，とても分かりやすいのでクルト・Z．レヴィン（Kurt Z. Lewin）の組織変革理論の視点で組織を見てみましょう[1]。「解凍」「移行」「再凍結」なので，ざっくりと組織の変化をとらえる時に理解しやすい理論です。これらを基にかの有名な『カモメになったペンギン』を書いたジョン・P．コッター（John P. Kotter）の8段階理論が生まれます（末尾のお役立ち参考資料・文献参照）。まず「解凍」の時期です。組織目標を立て，それに向かって組織的行動を起こし，新しい均衡点を求めて，1年目は組織にいろいろな仕掛けを施し，組織内を分解し，まさに組織を**解いて見てみる**ことで現状を明らかにします。すると，2年目にはいろいろなことが見え，長年の埃や煤や膿などが一気に噴出し，組織的にはまるでカオス状態となります。まさに液状化現象のように組織内が流動化し，いろいろなことが**動きはじめ**ます。3年目にはカオスからの脱却が始まります。徐々に，不純物は沈殿し，排出され，組織と

しての体をなし，部分的には穏やかさを取り戻してきます。改めて組織が**固まりはじめる**「再凍結」により，新たな組織が始まるのです。

　理論的には3年程度ですが，組織自体が穏やかに変化し，新たな組織として出発するまでに4〜5年かかる組織もあります。そのため，中長期目標は，その組織のカオスの状態によって変更したほうがよい場合もあります。もちろん，最初に決めた目標をコロコロと変えるのはNGです。でも，組織も生き物です。その状態を見て場合によっては目標を変更することもあり得ます。そして，組織目標を，1年目はこれ，2年目はこれ，3年間でここまでいくよ〜！と明確に表すことで，中長期的視点での具体的な組織の姿を誰もがイメージすることができるようになります。イメージできると，その方向に向かって「再凍結」です。その具体的組織行動は組織によってさまざまですが，大切なことは「再凍結」に向けて組織のカオスに翻弄されることなく，しっかりと未来に向けた組織行動を実践することです。

地域のマーケティング

　「再凍結」をより具体的に想像できるようにするためには，地域のマーケティングが必要です。地域を知るのです。マーケティングとは，「消費者の求めている商品・サービスを調査し，供給する商品や販売活動の方法などを決定することで，生産者から消費者への流通を円滑にする活動」です[2]。前述したように，医療組織はボランティア団体ではありません。経済活動の結果，患者のためにより質の高いサービスを提供し，職員の給与を保障していく必要があります。医療組織では，医療というサービスを消費する患者やその家族が消費者に値します。またはその地域そのもの，地域住民も顧客

に値します。ということは，地域の将来も含めて，それらのニーズが，3年後，5年後はどのように変化しているのか，例えば自治体のホームページなどを参考にしながら考えてみましょう。

　将来の人口構造が異なるということは，患者の疾病構造も変化するわけで，それに呼応して受療行動も変わるため外来対応も変わります。さらに，退院後の地域・在宅医療はどのようなニーズが増えるのか，地域の未来を把握することで，組織の方向性が定まってきます。一般急性期病棟といっても，どのような患者を受け入れていくのか，回復期リハビリテーション病棟といっても，どのようなリハビリテーションが必要で，退院後どのようなところで生活する患者が多くなるのかなど，具体的にシミュレーションをしながら，自組織の方向性を可視化し，それに見合った自部署の未来予測をし，一つひとつの部署がそれに即した行動となれば自ずと医療組織全体も未来に適した行動となります。医療組織は一つひとつの部署が集まって全体として形づくられていますから，各部署のベクトルの方向を組織全体の方向に合わせることで，そのベクトルのエネルギーは増幅され強い組織になっていきます（**図1，2**）。

　そのためには，例えば組織成員一人ひとりが，自分たちの将来を重ね合わせながら組織の未来を語る機会や場を設けることで，組織成員一人ひとりも中長期的視野を持つことができます。ひたすら目の前の業務を捌くだけの毎日では，どうしても近視眼的な振る舞いの組織成員の集団となり，結果的に組織全体が近視眼的視野に陥り，ベクトルの方向もそろわず，組織全体のエネルギーも増幅されません。組織ビジョンが明確化され「中長期的視野に立つ」という

●図1　内部の方向性がバラバラでは推進力ダウン！

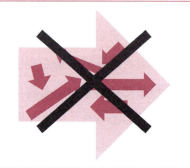

●図2　個々人のベクトル（目標）の方向性を揃えて組織の推進力アップ！

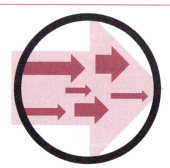

ことを一言で言えば，スタッフ一人ひとりが地域の未来を想像した行動のとれる組織を創造することなのです。

ダブル・ループ学習で丈夫な看護部にする

組織内のベクトルの方向を合わせるという構造的なエネルギーの視点だけではなく，看護組織自体，強靭な組織になるためには「質」向上も必須です。ここでは，そのためのダブル・ループ学習を紹介します。

組織の質向上のために，組織自体の学習能力としてシングル・ループ，ダブル・ループという考え方があります[3]。例えば，組織の意思伝達として看護師長がスタッフにある提案をした時，提案内容の実現に向けてどうするのかということを考え，互いに対等な立場で，その提案の真意をディスカッションし，必要ならば提案自体の方向転換を行うこともあります。これが斬新なアイデアの出現や高次の組織発展を促進し，ダイナミックな組織変革を可能とする組織のダブル・ループ学習と言われるものです。一方，一部署内でしか展開されないような与えられた目標や，制約条件に対する手段・

行動の単なるエラーを修正する，まるで第6章に出てきたX理論の
ような，言われたことは確実に学習行動をとる組織行動をシング
ル・ループ学習と言います。ダブル・ループ学習の組織では，その
ような狭い一部の組織だけの行動に終わらず，他部署にも影響を与
えながら組織的行動が取れます。自部署のことばかり考えるのでは
なく，組織を俯瞰視した全体に波及効果のある組織的動きです。単
なるエラーの改善ではない「変革」を進め，部署が好循環として他
部署を巻き込んでいくダブル・ループ学習の結果，看護部全体の質
が上がっていくのです。

構造的空隙を埋める「絆」の強い組織

　ダブル・ループ学習だけでなく，その部署同士のつながりを強靭
なものにするためには，互いの「**絆：信頼関係**」が大切です。まず
は互いの部署同士が手を携えて協力し合い，全体として看護部を支
え，医療組織を支えていくわけですから，その「手」がつながって
いないと不安定な組織となります。例えば今，あなたの頭の中に，
無重力の大きな器があって，その空間でふわふわ浮いている自分を
想像してみてください。一人ではものすごく不安定ですよね。でも，
周囲にいる人たちと手をつなぎ，どんどんその手がつながっていく
と，とても安定します。これが，構造的空隙（structural holes）を
埋める「絆」，第7章でも述べたソーシャルキャピタルを具体的に
イメージしたものです[4]。

　この構造的空隙の強さが，いわゆる強い組織というものを可能に
していきます。しかし，がちがちすぎても自由度がなく，窮屈にな
りますし，かといって離れそうな不安定さでは体を成し得ません。こ

の「絆」は，第7章でも述べたとおり根底に**信頼関係**がある切れない
けれど「ゆる〜い」関係なのです。手をつなぐ相手を信頼することで
す。手をつなぐ他者や他部署との「信頼関係」です。それがあって初
めてダブル・ループ学習が可能となります。他部署との協力を考えず
自部署だけのことを考えるシングル・ループ学習組織ではなく，お
互いの信頼に基づいた協働し合う，組織全体への発展を期待するダブ
ル・ループとしての「絆」です。この結び合っている関係性，すなわ
ち靭帯は，強靭であれば組織に多少のことがあっても切れることはあ
りません。すなわち，ふわふわ浮いている手がしっかりとつながれて
いると，互いに安定した存在となり，多少の困難も乗り越える力，
レジリエンス（第7章参照）のある強い看護部になっていくのです。

　部署と部署が手をつなぐということは，実は一人ひとりのスタッ
フも隣の人の手を握ることができ，互いにうまくバランスの取れる
労働環境として協働している関係性を醸成することにもつながりま
す。手をつないでいる状態は現実的には見えませんが，この手をつ
なぐことをやめることが辞職につながるとも換言できます。**靭帯を
強化する一番の対策は，ずっと働き続けたいな〜と思わせる組織づ
くり**です。スタッフが辞める理由のない組織にするということが，
組織成員，すなわちスタッフ間の構造的空隙を埋める「絆」を強く
し，その結果，構造体として組織を強くしていくこととなるのです。

組織を強くする人事育成のポイント

　ずっと働き続けたいな〜と思う組織って，どのような組織なので
しょうか。専門性の高い看護師のいる病院の看護師は，仕事の不満
やバーンアウトが低くなる可能性があると言われています[5]。継続

的な教育を受ける機会があり，専門性を高めるということはその専門性を発揮できる環境もあるということですから，やりがいにつながるのは当然ですよね。やりがいのある仕事ができていると，互いに尊敬し合いながら，専門性を発揮する協働体制の構築が可能となるため，より強靭な靭帯形成，つまり構造的空隙を埋める「絆」が強くなると考えられます。構造的空隙の強さを保つレジリエンスのある強い看護部をつくるためには，次の視点で人材育成をしていくことが大切だと考えます。

①**人材育成ビジョンを明確にする。**

②**組織からの期待が明確になることで，組織成員一人ひとりが組織の方向性を認識しながら仕事ができる。**

③**自分の希望する専門性を活かせる方向やジェネラリストという幅広いスキルの方向性などを磨くことで，「この組織にいたら，素敵な幸せな看護師としての人生が送れる！」という実感を持たせ，ミスマッチを予防する。**

　さらに，地域包括ケアシステムが進んでくると，地域医療構想に基づく組織自体の未来像を可視化し，その組織に存在することで，スタッフ自身が自分自身の専門性も磨くことができるということが実感できるかかわりができると，スタッフは辞めていきません。実話があるので紹介しましょう。

　当初その看護師は，ある老健施設から転職し，急性期病棟での勤務を希望していました。「老健施設では，准看護師や介護福祉士たちをまとめなければならず，医師を呼ぶか呼ばないかということも判断しなければならいし，リーダーや責任ある立場という重責に耐

えられませんでした。急性期病院のほうが，業務自体は大変かもしれないですが，責任という意味では楽できると思います」と明確に入職時の面接で話してくれました。思わず看護部長は面接をしながら，ふざけるな〜と叫びたくなったそうですが，確かにそれは当たっていると考え，お望みどおり急性期病棟に配属しました。実は，その病院は今後，回復期リハビリテーション病棟をさらに増やす予定であり，そうすると今以上に慢性期の受け入れが予想されるため，「急性期でありながらも，老健施設での介護の経験も十分に活かせると思いますよ」と組織の方向性を示し，バリバリの急性期病院ではなくなることを伝えていました。

　最初はさほど積極的に仕事をするタイプではなさそうだったのですが，その部署の看護師長から「排泄や食事介助に関して急性期病棟のスタッフに教えてくれないか」とお願いされ，最初は渋っていましたが，その病棟でとても頼りにされ，期待を持たれていることが看護師長から伝わってくると，半年くらいたった時にはいわゆる責任ある立場として，リーダーもするようになりました。もしも，面接の時に，組織の方向性を聞かずに急性期に入職という認識しかなければ，その後の組織の病棟改革の中で「こんなはずじゃなかった…」と辞めていっていたかもしれません。組織の方向性を示していたおかげで，それでも構わないと入職したこともあり頑張ってくれたのかもしれないと看護部長が話していました。ミスマッチを回避できたのです。

　未来を想像し，組織を創造していくことができれば，リクルートでも成功します。組織の方向性を鑑みて人材を見極めますし，育て

る方向性も明確になります。すると，どのような学習チャンスをスタッフに設定しようか，どんな外部研修に参加させようか，組織のどの部分を強化しようかなどという視点で育て方も具体的に組織行動として考えられます。とはいえ，一つだけどんな組織にも言えることは，組織のレジリエンスを強めるためには，組織成員のレジリエンスを強めることです。他の医療職に勝るとも劣らないくらいの学習をすることで知識を積み上げ，多様な経験を積み，自信を持って仕事ができるようにスタッフの継続学習の環境をつくることが，いかなる機能を持つ組織であろうとも管理職に求められていることだと考えます。なぜなら私たち看護師は，**保健師助産師看護師法の二十八条**の二で「保健師，助産師，看護師及び准看護師は，免許を受けた後も，臨床研修その他の研修（保健師等再教育研修及び准看護師再教育研修を除く。）を受け，その資質の向上を図るように努めなければならない」と謳われているからです。さらに，日本看護協会の**看護職の倫理綱領第8条**には「看護職は，常に，個人の責任として継続学習による能力の開発・維持・向上に努める」とあります。すなわち，個々人のレジリエンスを強めるためにも，**「普段の不断の努力」**により自信が持てる看護師を育てることも組織のレジリエンスを強めることに帰結するのです。

チェックポイント！

- 自組織の未来の姿を明確に思い描き，人材育成ビジョンを明確に描き可視化することで，強固な組織を醸成することができる

- ダブル・ループ学習と構造的空隙を埋める「絆」を強くするためには互いに信頼し合うことが大切であり，その結果，組織のレジリエンスが醸成される
- 専門性を活かせる方向やジェネラリストという幅広いスキルの方向性など，個人の方向性と組織の方向性が一致することで，「この組織にいたら，素敵な幸せな看護師としての人生が送れる！」という実感を持つようになり辞職を予防することができる

 お役立ち参考資料・文献

　組織のダブル・ループ学習に関して，もちろん下記の文献3）の原著もよいですが，もっとサクッと理解したいという方には，次の書籍は1冊で複数の理論を説明してくれますので，サラリと学べます。
- DIAMONDハーバード・ビジネス・レビュー編集部：組織能力の経営論，ダイヤモンド社，2007.

　もう1冊，特別に！文中に出てきた本です。漫画チックで，とても分かりやすいコッター8段階組織変革理論の王道本です。
- ジョン・P.コッター，ホルガー・ラスゲバー著，藤原和博訳：カモメになったペンギン，ダイヤモンド社，2007.

引用・参考文献
1) 松田陽一：組織変革のマネジメント，中央経済社，2011.
2) 松村明編：大辞林，三省堂，2006.
3) Chris Argyris：On Organizational Learning, Wiley-Blackwell；2版，1999.
4) ロナルド・S.バート著，安田雪訳：競争の社会的構造―構造的空隙の理論，2006.
5) Linda H Aiken, Douglas Sloane, Peter Griffiths, et al. Nursing skill mix in European hospitals: cross-sectional study of the association with mortality, patient ratings, and quality of care. BMJ Quality & Safety 2016; 26, 525-528
6) 中島美津子：中長期的視野に立ち，強い看護部づくりに不可欠な人材の見極め方，育て方，看護部長通信，Vol.14，No.6，2017.

第 8 章 自分も他人も幸せに生きる

❹ 翻弄されない管理職であるために
〜部長も師長も 0 歳から

学習目標

> 管理職とはいえ，最初から完璧な者はいないことを理解し，役割が人を育てるという視点を養う。

　実は筆者は，看護師長経験もなく看護部長になったという異端児です（見た目サイズは確かに小児です^.^;）。当時は真っ向から否定されて，打ちひしがれる思いになったこともあります。それでもいつかは理解してくれると信じてまっすぐに進み，最終的にはやっぱり管理職っておもしろいな〜と思うようになりました。組織は生き物。「石の上にも 3 年」という言葉があるように，3 年たった頃には，そのよさがじわじわと組織内にも伝わり，真っ向から否定していた人たちも，いつの間にかよき理解者となり，反対していたツールも今ではそれを戦略的に使用してくれるほどに広がりました。

解説

誰でも管理職という役割についた初年度は生まれたばかりの乳児と同じ！

組織での管理職の役割は，子育てと同じです。最初の子どもを育てる時には，いろいろな不安があり，失敗をしながら，親も親役割になってから家族と共に成長していきますものね。同じように，管理職も，管理職という役割についた初年度はオギャ〜と生まれたばかりの赤ちゃんと同じです。マネジメントという役割内容もよく分からないまま組織の中で生きはじめるのです。

演繹的な組織運営と帰納的な組織運営

　組織の管理職に求められる役割は，大きく分けるとたったの2つです（**表1**）。これは，医療組織にも一般的な組織にも当てはまります。この役割を全うするためにも，新人看護部長，看護師長は，知らないことを恥ずかしがらず，常に真摯に学び続ける必要があります。

　では，組織内でどのような役割を果たせばよいのでしょうか。一言で言えば，看護部長は組織を方向づけていくディレクター，看護師長は組織をうまく回していくマネジャーの役割を果たしています（**表2**）（第4章参照）。

　我が国の多くの看護部長たちは，看護師長という職位を経験して看護部長になります。前述

●表1　管理職の役割

人材の人財化	組織内のスタッフたちのキャリア開発の役割（人間としての器磨きも包含している！）
経営目標の達成	経営者として組織の黒字化に寄与する役割（健全経営に健全な医療が宿る！）

●表2　看護部における役割遂行のための立場（大きな組織）

看護部長	ディレクターとして組織を方向づける（組織発展に必要な情報を取捨選択し伝える！）
看護師長	マネジャーとして組織をうまく回す（現場を数値化し何とかやりくりする！）

しましたが，筆者は看護師長経験もなく，いきなり看護部長という役割になったという世にも不思議なとても稀有な存在なわけです。ただ，日本中で一人ではありません。民間企業を経て看護部長になる人もいますし，ある医師の開業に伴い，いきなり新病院の看護部長に抜擢されるという人もいます。

とはいえ，看護師長経験も全くなく看護部長になるというのはレギュラーではありません。たまたま筆者の場合，大学院で組織経営を学んだ後でしたから，机上で学んだ理論はとても役に立ちました。それでも，毎日の現場はまるでサーカスか戦場かというほど，それはそれは楽しいことやびっくりすること，苦しいことや悲しいことがいっぺんに押し寄せてきて，すべてのことが予定どおりに進まない日々でした。毎日が自転車操業のように楽しくありながらも日々苦しく，時には自己嫌悪に陥る日もありました（立ち直りが超早い人間ではありましたが（^.^);）。そんな中，筆者は看護師長の経験のない，いわゆる「若者」「よそ者」「ばか者」の三拍子がそろった生まれたての乳児のような新人看護部長であったがために，周囲のベテラン看護師長たちが実に広い心と諦めの境地で（^.^);，根気強く育ててくださったことはとても幸せな環境にあったと感謝しています。

大学院での学びにより，さまざまな場面で苦しみながらも，過去の学びが次々と脳裏に浮かんでは消え，その中から取捨選択し，今後はこのように進めていけばいいかな〜と，さほど不安に思うこともなく先を想像し，演繹的に物事をとらえることができました。加えて，超ポジティブ思考であった筆者は，通常の人であればうつ病

や心筋梗塞など心身の病気になってもおかしくない状況になりながらも，いまだに幸せに生き続けております（苦笑）。

　学問とは本当にありがたいものですし，先人たちの知恵の賜物です。そのため最近では，経営学，組織学，経済学，心理学，倫理学，社会学，システム学，教育学など，組織を運営していくという視点での管理職者としての学習をあらかじめ大学院や日本看護協会認定の看護管理者の育成コース（ファーストレベル，セカンドレベル，サードレベル)[1] などで学んでから，看護師長，看護部長になるケースが増えてきました。先にさまざまな学問を積んでいると，想像力と創造力に長けてきます。その結果，先の分からない不安に駆られることもなく，自信がつくのかもしれません。自信とは，「自分を信じる」と書きます。あれだけ頑張って学習を積んだのだから大丈夫！という自分自身に対する自信は，新人の管理職を支える一因にもなり得ます。

　一方，演繹的な組織運営とは異なる「帰納的」な方法もあります。この場合，経験を積んでから学習すると，あ〜あれってそういうことだったのか〜と，学習を通して現場で起こっていたことを理論に照らし合わせて理解できるので，なるほど！と腑に落ち，間違いなかったんだという「自信の醸成」につながります。そのため，管理職になってからセカンドレベルやサードレベルに行き，「あ〜，あの時のあれは，このことだったんだ〜」と自分の経験知を理論の中に落とし込んでいくことによって，「帰納的」に組織運営をしていく方法もあります。

　とはいえ，演繹的であっても帰納的であっても試行錯誤の毎日で

あることには変わりありません。オギャ〜っと生まれたばかりの新人管理職は，これから乳児期，幼児期，学童期と，子どもの成長発達のようにいろいろと失敗から学び，いろいろな創意工夫，想像と創造で，自信を持って歩めばよいのです。筆者は小児科やNICUでたくさんの赤ちゃんを見てきました。でも，生まれつき大人のようにしっかりとした赤ちゃんなんていません！役割として，まだまだ，オギャ〜っと生まれたばかりなのですから，これからの成長のために，2009年に保助看法に追加された第28条の2に則って真摯に前に進んでくださいませ[2]！

看護部長の仕事に影響を与えるもの

　看護部長の立場というものは，その組織によってさまざまな役割が求められます。なぜなら，看護部長職といっても看護師の国家資格を持っているので，スタッフ業務を求める組織もあります。筆者がまさにそうでした。70床から250床まで病院の拡大路線まっしぐらの時には，実際に病棟や外来の業務もするし，ベッドコントロールもするし，もちろん夜勤もしますし，外部へのあいさつ回りにお掃除もしていました。とにかく，これは○○の役割，などと役割分担するほどのスタッフがいない場合は，できる人がするしかないのですから，目の前のことを片づけていくことで精いっぱいでした。そのため，ついついデータ分析などは後回しになってしまい，すなわち管理職の役割であるprocessすること（調査分析）がおろそかになってしまいそうになる日もありました。

　一方，大病院の場合は，きっちりとスタッフ業務と線引きされています。病院の規模以外にも，看護部長の具体的な業務内容や，その

● 表3 看護部長の具体的な仕事内容に与える影響因子

経営主体	・公立（日赤・済生会・社会福祉法人など、一部社会医療法人など含む）　・民間立　・人員配置 ・就業規則　・予算管理（経費管理）　・経営参画の方法　・福利厚生 ・労働組合の有無　・患者からの評価要素　・不採算部門の考え方　・地域貢献　・その他 ・組織文化
設置規模	・大学病院　・大病院　・グループ病院　・中小病院　・診療所　・リクルート・採用計画　・人員配置 ・看護提供体制　・就業規則　・人財育成計画　・人財育成能力（機会）　・病床数および病棟数　・福利厚生 ・患者数（入退院・外来）　・施設整備　・コメディカルとの協働体制　・委員会などの組織内活動　・その他
機能	・特定機能　・超急性期（三次救急）　・急性期（一次・二次救急）　・慢性期　・回復期　・ケアミックス ・地域・在宅　・リクルート・採用計画　・人員配置　・人財育成ビジョン　・人財育成計画　・人財育成能力（機会） ・医療機器　・コメディカルとの協働体制　・地域連携（地域での役割）　・将来構想　・その他
組織成長	・拡大発展中　・プラトー（現状維持）　・存続が危ぶまれる　・リクルート・採用計画　・予算管理（経費管理）　・人員配置 ・人員配置　・人財育成能力（機会）　・人事評価制度　・リクルート・採用計画　・人事考課制度　・組織コミットメント ・組織の凝集性　・地域連携　・将来構想　・人考査制度
歴史	・比較的新しい　・重厚な歴史あり　・異なる経営母体の合併　・組織文化の醸成　・新規導入事業の壁　・人員配置 ・看護提供体制　・組織コミットメント　・組織の凝集性　・人財育成ビジョン　・人財育成計画　・人財育成能力
環境	・医療機関が多い地域　・医療機関が少ない地域　・唯一の医療機関　・臨時の医療機関　・人口構造 ・産業構造　・リクルート・採用計画　・人員配置　・人財育成ビジョン　・人財育成計画 ・人財育成能力（機会）　・賃金制度（市場原理）　・組織コミットメント　・組織の凝集性 ・地域連携（地域での役割）　・地域貢献（不採算部門）　・福利厚生（託児・学童保育・通勤）　・働き方 ・多職種連携　・将来構想　・その他
前職	・生粋の生え抜き　・部長相当職（副部長含む）　・役割概念の固定化　・組織文化理解 ・地域文化理解　・現場理解　・人財育成ビジョン　・経験の有無　・地域連携 ・組織文化理解　・経験知　・経験知　・将来構想
三種の神器（院長・事務長・看護部長）の足並み	・縁も所縁もない　・前任者と面識あり　・幹部職と面識あり　・組織貢献への期待感　・組織文化理解　・部門間協働体制の構築 ・組織文化理解　・経験知　・組織コミットメント　・地域連携　・将来構想

418

業務遂行に影響を与えると考えられるものを**表3**に列挙しています[3]。

ここからは，特に管理職のどのような業務にどのようなことが影響するのか，想像しながら読んでいただくとよいと思います。

実践のために
マネジメントをするにも科学者としての分析能力が必要である

経営主体

例えば，公的な経営，医療法人などの経営主体の違いは組織経営にさまざまな違いを呈することとなります。公立病院では，勝手に人員を増やすことはできません。公務員としての枠があるので，もし増やすとしても契約職員，嘱託職員，臨時職員，非常勤職員など，一般的に福利厚生や退職金などの部分で不利にならざるを得ない形での増員となります。一方，民間立病院の場合は，人員増加に関して，明確に人員計画を提示し，人件費の増加を収益が上回るようであれば，スタッフが増えることに対しての制限は公立病院ほどありません。そのあたりの計算において，もしも新人の看護部長・看護師長として公立病院から民間立病院へ着任した場合は，予算管理，経費管理，福利厚生など，異なる文化に戸惑いを感じるかもしれません。逆も然りです。

しかし最近は，公立病院の看護部にも経営的センスが問われるようになり，看護部長ともなると損益計算書，貸借対照表，キャッシュフロー計算書くらいは読めるのが当たり前になってきています

（第1章参照）。もちろん，民間立病院の看護部長・看護師長たちは，そもそも経営的センスをシビアに問われますので，これらを読み解きながら，看護部としての成果をいかに医業収益につなげていけるかということを考え，特に看護部長は副院長として組織を方向づけていきます。しかし，最初から経営に関する数値の意味が分かり，それを操作することはできません。もちろん，演繹的に携わるのであれば，学んだことを実践すればよいのですが，多くの新人管理職たちは，経営的数値に戸惑うことが多々あります。

それでよいのです。大切なことは，それをしっかりと読み込むことができる**「助っ人」をつくる**ことです。すべて自分で頑張ろうとはせず，教えてもらいながら，徐々に自分の考えを入れられるようになればよいのです。その過程で，経営的センスが磨かれてくるだけでなく，ケアの質向上のためにどのようにして医業収益を上げようか？という視点を持てるようになり，終局的にはケアの質を向上させることができるようになります。ですから，現場も経営も分かる看護部長は副院長として重宝されるのです！私たち看護師は，科学者として，今まで患者の数値データをモニタリングしてきたわけですから，それが組織データに変わったと思えばオチャノコサイサイです！慌てず，**一人で頑張ろうとせず，支援者をつくる！そう「受援力」**を身に付けることが，楽に生きていく方法でもあります。

受援力とは，読んで字の如く**「支援を受ける力」**です。管理職になって0歳から始まるのですから，さまざまな支援を受けながら成長することを自覚し，知らないことを恥ずかしいと考えるのではなく，**知らないことは知らない，分からないことは分からないと正直**

に言える力も受援力の一つと言えます。

設置規模

　組織経営に影響を与えるもの一つに設置規模もあります。病院の大きさが異なると，日々の業務の中ではさまざまな部分で管理職の役割も異なってきます。前述しましたが，小さな病院では，看護部長がスタッフ業務もします。それでも構いません。なぜなら私たちは看護師という国家資格を持った科学者として，患者の幸せを支援するのが大命題だからです。もちろん業務分担も必要ですが，どのような環境が患者にとって最適かを常に考え行動します。組織が小さければスタッフ数も少なく，縦割り業務で属人的な仕事をすることはできません。

　一方で，当然ですが管理職としての役割は求められます。スタッフ業務に終始してしまうと，その組織は単なる作業集団と化してしまいます。規模の小さな病院の看護部長は，まるで零細企業の社長兼営業兼技術開発兼事務職のように，さまざまな役割・業務内容を担うのでとても学びが多く面白いです。大きな組織から小さな組織に新しく看護部長・看護師長として就任した場合には，今まで他者がしていたことまでいろいろなことをしなければならず，最初は面食らいます。そんな時には，前任の看護部長・看護師長からの引き継ぎの後で，自分がしたことがない業務やできない業務を「前の部長・師長は一人でしていたのだから」と一人で頑張ろうとするのではなく，できないことはできない，と正直に伝える勇気を持ち，でも，丸投げでなく代替案を出しながら，協力してくれる周囲に常に感謝の意を行動で表す真摯な態度であれば，ヒトの手を借りる生ま

れたての赤ちゃんでよいのです。そのうちに周囲から困った者扱い
されなくなります。受援力の発揮です！その後，徐々に自分なりの
組織を形づくっていけばよいのです。規模の異なる組織だと何かと
戸惑うこともあると思いますが，分業したり，ガバナンスを委譲し
たりして，人員が少ない中でどのように組織を回していけばよいか
ということまで考える覚悟も必要です。

機能

　次に，専門職としての職務環境に影響を与えるものに病院の機能
があります。機能は看護師たちとその組織の将来構想，すなわち発
展する方向性にとっても重要です。場合によってはミスマッチング
を起こしてしまうリスクもあります。例えば，救急看護を学びたい
という看護師が，その後の組織変更で回復期の病院になってしまう
組織に入職しても，なかなかそのキャリアビジョンの達成が難しく
なり，離職につながります。専門職が仕事を辞める理由は，専門性
が発揮できない，人生の目標が達成できないという2つであること
が離職研究でも明らかになっています。自分のビジョンと組織の人
財育成ビジョンが異なると，離職せざるを得なくなるのです。その
ため，第2章で学んだ外部組織を理解することは管理職にとって重
要なのです。

　組織としての将来構想によって，人財育成ビジョンは影響を受け
てしまうことを鑑みながら，看護部長・看護師長として人財育成計
画やリクルート計画を立てていきます。急性期だけしか経験のない
新しい管理職が回復期やケアミックスの病院に入職すると，介護保
険のこともさらに深く学習しなければなりません。それらを踏まえ

た上での医業収益への貢献や，人財育成や看護の質保証などを考える必要があるからです。さらに別の視点では，機能により普段，看護師たちが使用する医療機器や施設設備も異なってきます。その管理に関してもさまざまな状況が発生します。また，多職種連携という視点でも看護提供体制や委員会構成，進め方などの違いがあります。まずはその組織に求められている機能を知り，その上でニーズに応える組織，スタッフ，そして自分を育てていくことを考えましょう。まずは組織を知ることからです。

組織成長段階

人間も成長発達段階によって発達課題があるように，組織も人なり！組織の発達段階によって看護部長・看護師長に求められる役割はいろいろあります。その病院がどんどん拡大している場合は，まずは人員確保が必要となりますので，まるでリクルートキャラバン隊のように，時には看護部長自ら活動もしなければなりません。昨今は人員が充足している病院もあり，そこまでリクルートする必要もない場合もありますが，小さな病院を拡大していく場合や，機能を変換させるためにリクルートを行う場合，さまざまな経験者たちが入ってくることが想定されます。そうなると，いろいろな方法や考え方が入り混じることになるわけですから，そういう時こそ，質の保障のために，看護基準・手順などを揃えながら組織運営をしていきます。

往々にしてそのような場合には，パソコン作業能力および文書作成能力が求められるのも，成長過程にある組織に入職した看護部長・看護師長の宿命です。すでにさまざまな物事が決まっていた組

織での管理職の経験があると，ついつい，「何でこんなことも決まってないのよ〜」とびっくりするやら，あきれるやら，いろいろな思いがあると思いますが，**モノは考えようです。ないならつくればいい，であれば，自分たちの好きなようにつくれるのですから，実に楽しい創作過程**ではないですか！

　あるいは，そんな楽しい苦労とはまったく無関係の，組織経営に関することがすでに出来上がっていてプラトー状態の組織もあります。もしも，そういうところに新しい看護部長・看護師長として赴任し，もしくは昇格し，よし！もっといい組織にするぞ！とエンジンをかけようとしても，組織内に流れているまったりとした「別にこのままでいいんじゃない？」という危険なPDCAの思考（第5章参照）を払拭するのは，なかなか大変です。そういう場合には，人財育成能力，すなわち組織内の人たちのモチベーションの向上から着手していくことも一方法です（第6章参照）。また，これからの地域包括ケアシステムのためには，地域との凝集能を高めるため，**地域全体でどのような人財を育成していく**のかという課題について地域と共に協働していくプロセスが必要となります。すると，組織の大きさにかかわらずコーディネート能力も求められます。

　一方，経営的に危険な状況であり人員的に存続が厳しい場合や，地域医療構想として合併吸収され消滅するかもしれない組織などの場合は，いかに最後まで組織成員たちが精いっぱい看護師としてプライドを持って職務を全うできるかということを一緒に考えていきます。お亡くなりになる前の終焉の時期に，いかにその人が幸せに亡くなっていけるかということをプロデュースする看護師の役割と

424

似ているのかもしれません。最後まで品格を保持し，マイナス思考にとらわれることなく，組織として職務を全うできるようスタッフを勇気づけ，明るく温かく支援し続けることが求められます。

　ある地域の，まもなく閉院になるという市立病院の看護部長が，もうなくなる病院なのだからということを決して口にすることなく，「最後の一人まで，患者さんがおられる限り私たちは最善を尽くし，よいケアを提供するのが課せられた役割です」と，常に看護師であるというプライドをスタッフたちに感じさせるようなポジティブなストロークをし，ご自身が看護部長に就任した新人看護部長の時に閉院が決まったわけですが，そこから2年間，本当にみんなの消沈しやすいモチベーションを高めておられました。その結果，看護師たちは最後まで皆さんがその病院を愛し，今はもうなくなりましたが，きっとその病院のスタッフであったことを誇りに思っていると思います。そんな役割も，場合によっては看護部長に求められることもあるのです。

組織の歴史や環境

　歴史ある組織というと，とても物事が理路整然と整理され，組織形態が整っており，組織成員も歴史ある組織で仕事ができることに満足している…と想像することができます。いわゆるブランドです。歴史のある組織は地域にも融合しやすく，地域での新しい事業展開も理解を得やすいのですが，新参者の病院組織であると，まずは地域の中での立ち位置を再検討し，人財を地域に投入していくことも求められます。しかし中には，歴史ある組織のよさに感謝することなく，惰性で仕事をしている人もいるかもしれません。歴史があるとい

うことは，とてもよいことですので，ぜひそれを強みにして，新し
い管理職として少しずつ，新しい文化と古い文化の融合を図ってい
くという業務を楽しめる余裕を持ってみましょう。一方，歴史ある
病院の場合は，ある意味それ自体がブランドですので組織成員はコ
ミットメントしていると思いますが，歴史のない病院は，組織へのコ
ミットメントの醸成も管理職に求められます。そういう組織に転職
した場合，歴史が浅い分，新しいことを次々と導入する組織の成長
過程についていくので精いっぱいになるかもしれません。歴史の浅
い，比較的どんどん新しいことを展開していた組織から，歴史ある
組織へ入職した場合は，逆に何かを変化させようと思ってもなかな
か組織が動かず，歴史の厚い壁が立ちはだかることもあります。慣
習や習慣などもたくさんあり，管理職の恒例のお仕事という名前
の，実におかしな任務があることもあります。開拓を求められる場
合もあるでしょう。

　組織は人なり，組織は外部環境に左右される生き物ですから，設
置主体の違い，規模，歴史などとは無関係に，環境に求められれば
変化せざるを得ないというのも事実です。組織が置かれている状況
は，外部環境だけでなく組織内の組織成員，すなわちスタッフたち
が自分たちの頃とは異なる価値判断基準を持っているということを
認識し組織運営をすることでもあります。スタッフの働き方一つ
とっても，ダイバーシティが当然となってきます。そうなると，組
織としてどのような方向性にするか，高齢者対策だけではなく，今
後100年も200年も生き残る組織として，どのような価値観をス
タッフと共有していくかということはとても大事なことです。

426

三種の神器の足並み

　？と思われるかもしれませんが，実は病院は，やはり院長，事務長，看護部長の３人が三種の神器として足並みをそろえて，ベクトルを合わせなければうまくいきません。院長や事務長が，どのようなことを看護部長に期待しているのか，あるいはあまりいろいろ期待せずにおとなしくしていてほしいと思っているのか（笑）。それによって物事がサクサクと進む場合は，組織運営に強く影響してきます。

　新人看護部長・看護師長としては，現場のスタッフ理解も大切ですが，この三種の神器と言われる仲間との信頼関係の構築もとても重要なことです。組織のトップ同士の信頼関係は，さまざまな現場の問題を解決し，発展させていく時に重要な推進力となります。この三種の神器のベクトルを合わせ，質の高い医療提供を可能にする組織づくりをしていくことが求められます。病院組織の中で看護部がマジョリティであることを常に認識しながら，経営に貢献し，質向上に貢献する具体的な行動を求められることになりますので，もはや看護部のことだけ考えていればよいというものではないのです。

　一方，もしも経営に口出しをしてくれるなという空気の三種の神器の関係性があった場合は，看護部が頑張れば病院も変わるということを示していく行動が求められます。時には，したいことと，しなければならないこと，できることが三位一体にならず，ジレンマを感じることもあるかもしれません。それでも病院は，他職種との連携で運営していかなければならないので，その代表である看護部と医師，事務のトップ同士の関係性を徐々に変化させていくことも看護部長・看護師長としての役割に入ってくるのです。そんな時こ

そ，第5章でお伝えした私たち看護師が患者に普段使っているコミュニケーションスキルを発揮するのです！（P.254, 255表2参照）

　ここでは，看護部長・看護師長のことを中心にお伝えしてきました。それぞれの立場で，影響するもの，されるものがあります。その背景や置かれた環境によって求められることも異なりますし，できることも異なります。いろいろな看護部長，看護師長が存在しているわけですから，詳細に見ればもっといろいろあるでしょう。どのような環境であれ，背景であれ，看護師が患者に最高のケアを提供できる環境をつくり，看護師たちを支え続ける足元の照明の役割と共に，スタッフ一人ひとりの人生のステージを照らし出す天井からの照明の役割が管理職に求められます。**自分がどのような組織にしたいのかというビジョンを持ちながら，自信を持つ，すなわち自分を信じつつも，一人で頑張らずに受援力を活かし，常に"自分みたいな管理職でよいのか"と問い続ける真摯な態度と，科学者としての思考回路を持ち続け，我が子を愛する親のようにスタッフを信じ，愛する心を持ち続けることこそ，管理職を楽しめる秘訣**だと実感しています。

　照明が暗かったら，スタッフたちは足元が見えませんし，先行きも見えなくなります。そうです！管理職自身が，まずは幸せにキラキラと輝き周囲を明るく照らすことが大切です！ポストが人をつくります。大丈夫です！あの大ベテランのど～～んと風格のある超お偉い看護部長だって，新人の時があったんです！

チェックポイント！
- 演繹的に物事をとらえられると不安が軽減する
- その組織の歴史や環境などさまざまな影響を鑑みて，受援力を生かす
- 三種の神器（院長・事務業・看護部長）の足並みをそろえつつ，組織を俯瞰視できる管理職を目指す

📖 お役立ち参考資料・文献

　2017年4月6日付の厚生労働省「新たな医療の在り方を踏まえた医師・看護師等の働き方ビジョン検討会報告書」には，「急速な変化の中で，どのような未来を描いていくべきか，戸惑い，時に立ちすくんでいる医療従事者たち」と書かれています。なんとも馬鹿にされたような感じがしますが，その中で，プロとしての「矜持」について明確に述べてあります。社会に求められている看護師という「像」を改めて認識させられます。

- 厚生労働省：「新たな医療の在り方を踏まえた医師・看護師等の働き方ビジョン検討会報告書」，平成29年4月6日
  https://www.mhlw.go.jp/file/05-Shingikai-10801000-Iseikyoku-Soumuka/0000161081.pdf

引用・参考文献
1）認定看護管理者会ホームページ
　http://www.thekangokanri.org/（2019年4月閲覧）
2）保助看法第28条の2の説明PDF：
　https://www.nurse.or.jp/home/publication/pdf/2009/hojyokan-60-4.pdf
3）中島美津子：看護研究指導者養成講座その2，看護部長通信，Vol.13，No.2，2015．
4）中島美津子：背景別キラキラと輝く新人看護部長となる仕事術AtoZ，看護部長通信，Vol.13，No.6，2016．

第9章
幸せな看護組織の管理職になるために

❶看護研究でAIに負けない看護師をつくる

学習目標

AI化の波に乗りつつ，未来の看護師はいかにあることが看護師たちが幸せになれるのかという組織の未来を見通すことができる。

人間の認知発達理論から人工知能（Artificial Intelligence：以下，AI）の理解を深め，元来，科学者の集団である看護師が未来に「価値」残るためには，改めて「研究」が重要であることを理解しましょう。そして，その研究を支援する立場の管理職として何をしなければならないかを見通せることで，看護研究さえも楽しめる管理職を目指しましょう。

解説

AIを凌駕する人間，さらに科学者としてAIを凌駕する看護師であり続けるための極意を理解する

認知発達理論による理解

　AIが，データの蓄積による機械学習だけでなく，さまざまな事物・物事の「概念」を峻別でき，「らしさ」「特徴」を見分けるようになることを簡単に言うとディープラーニングと言います。概念とは，対象，特性，事象を記述し，知覚した内容を意味づけるもので，具体的なものから抽象的なものまで含まれます。人により，イメージが異なったり，曖昧であったりするほど，その概念は抽象的なものとなります[1]。このような事物や物事の本質に関しての「構成要素」，つまり「ここだけは，外しちゃだめ！」という部分を見極めることは，今までのAIではとても難しかったわけですが，ディープラーニングによってそれが可能になることで，物事の概念の中心部分を定義付けることができようになります。

　現在は，視覚的，聴覚的，触覚的な概念を抽出できるAIがすでに存在し，それらを統合することでさまざまなものを認識できるようになりました[2]。皆さんもよく目にするかもしれませんが，某会社のCMに出てくる"大勢の中から顔認証をしますよ"というのもその一つの技術です。あるいは，日本語で話した言葉を英語，中国語，フランス語，スペイン語など，さまざまな言語に変換するのも，「音」を基にしたディープラーニングによる技術です。

　今，こうして，ディープラーニングのことを書きながら，思わず小児の成長・発達の理論と実に似ているなということに気づかされ

ます。AIの概念化能力を可能にする「統合力」というものは，まるで人間の子どもたちが幼少時に，心的表象としてさまざまなものを想像する世界に生きながら，物事の意味を理解する概念化の過程そのものです。子どもたちは，大人のとらえている概念とはまったく異質のとらえ方をした世界に生き，事物・事象の「概念の獲得」をしていることは，すでに皆さんも学習されてきたと思います。例えば，生物，無生物に関係なく万物に心があるという「汎心論」や，すべては人間が作り出したものだという「人工論」のような，幼児期に特徴的な思考があります。

　３歳児の「自己中心性」という特徴的な概念化による転導思考もその一つです。いわゆるわがままさを表す「自己中」とは異なりますよね。小児看護学の単位を取得した方なら分かると思いますが（苦笑），例えば目の前にある物体をとらえて直接的に関係づける思考としては次のようなものがあります。

・電気スタンドの影は，外の木の影が家の中に入ってきたものと認識する。
・水着を着せたぬいぐるみの名前を「この子の名前は何？」と聞くので「ビックスカーリーだよ」と教えた後に，今度は別の着物を着せた同じぬいぐるみを見せると，もうそれはビックスカーリーではないと認識し，また名前を聴いてくる。
・自分が大好きないとこのお姉ちゃんが「私の名前は『あかり』です，てんびん座です」と言うと，その後，ずっと「てんびんじゃ，てんびんじゃ」と言い続け，何を訊いても「てんびんじゃ〜」と答える。

・自分が三輪車に乗れるからパパとママも乗れると思う。

・ある大人が会った時にお菓子を持ってくると，大人はみんなお菓子を持ってきてくれると思う。

・晴れたら遠足に行くから，遠足に行ったら晴れると思う。

　このように，結果と原因を逆転させるなど，大人とはまったく異なる概念を持っています。しかし，次第に大人になり，その意味を理解し，4歳から6～7歳くらいの子どもたちは，本質的な意味をとらえられるようになります。目の前にある「シグナル」を，意味ある「サイン」化することが可能となるのです。このような心的表象をどんどんつくり出し，広げながら，想像力を鍛え，その想像力がさらにほかのものへの関連性を認識する「連想力」が発展していくことで，子どもたちは概念化できる事物・事象が増えていきます。ディープラーニングと非常によく似ています。

　今までの翻訳は，あくまでも音や文字という記号（シグナル）からの共通項を見つけたものでした。それ以上の，その「シグナル」自体が何を意味しているのか，という「サイン化」まではできませんでした。「シグナル」は「シグナル」のままであり，「サイン」として前後の文脈から意図を汲み取り，意味づけすることはできなかったのです。そのため，一つひとつの単語の意味をつなげる形のぎくしゃくした翻訳になってしまっていたのです。しかし，このディープラーニングが進み，AIが文章や言葉を統合することで，ある事物・事象を連想し，その連想したものを画像として具現化，概念化し，さらに今はまだ無理だけれども，今まで人間にしかできないと言われていた「意訳」が可能になるというのです。といっても，

まだまだ幼稚園児程度のレベルで，結局，東大合格を目指した研究も，その壁にぶつかって，もちろんある程度の大学合格ができるほどのコンピュータはできましたが，そこそこの大学止まりとなったのは，やはり物事のつながりを「意訳」することが難しかったことが一因とも言われています[3]。

このように，コンピュータ自身がさまざまな「シグナル」を「サイン」として認識することで概念の中核を導き出すことができる，本質的な意味である「概念を導き出すこと」が可能になれば，その概念と概念のつながりを考えるという思考プロセスは，まるで私たち看護師という科学者のようです。

人間を超えられないはずのコンピュータでさえ，そのような思考ができるようになっているということは，私たち看護師はその上を行かなければ，そのうち仕事がなくなります。だって，そうですよね。単なる肉体労働は，すでにさまざまな部分で機械化されています。昔は，検体を搬送する係がいましたが，今はなくなりつつある職務です。また，単純作業もなくなります。つまり，看護師が単純作業レベルの業務をしているということになれば，それは機械にとって代わられても仕方がありません。それはすでにRPA（Robotic Process Automation）化として医療界にも広がってきています[4]。

RPA化のためには概念化，可視化が必要

RPAとは，ロボットによる業務自動化のことを表し，「デジタルレイバー（Digital Labor）」「仮想知的労働者」と換言され，AIが反復によって学ぶ「機械学習」といった技術を用いて行われる業務の機械化のことです。無資格者でもよい単純作業などはどんどんRPA

化され，今後はケアの真髄の部分のみ看護師という国家資格を持った人間が行う，という世界になると考えます。なぜか。それは，第2章でも触れたように，今我が国は未曾有の人口減少による労働力の低下が見込まれているからです。そのため，2040年問題などと称され，今のうちから，医療需要が増えても看護師はこれ以上増えない将来に向けた業務のスリム化，RPA化が必要となるわけです。

　しかし，RPA化のためには，AIたちにもいろいろと覚えてもらわなければなりません。AIたちに覚えてもらうという機械学習のためには，それをAIたちが理解できるプログラミング用語としての入力が必要となります。ということは，プログラミングのために，看護という仕事の何が本質的な看護の仕事で，何がAIに任せられるのかを可視化し，概念化する必要があります。ところが，それがまだ看護界ではなかなかできていません。そのため，人間でなくてもよいことまでも人間が行っているという現状があるのです。**未来の看護師たちのために，今こそ看護の可視化・概念化を進める時です！**

　看護師たちの働く環境の支援というのは，管理職の役割でもあります。ということは，看護の概念化や可視化という物事の真理を探究し明らかにしていく「研究」という取り組みも，管理職ほど求められることでもあるのです。未来の看護界を生かすも殺すも，これからの看護研究の積み重ね次第と言っても過言ではありません。

AIには患者の幸せまでは分からない

　私たち看護師は，学生の時から看護問題関連図や病態関連図など，何と何が関連していて，何が影響しているから，何をどのようにケアしていくか，という看護過程そのものを深めながら，物事の

表象ではなく，深い部分への理解，つながり，そしてもっとよいケアの創出のために努力しています。それは科学的思考プロセスとして，無意識のうちにトレーニングにより物事の概念化，可視化が身についているとも換言できます。つまり，表面的ではない，表されない部分さえも概念化・可視化できるということこそが，AIでは不可能な人間の看護師にしかできない判断・行動と言えます。

　看護師は，たとえその患者に不具合や苦痛が一生あったとしても，幸せに生き，亡くなる時に，「あ〜自分の人生は幸せだったな〜」と思っていただくために，ある期間，患者にかかわらせていただいています。そう，人間はみんな死にます。永遠の命なんて存在しません。必ず終わりは来ます。それでも，その患者なりの幸せを求めて，私たちは日々ケアを創出することができます。しかし，それがどのような幸せであるのか，AIにはアセスメント（判断）できません。お孫さんの存在があることは，情報化できます。しかし，そのお孫さんの結婚式に出席したい，だから生きるんだ，というように，患者一人ひとりがどんな幸せを求めているのか，そこを考えられるのは，我々人間しかいません。

　そもそも，人間とAIは違います。人間は「生命体」として子孫を増やす，仲間を助けるなど，「生きていく」という「目的」を持っています。しかし，AI自体には目的がありません。他の存在に対する概念分析はできても「限られた命の自己」がないため，幸せな「死」に向かって生きている人間という生き物の本質的な部分の理解ができず，結局**AIたちは「行動をすること自体が目的」**となるのです。

　そう考えると，今，自分はなぜ血圧を測るのか，なぜ塩分10ｇ/日

の食生活指導をしているのか，なぜ体温を測っているのか，それを無目的に実施しているのであれば，それは看護ではなくロボットと同じです。もしも，何も目的を考えずに行う看護業務であれば，その行動はデータの集積による機械化が可能です。すでに生体データの取得は，看護師でなくてもできます。今やAIは情報の統合もできるようになり，正常か異常かの判断も，人間の五感ではキャッチできない微細な部分にまで判断が可能となっています。しかも，人間と異なり，AIは「疲れない」「文句を言わない」存在です。そうであれば仲間として，疲れない，文句も言わない相棒のほうが楽ですよね。すでに外国では，ロボットを多岐にわたり導入しています。

　ある大きな病院の看護部長の言葉を思い出します。その病院は，検体搬送や事務的なものの搬送をロボットにお願いしていました。「ロボットはいいわ～文句も言わずに黙々と仕事してくれるし…」。ちょうど精神的に滅入っている時にお会いしたからかもしれませんが，確かにそのとおりです。そう考えると，AIのほうがよいとされる世の中になるかもしれません（ハハハ）。ただ，病院中がAI内蔵のロボットだらけでは，さて患者の「幸せに生きる」という具体的な目的は，誰が見いだしていくのでしょうか？

実践のために

看護の価値・質の向上のためにもっとよいケアを実践する

　患者の幸せを見いだすために，もっとよいケアを，ということは

人間にしかできません。そのもっとよいケアを実践するための看護の価値・質の向上のためにも必要なことが，クリティカルシンキングを養う看護研究という行動です。つまり，実践の質を向上させるために看護研究が存在することを鑑みれば，管理職は当然，看護研究にかかわっていくことになります。

科学者の集団

　私たちは国家資格を持った看護師として，「実践の科学」と言われる看護を実践しています。「実践の科学」だからこそ，研究から確立される看護とも言えます。

　では，研究とはいったい何を，どうすることなのでしょうか？看護学生の時に卒業研究があったという人，なかったという人，あるいはあったけれど実習の事例をまとめたもの，就職してから見様見真似でかかわったことがある，などいろいろだと思います。正直，学生の頃に研究ということにまったく携わることなく社会人となり，いきなり看護研究をさせられて「苦しい経験だった」「訳分かんないのに，研究指導の外部の先生から『そんなもん研究じゃない！』と一喝された…」というネガティブな経験をした人も存在するかもしれません。学んでいないのにいきなり研究しなさいと言われても，それは困りますよね。管理職になると，自分が研究をするという立場よりも，むしろ研究支援をする立場の方が多いのではないでしょうか？研究もよく分からないのに，どうやって支援すればよいの？と思い，苦手意識が醸成されると，看護研究を楽しめなくなりますよね…。するとそれはスタッフにも伝播するわけで…(>.<)。

　でも，ご安心ください。大丈夫です！私たちは，国家資格を持ち，

● 表1　筆者なりの看護の定義

看護とは

対象者およびそれらが存在するあらゆる環境を含む「事象・現象」の真の意味を，内在化・外在化を問わず知覚し，対象者と看護者が互いに影響を与え合いながら，対象者がより幸せに生きること，生きていくことを支援する専門的知識と技術に裏付けられた静的・動的・積極的なかかわり

科学者として実践の科学としての「看護」をしているのですから，研究という思考回路にはもう慣れていますし，実践してきていますし，ばっちり出来上がっているのです。ただ，そういう自覚がないだけなのです。つまり，**「看護ができれば，研究もできる」**です。では，看護のおさらいをしてみましょう。今さらですが，看護とは何でしょうか？筆者も一応，看護師の国家資格を持っていますし，今でも看護に携わりながら現場の「心」を忘れないようにしている看護が大好きな看護師ですので，第4章でも紹介しましたが自分なりの看護の定義を持っています（**表1**〈再掲〉）。

　看護師を長くしていると，皆さんも自分なりの看護の定義をお持ちだと思います。ですから，筆者の定義はあくまで中島美津子という一人の看護師の定義であって，これが万人の定義とは考えないでくださいね。別項で触れますが，そもそも看護の真理なんてありませんから〜〜（ハハハ）。ある先輩から送られた看護の定義もとても素敵でした。

> 看護とは，その時代の国民の健康課題に実践的に取り組み，
> それを記録し，理論化し，その時代にふさわしい形で
> 国民に還元していくこと。時に必要ならば，

> ## 今ある制度や政策や情報環境を変えていけるように，
> ## 地道な実践を積み重ねていく情熱を持つこと。
>
> *By アクニース・ヴェッチ女史*

　その先輩が戦後東大で「看護」という学問を学び，その時から大切に大切に保管されていたものです。まさに看護は，ただただ目の前の患者への直接ケアだけではなく，「時に必要ならば，今ある制度や政策や情報環境を変えていけるように」行動することが求められている，すなわち看護の実践を通してその成果を制度や政策にも反映させるということを，すでにこの頃から言われていたということになりますものね。これにはびっくりです！

　これはまた，「看護研究は大きく分けると２つの分類ができる」という筆者の持論（**表2**）を裏づけていると考えます。どちらかと言うとケアの本質的な部分にかかわる研究と，ケアの周辺，すなわち環境にかかわる研究に大別できるということです。私たち看護師は，患者とのケアの一場面，一場面において，おそらく「患者にもっとよいケアはできないだろうか？」と常に考えながら，その瞬間に可能な最高のケアを実践していると思います。その部分に対して，患者へ直接かかわる研究が**表2**のAであり，ケアを提供するための間接的な環境因子にかかわる研究が**表2**のBと考えます。

　前述のアクニース・ヴェッチ先生の看護観の中には，まさにこのA，B両方の視点からの看護研究を飽くなき挑戦で継続することが大切であると，述べられていると考えます。「理論の創造」と「価値の創造」です。ちなみに，筆者の生涯の研究テーマは「B」に値

●表2　看護研究の分類（対象別）

	A：患者に関する研究	B：看護職に関する研究
対象	● 患者およびその家族 ● 上記にかかわる外的・内的ケア環境 ● 機器	● 看護学生や看護職ほか，チーム医療メンバー ● 上記にかかわる外的・内的労務環境（人的環境を含む） ● 看護教育 ● 機器
目的	● 患者に対するケアそのものの質向上	● 制度上，業務上，物品上など人的環境を含むあらゆるケア提供環境の質向上
動機	● 患者やその家族にもっとよいケアを提供したい ● 自分たちの実践しているケアの価値探索	● 患者やその家族にもっとよいケアを提供したい ● スタッフや同僚がもっとよいケアを提供できる環境をつくりたい
内容の例	● ケア技術の開発（直接ケア，間接ケアを含む） ● 看護用具の開発（効果的なケア提供環境の開発） ● ケアアウトカムに関する開発（測定ツール開発を含む） ● ケアプロセスの創造・開発 ● 理論開発 ● 患者を取り巻く内的・外的環境の関係性の解明	● 看護用具の開発 ● 効果的なStructure創造・開発（労務環境開発） ● 効果的なManagementプロセスの創造・開発（人的資源管理を含む） ● 看護職を取り巻く内的・外的環境因子の解明 ● 看護職を取り巻く内的・外的環境の関係性解明 ● IPWにおける関係性の解明
意義	● ケア技術の発展や価値の創造	● 看護労務環境の発展と看護職の社会的価値の創造

※IPW（Inter-professional work）：多職種連携，多職種協働

します。博士の学位はBに関するもので，自分の体験が研究動機となり今でも継続しています。一方，もちろん，実践家でもある看護師ですから，常に患者のことを考えるのは当然です。そのため，世の中にはAの研究も多く存在します。AでもBでも，どちらも立派な研究です。それらの**エビデンスが制度や政策に反映され，まさに時流に沿ったケア環境を整えていく役割**があるからです。そう，アクニース・ヴェッチ先生のお言葉は，スタッフのAの研究指導をし

つつも，マネジメントのプロとして管理職はBの研究をし続けることが必要であることを伝えているのです。

　また，なぜその研究をするのか，動機も大切です。なぜ，それをするのか，したいのか。実は，その部分がぶれてくると，やらされ感を感じる「やらされ研究」となってしまいます。もちろん，看護研究なんて全然したくないのに，順番が回ってきただけ…仕方がなくこなしているだけ…という人もいると思います。しかし，それも自分の決断で，自分の意思で，自分で判断して行動していることです。よ～～く考えてみてください。誰もあなたの手や足を無理やり研究に向かわせたりしていませんよね。自分では「やらされ感」があるかもしれませんが，あなたの筋肉，骨格を動かしているのは，あなた自身の随意筋です。だとすると，あなた自身の「意思」であり，もはや「やらされて」いるのではないのです。あなた自身が研究をするという判断を下し，研究をしているのですから。**他者のせい，組織のせいにするのは簡単ですが，結局は自分の意思で生きていることを認識し，研究を楽しむほうがよい**と思いませんか。

　管理職にも同じことが言えます。研究支援をする立場（看護師長・副看護師長・主任・リーダーなど）を断ることなく自ら選んだわけですから，研究支援も避けて通るわけにはいきません。であれば，自分は何を理解すればよいのかという原点に立ち返って，もっと研究を楽しんでみたいと思いませんか？あるいは，特に管理職自身が研究をするのであれば，Bの研究をすることで，よりよい労務環境を整え，スタッフを支援したいと思いませんか？私たち看護師は，答えを出すどころか，何が問題や疑問なのかが分からないこと

に研究として挑むことで，未来の看護師たちを救うことができます。看護研究は未来の看護師たち，私たちの後輩のためにいかに重要であるのか，管理職として認識した上で，不可避の状況なのあれば，もっと看護研究を簡単に楽しんでみましょう！

チェックポイント！

- さまざまな事物・物事の「概念」をAI自体が違いを峻別でき，「らしさ」「特徴」を見分けるようになることをディープラーニングと言い，それはまるで心的表象を拡大し想像力を鍛え，他との関連性を認識する連想力が発展する子どもたちの概念化獲得プロセスのようである
- 労働力減少となる未来に向けて，AI化による業務のRPA化は未来の看護師たちの労働量過負荷の状況を回避することにつながるため，今から有資格者しかできないコア業務を見極めながら，本質的ケアが展開できる看護師が求められる
- 科学者としての看護師である私たちのケアの質を上げるためにも，また未来の業務改革のためにも，ケアの概念化・可視化が必要であり，それはまさに看護研究そのものである。看護研究の蓄積のためには，管理職も研究指導ができることが望まれる

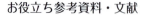 お役立ち参考資料・文献

　看護研究大好き！という人も多いと思いますが，先日もある看護研究指導に行っている病院で，当年度看護研究チームの学習会での講演時，看護研究がしたくてチームに入った人はいる？と尋ねると皆無であり，嫌だけど仕方がなくしているという看護師ばかりでした。でも，改めて科学者であること，そしてその手法に関して講義をした後は，やる気が出てきている看護師が増えてきました。つまり，未知への不安が大半なのです。私たちは既知のことに対してはさほど不安はありません。「既知と未知との境界線に立った私たちは，知らないことを恐れる」のです。しかし，その境界線を楽しみ海図のない未知の海にそろそろ航海に出る時期です！そんな時代にピッタリの次の書籍をお勧めします。

- スティーブン・デスーザ，ダイアナ・レナー著，上原裕美子訳：「無知」の技法—NOT KNOWING，日本実業出版社，2015．

引用・参考文献
1）上村朋子，本田多美枝：概念分析の手法についての検討—概念分析の主な手法とその背景，日本赤十字九州国際看護大学紀要，P.194〜207，2018．
2）経済財政諮問会議専門調査会「選択する未来」委員会：未来への選択
https://www5.cao.go.jp/keizai-shimon/kaigi/minutes/2015/0130/sankou_03.pdf（2019年4月閲覧）
3）新井紀子：AI vs. 教科書が読めない子どもたち，東洋経済新報社，2018．
4）野村総合研究所：日本の労働人口の49％が人工知能やロボット等で代替可能に〜601種の職業ごとに，コンピューター技術による代替確率を試算
https://www.nri.com/~/media/PDF/jp/news/2015/151202_1.pdf（2019年4月閲覧）
5）中島美津子：看護研究指導者養成講座その1，看護部長通信，Vol.12，No.6，2015．

第9章 幸せな看護組織の管理職になるために

❷ 看護研究と日常ケアのプロセスは近似である

学習目標

> 日常的に科学者としてケアを実践している私たちは，すでに研究プロセスと近似の思考・行動がとれていることを理解でき，ケアができれば研究もできるということを再認識する。

　看護師は科学者であり，患者がその人らしい幸せな人生を送れるように，またその人らしい幸せを感じながら終焉を迎えられるように，ある時期，あるいは終焉までかかわらせていただいているケアマネジメントのプロでしたよね（第2章参照）。ケアという行動は，AIのように「すること自体」が目的ではありません。私たちの一挙手一投足はすべて患者の幸福への支援という目的の下，科学的根拠に基づいたプロとしての行動となります。

解説

科学者としての日常行動がいかに研究に近似しているかを理解する

目的

　私たちは，看護師としてケアという行動をとるための知識も技術も持ち得たプロです。**行動には目的と理由と方法**が必要です。これからの時代を見据えた看護組織の管理職として，看護師たちの労働環境も考えられる管理職であるためには，看護研究の蓄積による質の向上，労働環境の改革に向けた看護研究を楽しんでいくことが求められています。前項の表２（P.441）で言えばＢの研究です。「未来の看護師たちのために」という，本質的に**「何のために今，これをしているのか」を常に考える**，原点に戻るということです。そうでなければ，手段やそのプロセスが目的となってしまい，本末転倒な管理職としての行動となってしまいます。

　例えば，前項の表１のＡの研究では，本質的な目的は「患者のため」というものがあるのですが，ついついツール開発のための「調査をすること」が目的となってしまったり，何かの要因を明確にした段階で研究を終了してしまったり，患者への還元という本質的な目的を達成しないうちに途中で研究が終わっているものが少なくありません。研究は，患者に還元してこそよい研究なのです[1]。

動機

　私たちは国家資格を持った科学者としての視点，つまり研究的視点を持ち続けることは日常茶飯事です。また研究は，今すぐに臨床に還元できるものと，将来的にその研究がもたらす結果が重要な意義を導出してくれるものがあります。研究成果の意義とは，これまで研究されていないことを言及した上で，この研究により得られる結果が，ケアの向上にどのように貢献するか，その研究の「存在価

値」とも言えます。その「存在価値」を高めてくれるのが，**純粋な動機と，その動機を大切に，何のために研究をしているのか，ということを常に考えながら次のステップを考えていく，**そのプロセスです。看護ができれば研究もできるとは，まさにこの視点です。

「純粋な動機と，その動機を大切に，何のために○○をしているのか，ということを常に考えながら次のステップを考えていく」。上記の○○の部分に「看護」という言葉を当てはめてみてください。純粋な動機と，その動機を大切に，何のために看護をしているのか，ということを常に考えながら次のステップを考えていきます。

改めて看護を再確認

では，患者に実践している看護というものを再度，簡単におさらいしてみましょう。

私たちは，患者が目の前に存在する時，患者から発せられるデータに意味づけして，情報化し，統合して***「疑問に答え，問題を解決するために順序だった科学的方法を用いる体系的な」***行動をしています[2]。例えば，私事で恐縮ですが，2013年にある手術をして首に傷があります。その傷が痛いということで，ある外来に行ったとします。その時に，そこの看護師は「何，言ってるんですか〜！5年以上も昔の古傷，しかもこんな小さな細い傷，痛いわけないじゃないですか！気のせいですよ〜！」と言ったりするでしょうか？もちろん，心の中では思っているかもしれませんが（苦笑），決して患者の「主観（不具合）」をいきなり否定することはしません。まずは，傾聴・受容・共感しながら，そのほかの客観的な情報を収集します。傷の表面上，感染傾向はないか，あるいは瘢痕化の異常は

447

ないか，圧痛はあるのか，神経支配野の異常はないかなど，客観的な情報を基に，患者が発した言葉の裏付けをしつつ，表象化されていない部分まで抽出していきます。仕事量は？ストレスは？寝る時の枕はどんな感じ？どんな体位を好んで寝ているか？重たい荷物を持ち歩いて出張などにホイホイ出かけていないか？1日のパソコンに向かう時間はまさか10時間以上ではないか？など（苦笑）…。人に身体症状が現れるのは，決して器質的に異常がある場合だけではありません。精神的な問題が原因の場合もあります。

　このように，さまざまな角度で「現状把握」「アセスメント」を試みます。ある問題を解決するために科学的思考プロセスで「問題を抽出」し，患者がどうなりたいのか「目標」を考え，その目標に到達するためには何をすればよいのか「計画」し，「実践」し，「評価」し，「再計画」し，「継続」していく，という科学的行動をとっているのが看護師なのです。思い出されましたでしょうか，そう，まさに看護過程のプロセスです。

　研究は看護過程のプロセスととてもよく似ています。先の斜体の太文字部分は，実は「研究とは」というテーマの本に出てくる文言です[3]。しかし，それを看護に置き換えても何ら違和感はありません。なぜなら，そのプロセスがとても似ているからです（**表1**）。

　看護過程と看護研究のプロセスを並べてみてみると，対象が異なるだけで，まったく同じではありませんが，かなり類似しているということが見えてきます。そこで，お気づきでしょうか？これまで各章で，ケアマネジメントは対象が患者であり，組織マネジメントは対象が組織や組織成員である，つまり対象が違うだけでまったく新

● 表1　看護過程の研究過程の近似性

	看護過程	研究過程
問題抽出	● 主観的情報と客観的情報の照合 ● 本質的にその患者が抱えている問題（従属変数）を可視化	● 臨床での疑問・問題・もっと伸ばしたい点，自分が感じている疑問・問題や研究チームが感じている疑問・問題・課題（従属変数）を先行研究と照合 ● 明らかにされている範囲の明確化
現状把握	● 問題や課題へ影響している事象や現象（独立変数）を可視化 ● 患者の望む幸せな状態とのギャップの可視化 ● 今後の予測	● 独立変数の抽出 ● あるべき姿とのギャップの可視化 ● 取り組む方向性の決定 ● 従属変数と独立変数に関するフォーカスアセスメント ● 研究意義と実現可能性の検討
目標	● 患者が望む幸せな状態に近づける設定 ● 個々に合わせたレベル設定 ● 評価可能な設定	● 患者，職員，組織が幸せになるために何をどこまで明らかにするのか，どのような状況になりたいか ● 評価可能な設定
計画	● 目標に到達するために，従属変数に影響を与える独立変数に介入し解決していくための具体的な方法 ● モニタリング（観察）項目（OP） ● 支援行動（TP） ● 患者本人やそのサポートする人たちへの教育的支援（EP）	● 研究デザインおよび研究の概念枠組みの可視化 ● 倫理的配慮の下，具体的な対象（事象・現象）やアプローチ方法の検討 ● 帰無仮説※の決定 ● 現状把握（変数の現状把握）のためのモニタリング項目（OP） ● 実験，観察，調査などの手法（TP） ● 対象への働きかけ（EP）
実践結果	● 看護計画の実践 ● 観察されるデータの情報化 ● 反応，変化の専門的アセスメントから情報の関係性，関連性を可視化	● 研究計画の実践 ● 導出されるデータの情報化 ● 反応・変化の分析 ● 関係性，関連性の可視化 ● 帰無仮説の検証
評価・考察	● S）やO）やケア結果を客観的にアセスメント（評価）し，効果の確認，計画の継続性，計画の変更 ● ケア行動の妥当性	● 導出された結果の構造化，概念化 ● 理論的解釈 ● 汎用可能性の検討 ● 研究からの示唆や意義の抽出
継続・再計画	〈継続〉または〈再計画〉→〈実践〉→〈評価〉→〈継続〉または〈再計画〉→〈実践〉→〈評価〉…と円環的に継続する	● 研究の継続性や限界を考える ● 次の研究への布石として今後の展望も検討する

※帰無仮説とは，自分が明らかにしたいことと反対のことを設定し，それが棄却されたことでそれを証明するというもので，偶然ではないということを示すためのものです。例えば「硬いものを食べる」という独立変数が長寿に影響しているのではないかという疑問を明らかにする時，帰無仮説は「硬いものを食べる高齢者ほど長寿【ではない】」という帰無仮説を立て，それが棄却されることで証明されるという考え方です。

● 図1　看護過程と看護研究の比較

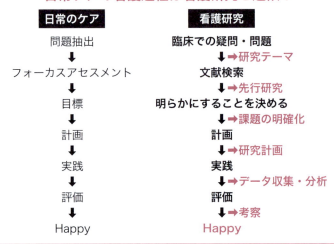

しいものではないことをお伝えしてきましたが，ここでは看護研究との比較により，またまた看護ができていれば，そのプロセスは研究と近似しているというので，これはもう私たち看護師は怖いものなしの職業ですよね！並べて簡単に比べたものが**図1**です。

実践のために
具体的な研究テーマはどのように決めるのか

　では次に，具体的に看護研究を進めるに当たって，「そもそもテーマが決められない」とよく相談を受けますので，具体的に研究支援をする立場の管理職の皆さんと共に，研究テーマの決め方を確認していきましょう。

　臨床現場で看護を実践していると，患者のためにもっとこういう

●図2　研究テーマの決め方

手順1　主観で書く（主観性）

手順2　主観文章をさらに一つひとつについて再考（客観性）

手順3　先行研究の検討（課題範囲）

手順4　先行研究のまとめ（概念化）

手順5　研究目的・目標

手順6　研究成果の意義

手順7　実現可能性の検討

ことはできないか，職員のためにこういう環境はつくれないか，組織のためにこういう行動はとれないかなど，前項の表1のAやBの研究にかかわる，日常の中のさまざま疑問や問題があります。それが研究のテーマになっていくのです。テーマの決定には，**図2**のようなプロセスがあります。

手順1　主観で書く（主観性）

　手順1では，日常的に「？？？」と思っていることを，思いに任せて書いてみます。

手順2　主観文章をさらに一つひとつについて再考（客観性）

　手順2では，その主観的な思いが偏見・思い込み・決めつけではなく，第三者が見ても同じ事実として把握できるかどうかを確認するために，第三者にも見てもらいます。

　実例としてこのようなものがあります。ある教育委員の看護師が

研究として取り上げたテーマは、「向上心のないスタッフのやる気を起こすためにはどうすればよいか」というものでした。そこで、なぜそのようなテーマにしたのか確認すると、「勉強会を開催してもスタッフが参加しない」というのです。それはやる気がない、学習する気がないからだ、こちらはせっかく忙しい中、企画しているのに〜〜という主観がとても伝わってきました。一方、そのテーマについて別の看護師は「いつも似たようなテーマだったら出る気がしないのではないのかな」とポツリと言いました。その時、その教育委員の看護師はハッとしました。そうです。決して、そこの病棟のスタッフは向上心がないのではないのです。参加したくなるような内容の学習会を企画していないという視点が抜け落ちていたのです。このように手順2を経ることで、主観の呪縛から逃れることもできます。

手順3　先行研究の検討（課題範囲）

　次に、手順3ではさまざまな先行研究を見ていく中で、実は自分が課題だと思っていたことがすでに解決方法が研究されていたり、考え方自体が間違っていることに気がついたりすることがあります。その場合には、また手順1に戻って考えるということになります。あるいは、自分がテーマにしたいと考えていたことと全く同じ研究があった場合は、その研究はあくまでも別の対象者であり、では自分の病院の患者や職員ではどうだろうか、という疑問から手法を同じように追随し、結果を確認する追随研究を行うこともあります。

　この場合、倫理的に問題ではないかということがありますが、例えばまったく同じ手法で研究をしたとしても、対象のさまざまな細かい具体的な条件までまったく同じにすることはできませんので、

もうそれは異なる対象での研究ということになります。その結果，場合によっては異なる結果が出てくることもあるので，研究って面白いですよね！アレンジする場合は，①現実的な制約を明示すること，②目的を明確にした上で修正個所とその理由を明示することが大切です。難しい言葉に換言すると「関心相関的方法修正法」とも言います[2]。簡単に言うと，研究の方法や理論などの研究の構成要素の価値は，その研究者が興味・関心を持ったことやその目的に応じて表出されるのが前提ということです。

手順4　先行研究のまとめ（概念化）

次に，手順4で活躍するのが，看護学生の時の看護問題関連図や病態関連図です。概念化（concept）とは，簡単に言うと図式化することです。概念化とは，自分が頭の中で考えている研究動機に関して図式化していきながら，そこに表出される言葉からその研究の重要な構成要素を抽出していく作業となります。その構成要素は，実は文献検索の時のキーワードにもなります。そして，何が従属変数であり，何が独立変数であるのかを可視化することで，自分が取り組もうとしているテーマの全体像を把握することができます。例えば，先ほどの教育委員の看護師は，**図3**のように概念化していたのではないかと推察できます。学習会参加率を上げるためには，どのような組織的な仕掛けをした

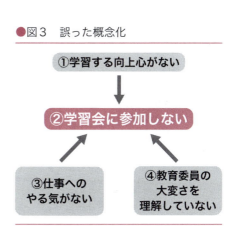

●図3　誤った概念化

らよいかということを考えていたようですが…。

　図3の②に影響しているのは，①や③や④だと考えていたわけです。この時，影響を受ける②を従属変数，影響を与える①③④を独立変数と言います。すると，もしも間違った解釈のままであれば，①③④をどうにかしなければ！という間違った方向となり，何を現状として把握すべきか，どのようなかかわりで何を目標とすればよいのかについて，間違った方向に進めてしまう危険性があったわけです。しかし，他者からの一言で，その教育委員の看護師は目が覚めました。ハッと気がついた彼女は，スタッフの向上心がないと決めつけていた自分の考えを改め，勉強会に関する文献などを検索しました。その結果，自分が学習動機に関してまったく知り得ていなかったことが分かったのです。すなわち，教育委員会で毎年立てるテーマをそのまま繰り返しているだけで，今のスタッフたちに必要な学習内容であるのか，あるいはスタッフたちの学習ニーズに合っているのか，という視点が抜けていたことに気がついたのです（**図4**）。そこで，自組織内の学習動機に関する研究テーマへと変わっていきました。

●図4　修正された概念化

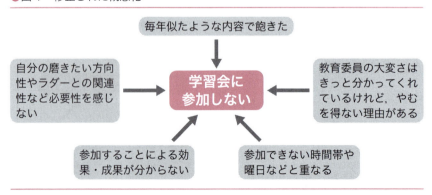

この場合，学習会参加率という従属変数に影響するその周囲の独立変数は，例えば内容の視点，運営方法の視点，目標管理の視点，労務管理の視点，組織文化の視点など，一人で考えていた時と異なってきていますよね。その結果，独立変数にかかわる文献を探すことになるので，先行研究の文献も異なってきます。その場合は，また先行研究を新たに検索することになります。その結果，さらに一つひとつの独立変数に影響を与えているのは…，さらにその独立変数に影響を与えているのは…というように，互いの重なり合う関係性などが複雑になりながらも，今回の研究ではどの部分を明確にしていきたいのかという自分たちの研究の大枠を概念化（可視化）することができます。

　また，この研究ではこの言葉はこのような意味で使用します，という研究の中心概念に関して「操作的定義」をします。その時，研究全体を俯瞰視する概念化が，自分の思い込みなどで間違った定義づけや解釈のまま進めると，不必要な調査を実施したり，恣意的な質問による調査票になってしまったりすることがあります。その結果，解釈も異なってしまいます。そうなると研究として成立しないということもあり得ます。

　このように，手順4は大変重要な部分であり，学生の時に事象現象をしっかりと客観的にとらえ，その関係性を理解するために活用していた学びがここで生かされていきます。**物事を客観的に俯瞰視する能力は，学生の時から鍛えられている看護師の素晴らしい力なのです**。研究に取り組む看護師たちが，何をしたいのかということをしっかりと可視化するプロセスを管理職として支援していきましょう。

●表2　文献の種類

文献の種類	定義	特徴
原著論文	論文の結果が独創的で他の文献に載っていないもの	信頼性が高い
総説	あるテーマについて研究の動向を解説する。Reviewも含まれる	研究領域の大家と言われる人が書くもの
短報	原著論文よりも比較的早く掲載されるため，進歩の早い研究領域では早く論文にするためによく利用される	速報性は高いが，研究が完結していない場合もある
事例報告	統計学的に数量化せず，事象を報告し，臨床現場で得られた知見を整理したり，珍しい症例の情報提供をしたりする	ケースバイケース
資料	研究内容や方法論としての独創性はないが得られたデータが貴重であると判断されたもの	
成書	すでに刊行されている書籍。普遍的な理論などは参考になる	データが古い
統計書	行政発表の統計資料	データの集め方に統一性がない場合もあるため，表欄外の※などまでよく見る必要がある
新聞		書き手の主観が入る。データの出所が明確であるものはよいが，不明確なものはデータ自体に信頼性がない
ホームページ		学術論文には，基本的には使用不可
その他	会議録，抄録集は信頼性に欠ける	インターネット上のサイトは，アドレスまで明確に

　なお，この時の文献検索では，文献にはいろいろ種類がありますが（**表2**），可能であれば原著論文，総説，研究報告，資料程度までを参考にするとよいと考えます。また，検索サイトについてですが，初心者は医療・看護関係だけでも構いません。しかし，医療や看護の領域は，心理学，発達学，社会学，組織学，経営学，教育学，システム工学など，人間や組織が対象となる研究になるので，ほか

の領域の文献も検索することをお薦めします。ぜひ，医療・看護という狭い知見だけではなく，もっと視野を広げるように，管理職の皆さんから率先して薦めてください。

　また，先ほどの教育委員の看護師は，さらに危ない橋を渡りそうになることが生じました。動機を明らかにするためのツールとして，自分たちでアンケート調査表を作ろうとしました。これはNGです。アンケート…，よく耳にしますよね。看護師はアンケートがとても好きなようですが，実は安易に作成してはいけません。アンケートの調査票そのものが適切な手順で開発された信頼性・妥当性があるものでないと，調査者の恣意性があるかもしれませんし，内容としても相手に伝わらない危険性もあります。文言一つひとつを含め，何よりも本質的に明らかにしようとしていることを包含しているのかという信頼性に欠けます。もしも，アンケートをしたいな〜ということであれば，先行研究で使用されている信頼性・妥当性の確保されたものを使用しましょう。信頼性，妥当性が確保されたものであれば，下位概念（下位項目）も使用することが可能です。さて，その教育委員の看護師もそこは考え直し，既存の調査票を使用し，もちろん出典を明らかにして研究者に使用許可を得てから調査をすることとなったのです。

手順5　研究目的・目標

　ここまでくれば，手順5はとてもスムーズにいきます。患者への看護で言うと，目標の設定ということになりますが，その場合は患者と共にどうなりたいのか（どのような幸せを望むのか）目的を明確にしていきますよね。それと同じように，この研究を進めていく

ことで，何を明らかにして，何を解決することで患者のためになるのか，その部分を明確にしていくことが次のステップとなります。この時に陥りやすいのが，手段が目的化してしまうことです。本来，この研究で何をしたいのか，という最初の純粋な研究動機をひたすら反芻しながら進めていかなければ，ともすれば，例えば現状を把握するために実施する調査自体が目的となってしまい，So What？（だからどうした？）という結果になりかねません。あくまでも現状把握の調査は，現状を把握するための手段であり，そこから導出される課題や問題を解決していくその先が研究となっていくのです。

　ただし，百歩譲って，いや，もしかしたら，研究をされている多くの人にお叱りを受けるのを覚悟の上で，あえて批判や誤解を恐れずに付け加えるとすれば，最悪は，この現状把握までを一区切りの研究としてもよいと考えます。なぜなら，現実的には，看護研究は１年間で実施する組織が多く，看護研究をしている臨床現場の看護師たちは研究職とは異なり，研究にばかり没頭できる環境ではありません。日々業務を遂行しながら研究もしているというのが現状です。そんな中で，研究を業務とは別に実施し，その分時間外勤務が増える…というのは，本末転倒です。あくまでも，業務時間内に研究活動もできるようにしなければ疲労感は増すばかりです。しかしそうなると，どうしても制約があります。そこで，通常の研究としてはあまりよろしくないのですが（苦笑），第一段階は現状把握までとして，課題の抽出までをその年の看護研究発表会で発表する，というのもウルトラＣだと考えます。もちろん，研究の域に達していませんので，その場合，学会発表などはできません。それでも８

時間という決められた労務時間の中で，研究の時間を捻出するという我が国特有の臨床現場では致し方ないのではないかと考えます。けれども，それを継続して次の段階へ次年度のメンバーが取り組んでくれれば，もちろん研究という形でまとめることができます。院内発表レベルの看護研究のスタイルでは，それも「あり」だと筆者は考えています。疲弊した頭では，洗練された研究のひらめきは生まれませんものね。

手順6　研究成果の意義

　倫理的にその研究が問題ないか，ということはその研究意義にもかかわってきます。追随研究の場合に気をつけることは，もう新たな知見は見いだせないと言われているほど当たり前のことを証明することの研究意義はありません。厳密に言えば，当たり前のことを証明するというのももちろん研究ですが，あくまでも対象の違いによって何か結果に違いがあるに違いないという研究疑問があるという前提ですから，対象の違いや条件の違いがその研究結果にどのような影響があるから，追随研究をするということを明確にしなければ，いわゆる俗語でいうところの「パクリ」となるため研究意義はありません。手順5で研究の概念化がしっかりとできていれば，全体像を把握できているため，何をどこまで研究したいのか，それをすることでどのような予測的成果が考えられるか，自ずと研究の目的や目標が明確になり，手順6の意義も明確に可視化することが可能となります。

手順7　実現可能性の検討

　最後に，看護研究をするに当たってとても大事なことをお伝えし

ます。前述したように，看護師の皆さんは日常的にはクリニカルケアのプロとして活動していますので，本業に支障が出ては本末転倒です。日常のケアの質向上や概念化のためにするわけですから，時間・労力・予算など，無理のない範囲での取り組みが大事です。

チェックポイント！

- 看護師は科学的思考プロセスに伴う行動を日常的に「看護」という形で行っている科学的思考プロセスのプロであり，看護過程のプロセスと看護研究のプロセスは近似している
- 自分の思い込みや偏見によるテーマとならないように，他者の意見や先行研究からの学びから，研究テーマを考える際の「概念化」の作業はとても重要である
- 臨床の看護師たちは研究が本業ではないので，研究の実現可能性を考えるのはとても大事である

お役立ち参考資料・文献

　管理職の立場としてどのように進めていくのかについて，とても読みやすくまとめてあります。

- 「看護研究」を問い直す"現場主体の質改善"を目指すマネジメント，看護管理，Vol.29，No.3，2019.

引用・参考文献
1）川村佐和子：ナーシング・グラフィカ　基礎看護学（4）：看護研究，メディカ出版，2013.
2）西條剛央：看護研究で迷わないための超入門講座，医学書院，2009.
3）前掲2）
4）中島美津子：看護研究指導者養成講座その1，看護部長通信，Vol.12，No.6，2015.

第9章 幸せな看護組織の管理職になるために

❸研究支援で看護の質を上げる

学習目標

> 研究の細かなことよりも方向性，全体像がゆがまない程度に専門的なことを理解できることで，研究支援に対する不安を払拭できる。

　細かいことはよいのです。まずは大まかに，看護研究で使用されている用語や内容を理解しましょう。その上で，ルールを知っていることが大事です。車の運転と同じです。細かいパーツを知らず，整備ができなくても，運転方法と交通ルールを知っていれば車社会で生きていけますものね。

解説

対象が異なればアプローチや手法が変わるので，研究デザインも異なってくる

　看護研究のプロセスは看護過程のプロセスと変わらないとはいえ，扱うデータや手法が異なるわけですから，ある程度はそのルールを学ぶことも必要です。でも，その骨格は看護過程と同じですか

461

ら，何も新しいことではありません。

　では，具体的に前項の表 1（P.449）を想起しながら見ていきましょう。看護過程と近似していますが，ケアの場合はケアの方法や治療の方法などはすでに確立されたものがあります。しかし，研究の場合は，その対象に対してどのようなアプローチをしていくのか，どのような手段が的確であるのか，そこから考える必要があります。全体の研究デザインです。そして，具体的なケア方法と同じように研究方法を決めていきます。その時に，ケアは対象がとても明確ですが，研究の場合はその対象を設定するところから考える必要があります。テーマによって，その対象は，現象であったり，人であったり，物であったり，組織であったり，いろいろな対象が存在します。その結果，扱う対象によっていろいろな約束事が発生します。では，具体的に見ていきましょう。

実践のために

研究を進めるに当たっては，一つひとつの言葉の意味を理解することが大切である

　研究を進めるに当たって，大まかにテーマを決めるところまではご理解いただけましたでしょうか。テーマが決まったら，次はその課題となるテーマを解決に帰結させるために，どのような研究デザインにするとよいかを考えます。これは患者に対する看護にも，0歳と100歳では，同じ疾患であってもいろいろ方法があるように，研究内容によってその方法もいろいろあるので難しく感じるのかも

●表1　ざっくりとした研究デザイン

種類	どんなこと？
質的記述研究デザイン	これは何であるのか？　仮説を立てず記述する（例えば，事例研究，グラウンデッドセオリー法による研究，エスノグラフィー法による研究，現象学的方法による研究など）
量的記述研究デザイン	何が起こっているのか？　仮説を立てず探索する（例えば，実態調査研究や疫学的研究など）
仮説検証型研究デザイン	何が関係して起こっているのか？仮説を立て説明する
因果関係検証型研究デザイン	何が原因で起こっているのか？仮説を立て説明する

しれません。研究デザインとは，簡単に言うと「ざっくりとどんな研究か」というイメージのことだと思ってください。本物の研究者の先生方にお叱りを受けるのを覚悟でものすごくざっくりと言うと，研究には**表1**の4つのイメージがあります。

　まず，方法論として物事を数量化して考える量的研究と，帰納主義とも言われる質的研究があります。換言すれば，仮設を立ててそれを証明していく「反証主義」の研究と，仮説を立てずに一回起性の出来事を複数観察してそこから共通する構造を抽出していく「帰納主義」の研究があるとも言えます。現場での事象・現象を積み重ねていく質的研究者は記述研究を好む傾向があり，帰無仮説を立ててそれを棄却するという，いわゆる物事を数量化することを好む量的研究者は検証型研究を好むと言えるのかもしれません。また，ある集団に実験的刺激を与えることで，その変化を観察し記録していくアクションリサーチ法というものもあります。さらに昨今は，研修者の主観に影響されやすい質的研究において，質的データを解析する時に研究者の主観が極力入らないような枠組みをつくっていく

プロセスとして解析ソフトの開発が進み，言葉の頻出と関係性による裏付けをとりながら進めることで，研究者の主観による危険性を回避し，信頼性を確保することができるようになってきました。

前項でも触れましたが，研究は関心相関的方法によりますので，実は研究者の主観が入りやすく「絶対に正しい方法というものはない」というのが現状です。研究者の数だけ研究方法があると言っても過言ではないのです。とはいえ，好き放題すればよいかというとそこは異なります。

倫理的配慮

ある程度ルールがありますが，その一つに倫理的配慮というものがあります。ここでは，倫理的配慮に関しては，日本看護協会における看護研究のための倫理指針（https://www.nurse.or.jp/nursing/international/icn/definition/data/guiding.pdf）を参考にしていただくという程度にしておきます。少なくとも，研究に携わる人は，ここにアクセスして倫理指針をしっかりと理解しておく必要があります。特に研究対象者に対する配慮や有害事象，不利益が生じないことや自由意志となること，プライバシーが保護されることなど，研究を進める上で院内の研究倫理審査委員会などに通す時には，研究手続き上倫理的に問題はないことを明示しなければなりません。

もちろん，上記にアクセスして詳しく学習することをお勧めしますが，別の方法もあります。それは参考文献（先行研究）から学ぶということです。自分が進めていこうとしている研究と類似した研究デザインや研究方法の論文があった場合は，その研究で述べられている倫理的配慮に関しても，「なるほど，こういうふうに書けば

よいのか…」という実例が見つかると思います。研究対象が患者の場合，学生の場合，同僚の場合，判断力のない人の場合など，さまざまな対象者によって記載内容が異なりますので，まずは先行研究から学び，上記にアクセスしてさらに深めるという方法もあります。「学ぶ」という言葉は「まねぶ」からきたと言われています。そうです。「まねをする」ことから始めればよいのです。

研究対象

次に研究対象についてです。例えば研究結果がうまく出そうだから，結果に協力してくれそうだから，などと恣意的に選択していることはないと思います。とはいえルールとして，恣意性がないことを明確に示す必要がありますので，除外条件を明確にした上で，無作為に抽出された「代表性」があるということを明示することが求められます。

例えば，看護師の何かに関する研究をしていこうと決めた時，その研究対象として世の中のすべての看護師について調査することはできません。この時，世の中すべての看護師のことを「母集団」と言います。その母集団がどのようになっているのか分からないけれども，あくまでも自組織の全看護師が対象となる場合，得られた研究成果はあくまでも限られたサンプリング（代表）での結果ということになり，この時の自組織の看護師たちのことを抽出された研究対象「サンプル」と言います。

患者にケアを実践する時にも患者のデータを確認してから情報化し，患者を客観的に把握していますよね。それと同じように，まずは研究対象となるヒト，モノ，現象・事象などを客観的に把握して

いくことが必要となります。ちなみに「データ」と「情報」は異なります。「データ」はとにかく事実を数値化・文字化・図式化したものですが,「情報」とは関連あるデータをある目的のために集約化し,理解するために加工された意味のあるデータのまとまりのことです。データに意味づけしたものが情報です。情報は,すべて数値データというわけではありません。物事を数量化してみる方法と,数値変換せずありのままを表現する方法と,大きく分けると2つあります（**表2**）。

　ここで気をつけたい点は,前項でも述べたアンケートについてです。概念化における構成要素をキーワードに,何を抽出したいのか,ある程度結果を踏まえて調査票を作成します。調査票は,文章の一言一句を恣意性のない文言に調整したり,似たような文章がないか確認したり,あるいは反転項目をつくるなど,調査票の作成（尺度開発）自体が一つの研究になるほど,安易に作成してはいけません。簡単に考えている看護師が多いのか,院内研究でやたら「アンケート調査」をしますが,あまりお勧めはしません。

　また,調査をすること自体,対象者に影響を与えてしまうこともあり,とても危険な場合もあります。例えば,うつの状態に関する調査などでも,まっとうな調査票を使用せず,単刀直入に質問するような項目があると,そこから過去のことがフラッシュバックされて気分が悪くなったり,うつ病を助長してしまったりする危険性も孕んでいます。倫理的配慮も含めた構成にしなければなりませんので,簡単にアンケート調査を実施することはお勧めしません。もちろん,先行研究で使用できる標準化された調査票を見つければ,そ

●表2　研究方法による2つの大別

	現象を測定，数量化することを基軸とした研究手法の総称。仮説検証や一般性のある知見を生み出し，全体的な傾向や分布を知るのに適している。	
量的研究	質問紙調査	自記式質問紙調査のことを一般的にアンケート調査という。
	構造化面接調査	質問内容を明確に決めておく面接。
	生理学的データ調査	対象者から抽出される生理学的データを過去にさかのぼって調査する後ろ向き調査と，実際のデータの変化をリアルタイムに追っていく前向き調査がある。
	生物学的データ調査	対象者から抽出される生物学的データを過去にさかのぼって調査する後ろ向き調査と，その対象となる生物特性を示すデータの変化をリアルタイムに追っていく前向き調査がある。
	実験的研究方法	仮説を検証する前向き研究。
	事例研究	事例から抽出される事象・現象を数量化し，そこから抽出される規則を見いだし理論化する研究。
質的研究	対象を内側から理解することを志向して記述・解釈する研究手法の総称。仮説生成など。一般化には不向き。	
	質問紙調査の自由記述	テキストデータで書かれている部分をテキストデータ分析する。
	半構造化面接調査	質問内容をあらかじめ決めておき，疑問を投げかけ，柔軟な会話の中から回答を引き出していく。
	観察法（フィールドワーク）	視点を明確にせずにありのままのデータを収集する非構成的観察法，視点を明確にしてデータを収集していく構成的観察法，調査者がアウトサイドで客観的に観察していく非参加観察法，調査者が対象者と関係を持ちデータを収集していく参加観察法。
	事例研究	事例を重ねることで事象・現象からある一定の規則を見いだし理論化する研究。

れに越したことはありませんが，ここにも落とし穴があります。標準化された調査票を使うのは構いませんが，その開発経緯を確認せずに使用すると，結局はまた信頼性・妥当性を確認する作業が増えます。例えば，その調査票（尺度）開発の研究対象者が老年であるにもかかわらず，同じ調査票を妊婦や小児に使用してしまっている

という事例もあります。この場合は，もともとの使用目的と異なる使い方となるため，その調査票の信頼性・妥当性は再検討する必要があります。その結果，「高齢者にも，妊婦にも，小児にも使用できます」ということを証明した上で本題の研究に入るのです。使い方を間違ったらとても遠回りになる可能性もあります。しかし，遠回りすること自体はNGというわけはありません。むしろそのように丁寧に遠回りしながらも，しっかりと調査票の信頼性・妥当性を検討した上で本題に入っている研究は，新たな視点での使い方も可能であることを発見するというさらに素敵な研究でもあります。

　データ収集方法としては既述した調査票の他に，一般的にインタビューと言われている質的研究方法での半構造化面接や観察法，エスノグラフィーなどもあります。本項では，自記式質問紙調査について言及しましたが，今は研究に関する素晴らしい本がたくさんありますし，ネット検索でもいろいろと学習することができますので，詳細は控えたいと思います。大切なことは，データ収集方法にもルールがあるということです。

データ分析

　データを収集することができたら，次はそれを分析します。では，まず量的研究のデータに関する分析について触れていきましょう。この辺になるとだんだん研究アレルギー反応を起こす人もいるかもしれません（苦笑）。でも大丈夫です。看護師として科学的思考プロセスをとっている私たちは，少しヒントをもらえばすぐに分かります。というよりも，具体的な統計学的手法については，独学で学ぼうというのではなく，その道のプロや統計学を好んでいる人に教

えてもらいながら研究を進めればよいと考えます。もちろん主たる研究者として最終的には責任を持ちますが，そのプロセスにおいて分析に長けている人に相談したりご指導いただいたりするのは，その後の自分の成長にもなります。何でも一人で頑張らずともよいのです。

①データが適切に入力されているか

　デキストデータであれば明らかな漢字のミス程度なら構いませんが，基本的にはそのままの入力となります。また，数値であっても勝手に入力者が「こういうことだろう」という憶測や推測で数値を読み取ったり変換したりしてはいけません。例えば，1日の睡眠時間を「○時間程度」で答えるようなところに「600」と書いている場合，600時間も睡眠をとる人は確かにいません。しかしその場合は，勝手に10時間と解釈せず，その回答を外して分析します。データに歪みが生じるからです。データ自体に歪みがあると，平均値と中央値も異なり，正確なデータが得られません。ちなみに平均値は全体の中央で，中央値は大きい順に並べて真ん中，つまり左右対称の正規分布であれば平均値＝中央値となりますが，外れ値がある時には中央値を使います。また，サンプル数が少ない時にも中央値を使います。調査票はこの入力作業を考えてつくることも大切です。先行研究を確認しながら，答えやすく，入力しやすい調査内容の選択肢までつくっておくこともあります。研究の概念化を丁寧にしておくと，そこに登場する文言に関するデータを収集できる調査票のつくり込みもできます。そして，その文言を変数化し，概念化されたことの関係性を分析することが容易になります。

　しかし一方で，概念化しても変数化できるほど絞り込めないこと

もあります。とにかく調査してみないと分からないという場合です。その場合はまず，質的なデータからカテゴライズされる事柄を変数化し，数量化し，量的な研究へと発展させる方法もあります。いわゆる質的研究と量的研究を両方行うトライアンギュレーションという研究方法です。

　例えば，前項で紹介した教育委員の看護師が先行研究でピンとくる類似研究がなく，まずは現状を把握してみないと学習動機が何なのかまったく分からない，と仮定しましょう。その場合，まずはどんなことを学びたいのか調査します。先行研究で看護職が学びたいと思っている事柄を調べていくと，選択項目がおのずと出てきますので，それらを選択肢として選んでもらうということも可能です。あるいは文字で書いてもらい，それをカテゴライズすることでどのような学習を望んでいるのかを抽出することもできます。その後，そのデータを基に新たに学習ニーズに即した学習計画を立て，彼らの学習行動が変わるかどうかということを「参加回数」をモニタリングの変数として，前後でどのような変化をするのか，帰無仮説として「学習ニーズを反映させた学習プログラムでも学習行動は増加しない」とし，これが棄却されるかどうかを検証する，という流れになります。まさに質的研究と量的研究のトライアンギュレーションです。

②どのようにして分析すればよいか

　さて，方法は分かっても具体的に数量化されたデータばかりではなく，性別や年齢，配置されている部署など，さまざまなデータが混在しています。そこで，各項目について，文字データも数値に変換する作業が必要です。これを「コーディング」と言います。

例えば，12歳以下を「１」，13歳から18歳までを「２」，19歳から22歳までを「３」などのようにグループ分けするコーディングの方法もあります。女性を「１」，男性を「２」としたり，「はい」と「いいえ」で答える項目は「はい」を「１」，「いいえ」を「０」に変換したりします。その結果，「１」が20人，「０」が40人であれば，３分の１は「はい」と言っているという傾向もすぐに分かります。このように，事象や現象も含めた項目一つひとつを「変数」と言います。変数と変数の２つの関係性は，一方が増えると片方も増えるというような関係性を「相関」があると言います。それを数値で表したものが相関係数です。ただし，これは因果関係ではありません。あくまでも相関関係は，何かしらの関係があるだけで，どちらかが原因でどちらかになっているということではありません。相関関係はあくまでも係数ですから，Maxは「１」です。「0.9」などと出ればこの２つの事柄の間に正の相関関係があると解釈します。逆に，「－0.9」などは負の相関関係があると解釈します。あるいは，複数の変数が互いに影響し合っているのが臨床現場ですよね。また変数には，尺度によって表される**表３**のようなものもあります。このように，尺度や変数によって**表４**のように分析方法にもルールがあります。

　変数がどのような性格の数値なのか，あるいはその数値がどのような尺度なのかによって分析方法が異なります。尺度（変数）が１つなのか，２種類なのか，３種類以上なのか，それによっても異なります。加えて，分析する尺度（変数）が，一人の人間をずっと追っているような数字であれば「対応する群」と言い，あくまでもある

●表3　変数として表す時の尺度の種類

尺度の種類	意味	例
名義尺度	分類のための研究上コーディングされた数値。その数値自体に意味はないため，足したり引いたり平均値なども意味はない。	性別：女性「1」，男性「2」 年齢：7〜12歳以下「1」，13〜18歳「2」，19〜22歳「3」，23歳以上「4」 職業：看護師「1」，医師「2」，薬剤師「3」 職位：部長「1」，課長「2」，係長「3」
順序尺度	順序の数値の大小に意味がある。大小関係について，A＞B，かつB＞Cならば，A＞Cとなる関係が成り立つ。	空腹：我慢できないくらいの空腹を「5」，我慢できるがとても空腹を「4」，どちらでもないを「3」，あまり空腹ではないを「2」，まったく空腹ではないを「1」
間隔尺度	順序尺度で尺度の単位当たりの間隔が尺度のどの位置でも等しいことが保証されている。ゼロが任意で，ゼロが存在しない場合もある。優劣や順位がある。	待ち時間が長いと感じるか：最も感じる「1」，どちらかというと感じる「2」，どちらかというと感じない「3」，まったく感じない「4」
比尺度	絶対ゼロ点が存在し，ゼロの意味がある。	身長，体重など

　特徴を持ったグループを時系列として比較した「対応しない群」なのか，それらによっても分析時の計算式が異なります。これらに関しては「なぜ？」と考えるよりも，こういうルールがあるとすんなりと受け入れたほうが楽です。もちろん，統計学の大家の先生に言わせると，それぞれにはきちんとした計算式があり，なぜそれでなければならないかという理由が存在します。しかし，看護研究を進めるに当たっては，その手法が間違っているかいないかということが大事なので，そこに至るまでの計算式まで細かく自力で計算することはあまり必要ではないと考えます。

　例えば，その細かい計算式が分かっていなくてもその使い方や

●表4　尺度による分析の約束事の例

	グループ数				
	1群	2群		3群	
		対応なし	対応あり	対応なし	対応あり
名義尺度	χ^2検定	Fisherの直説法 χ^2検定	McNemarの検定	χ^2検定	CochranのQ検定 多変量解析 時系列解析
順序尺度	Wilcoxon 1標本検定	Wilcoxon順位和検定 Mann-WhitneyU検定	Wilcoxon符号付順位検定 Spearman順位相関係数	Kraskal-Wallisの検定＋Tukey-Kramer法（多重比較）	Friedmanの検定＋Tukey-Kramer法（多重比較）
間隔尺度 比尺度	t検定	対応のないt検定	対応のあるt検定 相関分析 回帰分析	一元配置分散分析＋Tukey-Kramer法（多重比較）	繰り返し測定分散分析＋Tukey-Kramer法（多重比較） 多変量解析 時系列解析

ルールが分かっていれば看護研究はできます。「自動車の製造プロセスや一つひとつの部品についてはまったく分からないけれども，運転はできる」というのに似ているのかもしれません。まさに自動車の点検や細かい調整は，専門家に任せますものね。また，研究対象の母集団が正規分布をするかどうかによっても検定方法が異なります。母集団については前述しましたが，母集団すべての調査というのはなかなか難しいので，代表としてサンプリングが研究対象となります。しかし，このサンプリングだけでは，母集団が正規分布をとるかどうか不明となるため，不明な場合のノンパラメトリックとしての扱いなど，さまざまなルールがあります。きっとこれらのことが，臨床の看護師たちを研究嫌いにしているのかもしれません。大切なことは研究における変数を導き出す概念化の部分で，どれだけ広く深く「先行研究」の中から，そして我々の宝である経験

知から，的確な変数を導出できるかということだと筆者は考えます。

　一方，質的なデータを扱う場合は，今まで述べた分析方法とは異なります。テキストデータとなっている表象化された文字化された文言を意味のあるデータとして扱う内容分析の手法があります[1]。一文一意の文節ごとに切り，意味内容からカテゴライズし，そこへ解釈を付け抽象化していく過程です。これらは研究者の主観が入りやすいため，最近では計算ソフトの力を借りて，言葉として品詞の頻出とつながりから解釈を付け抽象化していくテキストマイニングという方法も用いられるようになっています[2]。その上で，それらを既知の一般化された構造に当てはまるかどうか，可能性を検討するという反証的立ち位置の研究もあれば，まったく新規性を持って，その研究者の関心相関的認識に基づいて構造化していく帰納的立ち位置の研究もあります。この時，「credibility（信憑性）」「transferability（転用可能性）」「dependability（確実性）」「confirmability（確証性）」の４つの評価基準を満たしているかということを鑑みながら分析を進め，最終的な構造化を図っていきます[3]。

　この構造化の「プロセスを明確に開示すること」が求められるために，「質的研究は面倒くさい」というイメージになっているのかもしれません。量的数量化された変数の分析ではルールとしてどのような変数にどのような分析方法であるのかは，結果を導出する細かい計算はしなくても分析ソフトがさっとしてくれますので計算式を全部書く必要はありません。しかし，質的研究の場合は，そのプロセスまで求められていることに匹敵するくらい細かいプロセスが大事にされています。質的研究も確立された方法があり，量的研究と

●表5　質的研究方法の一例

グラウンデッドセオリー	データに根ざして（grounded），概念をつくり，概念同士の関係性を見つけて理論を生成する
現象学的分析	哲学的な要素を含み，現象の本質をその現象にかかわった本人の主体による直接的経験を明らかにしていく
ナラティブ	語られた経験をストーリー化する
エスノグラフィー	集団を観察と面接により長期にわたり濃厚に純粋に記述する。内部の人（イーミック）のとらえ方をその文脈の中で理解することが大事で，その解釈について研究者の関心相関的認識に基づき説明をしていく
事例研究	一回起性の出来事を複数観察し，そこから共通する構造を抽出していく
テキストマイニング	言語を品詞で分けた頻出やつながりを量的に分析する

同じようにルールに則って進めれば，客観性・科学性を担保する研究となるのです（**表5**）。

結果

　収集したデータを意味あるまとまりとして可視化し，構造化する過程です。量的研究では，数値として明確に研究の前後比較や変化，推移などを明示することができます。一方，質的研究では，具体的にどのような関心に基づき，いつ，どこで，そのような対象を選択し，どのようなアプローチでそのような結果が得られ，そこからどのような理論が抽出されたのか明示します。あくまでも結果は簡潔に述べます。結果に考察を入れるのは類推が必要となる質的研究の場合のみです。量的研究では一般化については考察で述べていきます。

考察

　いよいよ「まとめ」の考察です。人間はまったく同じ状況ということはあり得ませんし，また事象・現象もそれらを取り巻く環境に

影響されることもあり，ある一つの結果をすべてに当てはめること
はできません。しかし，それらを理解した上で，研究結果からある
構造（知見）を導出します。そして，その導出された構造（知見）
がほかの現象にも類似性を持って当てはまり得ることを説明してい
きます。これを「一般化」，または「汎用化」とも言います。この
考察の部分が，最も研究者が言いたいことをぎゅ～っと詰め込み，
研究結果を世の中で活用してもらいたいという「熱い熱い思い」を
文言化する部分でもあります。考察で研究者の深みと真剣さが問わ
れます。さらに研究をおもしろくさせる部分でもあります。どんな
結果が出ようとも，この「考察」次第でその研究が「生かされる」
か「埋没する」か，ここが腕の見せ所なのです。一言に換言すれば，
アセスメントのセンス次第，と言えます。

　そう考えると，まったく新しいことではありませんよね。なぜな
らば私たち看護師は，普段から科学者として行動一つひとつをアセ
スメントし，意味づけ，解釈しながらケアしている科学的思考プロ
セスの実践家だからです。得られた結果について，独りよがりの独
断による断定は考察とは言えません。ほかの○○らは△△と述べて
いるが，本研究では▽▽という結果が得られたなど，その根拠をア
セスメントしていけばよいのです。その時，ケアの現場でも確立さ
れたエビデンスに基づいて解釈するのと同じように，研究結果につ
いても自分の「思い」や「推測」ばかりではなく，ほかの研究結果
と比べながら解釈を進めます。ここでも「先行研究」が大活躍しま
す。最初の文献検索でどれだけしっかりと読み込んでおくか，「時
間の初期投資」をすることで，後からの展開がとてもスムーズにな

るのです。

　最後に，臨床現場における研究で大切なことをお伝えしますが，いくら素晴らしいテーマでも，実際に研究展開できなければ，それは絵に描いた餅です。前項でテーマの選定における7つの手順をお伝えしましたが，患者へのケアも同じです。いくらよい計画でも実践していなければ何の価値もない，それと同じです。机上の空論に終わることなく，「実現可能性」ということを考えながら**結果を患者に還元できる，スタッフに還元できる，組織に還元できる，そのような研究にしていきましょう**。また，研究に協力してくださった皆様へのフィードバックは感謝の意を込めて必ずしましょう。それをスタッフに確認するのも管理職の役割です。

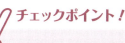
チェックポイント！

- 研究の大枠を概念化によってしっかりとえることができれば，それらを基に後の段階がスムーズになる
- 研究の倫理的配慮に関しては，テキストによる学習も大事であるが，まずは形として先行研究をしっかり読みこんで，さまざまなお手本から学ぶことも同時に行うと，より倫理的配慮に関する学びとなる
- 車の部品や整備方法を具体的に知らなくても運転はできる。研究も難しい計算や解析は専門の計算ソフトに任せてもよい。しかし，車の運転方法や交通ルールを順守するのと同じように，変数の意味や尺度の解釈，分析のルールなどは守らなければならない

お役立ち参考資料・文献

看護系の研究に関することだけではなく，社会を理解するという視点で研究を広く理解できます。正直，まじめな本なのですが，興味のある方はどうぞ！

- 野村康：社会科学の考え方―認識論，リサーチ・デザイン，手法，名古屋大学出版会，2017．

引用・参考文献
1）稲葉光行,抱井尚子：質的データ分析におけるグラウンデッドなテキストマイニング・アプローチの提案：がん告知の可否をめぐるフォーカスグループでの議論の分析から，政策科学，Vol.18，No.3，P.255～276，2011．
2）Matthew B. Miles, A. Michael Huberman, Johnny M. Saldana（著）：Qualitative Data Analysis：A Methods Sourcebook（第4版），SAGE Publications, California, USA, 2019
3）西條剛央：看護研究で迷わないための超入門講座，医学書院，2009．
4）中島美津子：看護研究指導者養成講座その2，看護部長通信，Vol.13，No.2，2015．

第**9**章　幸せな看護組織の管理職になるために

❹クリティカルシンキングで看護の質を上げる

学習目標

先行研究で読む論文をクリティークすることで，研究に対する力，ケアの質向上の力をつける。

　本章では，管理職の皆さんが苦手意識を持ちがちな看護研究について，より自信を持ってスタッフ支援できるように，できるだけ要点をお伝えしてきましたが，最後に少しだけめんどくさいな〜と思われるかもしれないことをお伝えします。それがクリティカルシンキングです。しかし，人生と同じで，めんどくさいことほど大事です。これをしっかりとすることで，その研究論文は，「本当にそれでよいのか？」と考えながら読むことができ，スタッフからの研究の相談の時にも同じような視点でその報告や相談を聴けるので，より適切なアドバイスができるようになります。それが「クリティーク」という視点です。そして，管理職だけでなく，スタッフたちも先行研究を読む時に，このクリティークという視点で読むことで，クリティカルシンキング（critical thinking）が醸成されることになります。

　このクリティカルシンキングこそ，科学者として常に私たち看護

師が，患者のためにもっとよいケアを展開できないだろうかと飽くなき挑戦を一生し続ける根源でもあります。クリティカルシンキングが醸成されないということは，現状に甘んじ，満足し，患者に最善のケアを実践したいという専門職としての矜持のない看護師と言っても過言ではありません。このように，「もっとよくなるためにはどうすれば？」という深く吟味する思考回路，すなわちクリティカルシンキングの醸成する方法の一つとして看護研究をしていると言っても過言ではないのです。つまり，管理職の皆さんは，この研究的視点を育てる役割もあるのです。そのためには，決して管理職自身が研究方法をバリバリに理解し，分析方法まで微にいり細にいり指導する必要は全くありません。研究の相談があった時に，それが間違った方向ではないか，クリティカルリーディング（critical reading）によりクリティークすればよいのです。その研究が実践・理論・教育へ応用できるのか，その視点を持ちながら，スタッフを支援していきましょう。

解説

研究の支援者として知っておくべきクリティカルシンキングの基本

クリティカルシンキングとは，もっとよいケアはできないだろうかと，「もっと，もっと！」と向上を求めるために，現状をさらに深く吟味することです。もっとよくなってほしいという「愛」を含みます。そのように研究論文を読む時に深く吟味する読み方をクリ

ティカルリーディングと言います。クリティカルシンキングの視点で，クリティカルリーディングするクリティークから得られることは次の5つです。

①研究動機の明確化　　②適切な研究疑問の導出
③研究方法の示唆　　　④研究課題の明確化
⑤実践や教育への応用

　スタッフの研究支援でも，これらの5つを，先行研究から読み取りながら文献検索しているのか確認してあげると，ただただ読んでいただけのスタッフが，適切な視点で読むようになります。

　では，クリティークのためにはどのような読み解く力が必要なのでしょうか。具体的に見ていきましょう。

実践のために

クリティークに必要な能力を理解する

ざっと読み，全体の内容を解釈できる

　まずはその論文をざっと読み，内容がざっくり理解できるというのが前提です。ただし，宇宙物理の論文なんて，ざっと読もうにも，まったく意味不明ですよね。まったく異なる研究領域の論文は，ざっと読めなくてもよいです。しかし，もしかしたら看護や医療の領域の論文でも，初めて論文を読む人はなかなか読みづらいかもしれませんが，日本語で，しかも医療や看護の専門用語であればすぐに調べれば分かりますし大丈夫ですよね！ただ，そもそも活字が苦手…というのはなしです（苦笑）。とはいえ，なかなか，日本語で

も活字を読むのが苦手だな〜と思う人がいれば，線を引いたり四角で囲ったり，まるで英語の長文読解を読むような感じで，何と何の関係を見るのかという要点を抽出するなど，そのひと手間が後に活かされてきます。

主要概念や操作的定義など，用語を理解できる

　日本語としてざっくり読めるとして…次は，その書かれている内容としてざっくりとした感触の中で，しっかりと読んだほうがよいという論文についてのみ，主要概念や操作的定義などの用語の理解のためにじっくり読みます。なぜ，先行研究の文献検索でヒットしたすべての論文ではなく，絞っていくかというと，皆さんは臨床家としてのプロだからです。研究者のように論文をじっくり読む時間をかけられないため，まずは要約を読んだ上で，研究に役立ちそうなものに絞って読むことをお勧めします。もちろん海外論文も同じです。全部じっくり読んでいてはいくら時間があっても足りません。しかし，要約だけでは既述した①〜⑤は吟味できません。そのためしっかりと読んだほうがよいものは，ざっくり読みの後，じっくり読むことをお勧めします。

研究プロセスについて理解できる

　では次に，その「じっくり読み」について**表1，2**の①〜⑪を見ていきます。今は便利なクリティーク用の用紙（何をチェックすればよいのか項目が書いてあるもの）がインターネットでもすぐに手に入りますので，それらを手に見ていくのもよいでしょう[1]。

　ほかにも，例えば日本看護協会出版会のWebサイトでは，研究の種類によって，クリティークチェックシートをいつでも誰でもダ

●表1　研究プロセスの確認事項（量的研究）

①研究の課題，目的	● 目的やその意義が明確か
②文献レビューの確認	● 研究におけるすべての概念を含んでいるか ● 何が分かり，何が分かっていないのかが明確に述べられているか ● 概念枠組み，理論的枠組みは何か
③理論的枠組みや 　概念枠組み	● 疑問が研究のレベルであるか ● 理論的枠組みに基づいているか
④研究デザイン	● 適切なデザインか，またその理由は何か
⑤標本の種類と数	● 恣意的に選ばれた対象者ではないか ● 標本抽出にはどのような方法が用いられているか ● 母集団の代表であるか ● サンプルサイズの推計が明記されているか
⑥倫理的配慮	● 適切な手続きをしているか
⑦測定ツールおよび 　信頼性と妥当性	● 収集方法にはパワーがかかっていないか ● 測定ツールの信頼性，妥当性はあるか
⑧データの収集方法	● 推測統計手法は適切であるか ● 結果に影響を与える収集方法ではないか ● 研究に必要なデータであるか
⑨分析の方法	● 推測統計手法は適切であるか ● 都合のよい分析データのみ述べていないか ● 研究に必要なデータであるか ● 解析ソフトを明示しているか ● 有意差だけでなくp値（有意確率）まで明記されているか ● 検定では＊（アスタリスク）の有無だけでなくp値も明記しているか
⑩結果，考察の汎用性 　（含意・限界・示唆）	● 考察は結果を分析して導出したことが，ほかの研究成果やほかの研究者の考え方と比較した立ち位置であるか，ということをディスカッションしているか ● 懺悔の文章になっていないか ● その研究が臨床現場や教育，研究にどの程度の貢献できるのか，その展望まで述べているか ● サンプリングの限界が述べられているか
⑪文献	● 研究者自身の論文を多用していないか ● インターネットサイトのいわゆる「ハゲタカジャーナル」（粗悪学術誌）の論文ではないか ● 研究の学習のための参考文献ではないか ● 新しいものが含まれているか

山川みやえ，牧本清子：研究手法別のチェックシートで学ぶ―よくわかる看護研究論文のクリティーク（essentials of EBP），日本看護協会出版会，2014.を参考に筆者作成

●表2　研究プロセスの確認事項（質的研究）

①研究の課題，目的	表1参照
②文献レビューの確認	表1参照
③理論的枠組みや概念枠組み	表1参照
④研究デザイン	表1参照
⑤標本の種類と数	●研究参加者の選ばれる経緯が明確に述べられているか ●サンプリングの代表性は適切であるか ●抽出方法は研究デザインに適切か ●研究参加者の人数は適切か
⑥倫理的配慮	表1参照
⑦測定ツールおよび，信頼性と妥当性	●テキストマイニングが実施されているか
⑧データの収集方法	●データ収集に関る詳細な記述があるか
⑨分析の方法	●内容分析のプロセスは詳細が述べられているか ●明らかにしようとしている人間の経験に焦点を当てているか ●文脈の解釈において体系的に注意深く行われたことを示す手順が明らかであるか ●データに対し真実性を保っているか ●都合のよいデータのみ述べていないか ●看護現象に対する理解を深められる結果が述べられているか
⑩結果，考察の汎用性（含意・限界・示唆）	●得られた結果に加え，これまで明らかにされていることにも触れながら考察しているか ●一般化に無理はないか ●その研究が，臨床現場や教育，研究にどの程度の貢献できるのか，その展望まで述べているか ●サンプリングの限界に触れているか ●どのような状況，場，対象者に一般化できるのか
⑪文献	表1参照

山川みやえ，牧本清子：研究手法別のチェックシートで学ぶ―よくわかる看護研究論文のクリティーク（essentials of EBP），日本看護協会出版会，2014.を参考に筆者作成

ウンロードできるようになっています（よくわかる看護研究論文のクリティーク：http://jnapcdc.com/cq/check-sheet.html）。とにかく大切なことは，その内容が理解できるかという点です。前述しましたが，用語やその言葉の意味が理解できていることが前提ですので，ただ単にチェックシートを見ただけでは理解できません。

論理的思考能力（論理的一貫性）

　よく見受けられるのが論理の飛躍です。例えば，「性教育について誰に教育してほしいか？」と質問したところ，最も多かったのが「保健体育の先生」であったとします。その結果をもって，「保健体育教員からの教授を望んでいる」と結論づけることはできません。たとえ選択肢が複数あったとしても，個人の経験として保健体育教員からしか学んでいなければ，他職種，例えば看護師や助産師などを選択肢に入れていたとしても判断材料がなく，また看護師と助産師の違いを理解していないかもしれません。

　このように，結果に対して，一側面からだけで断定したりすることを論理の飛躍と言いますが，意外にこれは多く見受けられます。その理由は，研究をしていると，「きっとそうに違いない」という思い込みの視点で結果を読み取ってしまうバイアスがかかってしまうからです。そのため，結果の解釈は慎重に，多面的に解釈していかなければならないので，研究は一人でするよりも複数メンバーで，いろいろな意見を言いながらわいわいがやがや，時にはお茶を飲んでお菓子も食べながら（苦笑），楽しみながら結果の解釈を楽しみましょう。さらに，参考文献やほかの文献も参考にしながら，なぜだろうという不可解なことや分からないことはすぐに調べるなど，多面的にとらえることが大切です。クリティークの場合も，独りよがりな解釈ではないか，改めて書いてある内容を自分なりに図式化すると明確に分かってくることもあります。複雑な造りのモノを理解する場合は，何から形作られているのか分解してみますよね。文章を読み解くのも同じです。長い文章は切って読んでみる，

難しい表現は簡単な語句に換言してみる，複雑な関係性は書いてある概念図ではなく，自分で文章から新たに書き起こしてみる，これらをすることで，実は論文を書く力もついてくるのです。

このように説明をしてくると，研究の細かいことも理解していなければならないので大変そうだな，と不安になるかもしれませんが，研究を支援する中で大切なことは，情報提供してくれる**研究に関する「助っ人の存在」**を明確にしておくことです。前述したように，研究は決して一人ですべて進めていくものではありません。いろいろな人に見てもらうことにより，検討してもらうことにより，テーマが洗練され，デザインが明確になり，先行研究からの知見で概念化もスムーズにいきます。さらに，具体的な分析方法などは統計学のプロに訊けばよいのですし，院内で統計が大好きな事務員や放射線技師，薬剤師など他職種も含め日常的にいざという時の助っ人を確保しておきましょう。

とにかくルールは守る必要があります。支援する側としては，ルールを守っているか，その部分を確認しながら支援します。また，研究しているスタッフは一生懸命考えるあまり，どうしてもある視点で見ることに固着してしまいがちです。その点，管理職は研究の全体像，そしてそこから導出される結果に対して，研究に埋没せず，「ふつうの感覚」で俯瞰視能力が優れているので，研究支援にも適していると自信をお持ちください！

研究支援の極意

では特別に，本書を手に取っておられる研究を支援される側の皆さんへ，研究支援の極意をお伝えしたいと思います。あくまでも経

験知ですので，ご参考程度だと思ってください。

その１：ミクロの視点とマクロの視点

看護も研究も対象に対する真摯な気持ちが大切です。自分の疑問を問うだけの研究ではなく，看護への貢献，患者への貢献を常に軸として進めていくことが大切です。研究を進める中で，ついつい，近視眼的な成果を求めることに終始してしまい，何のために研究をしているのか，ということを見失ってしまいがちです。これは決して，研究者の視野が狭いということではなく，一生懸命，同じことばかりを考えていると思考回路が膠着してしまうのです。そこで，管理職としては，改めて，**その研究を俯瞰視することで，その膠着した思考回路をほぐしながら，方向性を再確認しつつ，若干の軌道修正をしていく**ということが求められるのではないかと考えます。

看護師は本当にまじめな集団なのです。何か，結果を出さなければいけないと思い込んでしまい，ついつい近視眼的になってしまうようです。臨床研究支援をしながら，いつも感じています。筆者のように不真面目すぎる人生もいかがなものかと思いますが（笑），あまりにもまじめすぎるのも，石橋を叩いて叩いて，叩きすぎて，叩き割ってしまい，あ〜ぁ…自分たちでつくらなきゃ…という状況になりかねませんので，何事もほどほどに…！（苦笑）

その２：初志貫徹，手段と目的を間違えない

なぜ，その研究をしているのか，常に，研究動機を考え，手段が目的とならないように，純粋な研究動機を素直に表現することが，最終的にはよい研究に発展します。きれいな結果を出して，美しく仕上げようとすると，ついつい論理の飛躍や思い込みとなってしま

います。よくある例ですが，最終的な目的はあるケアに関するスキル向上であったにもかかわらず，いつの間にか，そのプロセスで作成しようとしているアルゴリズムやマニュアルをつくることが目的となってしまっている研究があります。手段が目的となってしまうということの典型です。もちろん，研究の全体像としてまずはその作成から，というのは分かりますが，それはあくまでも研究ではなく「業務」というレベルになります。それらを研究という視点でとらえるのであれば，業務として作成したものが，本当にケアの向上に貢献しているのか検証し，それを多くの皆さんに汎用化してもらうことで，世のため，人のためになることを述べて初めて研究と言えます。研究とは言えない業務改善報告の域で終わってしまうのはもったいないですよね。

　もう一つ陥りやすい例が，何かアルゴリズムやマニュアルを作成し，その検証をするところまでしているのはとてもよいのですが，看護師サイドからの視点しかなく，使いやすくなったなどの変化を見て「効果があった」と検証したつもりになっている研究も時々見受けられます。もちろん，それが看護師の行動変容における研究としてなら一理ありますが，ケアの質向上という意味では，最終的にはやはり，患者への効果を検証して初めてスキル向上と言えます。そうでなければ，つくって満足の，まるでお蔵入りの看護基準・手順と同じような運命となります（^_^;）。看護基準・手順も，実は変更する時に，患者への効果を検証し，有効性を検証していくと，それもそれで研究になるのです。しかし今は，業務としてつくっているだけになっているのではないでしょうか。

本章において，私たち看護師の研究は大きく分けると2つの分類ができるという筆者の持論をお伝えしましたが，看護師に焦点を当てた研究なのか，患者に焦点を当てた研究なのかによって，そのプロセスも検証方法も変わります。そのため，**自分たちは，何をしたかったのか，何を伝えたいのか，常にそのことを問い続ける素直な心をキープするように，初心を時々確認する管理職の支援**が大切になってくるのです。

その3：スーパーウーマン，スーパーマンなんていない

　看護研究の多くは，臨床看護のプロである看護師とマネジメントのプロである管理職の皆さんで展開しており，それに対して外部から，あるいは内部で研究に長けている人を助言者として進めていると思います。ということは，研究に関して分からないことが多々あることは当然です。何も恥ずかしいことではありません。プロとしての立ち位置が違いますから。ただし，分からないことを分からないままにしたり，うやむやにしたり，せっかくデータがあるのに，なかったことにしたり，適当に帳尻を合わせたりすることは研究者としてあるまじきことです。美しい結果を出そうとせず，データと正面から向き合い，そこから何が言えるのか，何が見えてくるのか，一緒に悩み，考えるという「支援」の姿勢が研究支援者として大事です。答えは，研究者自身が出せばよいのです。あくまでも主体は，研究をしている看護師ですから，時には業務過多や急変，急患などの業務のために研究が滞ることがあるかもしれませんが，それはそれで仕方がないのです。

　臨床現場の看護師は，仕事をしながら，さらにアドオンする形で

研究をしている人がほとんどなので，研究を主体としている研究者のようにうまくいかないのは当たり前です。すべて難なく「こなそう」とすると，とても表面的な薄っぺらい研究になってしまいます。いろいろとつまずきながら進めてよいことを伝え，背中を押してあげることも管理職の役割です。そして業務とのバランスも含め，環境を整える支援も管理職の役割です。

　一方，修士課程，博士課程を修めている管理職の皆さんは，もっと深く支援しても構わないと思います。ただ，その場合に気をつけることは，自分のお得意の手法に引き込もうとしたり，研究を経験していない看護師たちに上から目線で「指導」したりしないことです。**指導ではなく，「支援」という立ち位置**を見失わないようにしなければなりません。

その4：モチベーションを上げる

　やらされ研究になっていては本人も面白くありませんし，研究結果の解釈も通り一遍の解釈となるため類推ができず，汎用化にも深みがありません。人生は一度しかないのです。研究を引き受けたのであれば，それを引き受けたのは自分自身であり，誰の決断でもないのだから楽しもう！というポジティブシンキングを常に持ち続け，スタッフへの支援過程で否定から入らないようにしましょう。最初は，研究動機さえ悩んでいるかもしれませんが，少しでも疑問に思うことがあれば，それだけでも研究的視点が育まれている証拠です！うんと褒めてあげてください。「こんなテーマ，研究と言えない」などと否定するのではなく，その研究をしたい動機をしっかりと，本人の表現で本人の口から本人の思いを導出することが大切

です。自分も研究者として決してプロではないのですから。動機を確認したら，今度はその研究がいかに看護に役立つだろうかという視点での，スタッフとのダイアローグに持っていきます。

その5：継続させる

看護師はまじめな人が多く，無理をしてでもできるだけデータを得ようとします。あくまでも業務との兼ね合いもありますので，実現可能性という視点や研究をいくつかの段階に分けてみるという考え方を提示し，無理のない継続可能な状況に持っていくことも大事です。また管理職としては，既述しましたが，研究をしている看護師に対する環境調整も大事です。誰に訊けばよいかという人的環境，文献検索できる外部とつながったIT環境，研究のための時間確保に向けた労務管理など，丸投げではなく，途中で声をかけながらさりげなく進捗を確認し，**継続可能な環境をつくっていくことが，管理職に求められていること**です。

* * *

実はお気づきでしょうか。私たち看護師はケアの現場では表象のみ，患者の表現をそのままうのみにするのではなく，必ず自分が理解できるよう，訊き返したり，まとめてみたり，図式化したり，絵に描いたりして，本質的な部分でずれがないかを確かめていますよね。こうして，日常的に使っている能力を，少し研究論文用にアレンジするだけでよいのです。研究や分析に関するお作法，ルール，そして言葉を理解すればよいだけなのです！さ〜，これで組織のマネジメントや人の育成などだけではなく，自信を持って研究支援もできる気がしてくるのではないでしょうか。研究は，ケアの質を向

●表3　看護と看護研究の定義

看護とは

対象者およびそれらが存在するあらゆる環境を含む「事象・現象」の真の意味を，内在化・外在化を問わず知覚し，対象者と看護者が互いに影響を与え合いながら，対象者がより幸せに生きること，生きていくことを支援する専門的知識と技術に裏づけられた静的・動的・積極的なかかわり（再掲）

看護研究とは

対象者およびそれらが存在するあらゆる環境を含むモノ・事象・現象の真の意味を，内在化・外在化を問わず客観化し，対象者がより幸せに生きる・生きていくために，また，事物としてよりよいモノとなるように，事物・物事の真理を探究し，専門的知識と技術に裏づけられた静的・動的な未来につなげる課題解決のための一連の手段

上させるだけでなく，クリティカルシンキングという質向上への視点も培ってくれる大事な大事な看護師としての修行なのです！そして，それを支援するという立場で管理職もまた共に学ぶという姿勢と，「支援」という姿勢で，スタッフへの研究支援を通して管理職としてさらに成長する機会だととらえていただけると，自分の成長も楽しめます。

　医療は今後，さらに変化していきます。そんな変化に富んだ医療界を引っ張っていくのはやはり看護師です。そして，その看護師たちを引っ張っていくのが，管理職の皆さんです。ということは，三段論法でいくと，日本の医療界を牽引しているのは，そう，今，本書を手に取っておられる「あなた」なのです！世界に誇れる素晴らしい医療の日本を支えているのは，ほかならぬ「あなた」を含む私たち看護師なのです。

　最後に改めて，看護と看護研究が近似であることをお伝えし（**表3**），最後までお読みいただいた皆様に心から感謝の意を表します。

チェックポイント！

- クリティカルシンキングは，もっとよいケアをという看護の質向上への動機づけとなる大事な視点である
- 論文クリティークは研究のルールや用語を理解した上でクリティカルに読むことで，クリティークにより，論文を読む力だけでなく，論文をまとめる力，物事を分解して本質を理解しようとする力，そしてその質を向上しようとする行動をとることができる
- 研究支援者として大切なことは，ミクロの視点とマクロの視点を見失わないこと，初志貫徹，手段と目的を間違わないこと，完璧な研究支援ができる管理職なんて存在しないこと，モチベーションを上げつつ，継続できる環境を整えることが大切で，ひいては看護の質向上に貢献できる

お役立ち参考資料・文献

　本章では，アクションリサーチについてはあまり触れませんでした。ただ，筆者は，看護研究の内容として，何かの要因分析をしたり関係性を明らかにしたり，創意論文があまりにも多く，その結果を現場に返してどうだったかということまで報告するアクションリサーチの研究はまだまだ少ないな〜と感じています。研究のための研究や業績づくりの研究にならないよう，臨床現場に換言してこそ研究であることを改めて認識していただきたく次の本をご紹介します。

- 筒井真優美編著，江本リナ，草柳浩子，川名るり著：アクションリサーチ入門—看護研究の新たなステージへ，ライフサポート社，2010.

引用・参考文献
1) 山川みやえ，牧本清子：研究手法別のチェックシートで学ぶ—よくわかる看護研究論文のクリティーク（essentials of EBP），日本看護協会出版会，2014.
2) 中島美津子：看護研究指導者養成講座その2，看護部長通信，Vol.13，No.2，2015.

おわりに
〜看護に真理はない！だから，オモシロイ！

　まずは，最後まで読み進めていただいたことに心より感謝いたします。本書の冒頭で述べましたが，日常的に科学者として行動している看護師にとって，実は組織経営も看護研究も，その科学的思考プロセスで取り組めば新しいことはないのです。また，「ヒト」という患者を相手にする仕事なので「ヒト」に対するコミュニケーションスキルのプロでもあり，Education Planを日常的に計画し実践している支援者でもあるので，スタッフ育成，自分育てのプロでもあります。対象が違うので，取得するデータや扱う意味が異なり，その分析手法やお作法・ルールが異なり，難しく感じるだけだと考えます。大丈夫です！皆さんは管理職として組織を，スタッフを，自分を支援する術はすでに持っています！自信を持って（「自」分を「信」じて）組織管理をなさってください。

　とはいえ，現実は甘くありません。未来は常に変化します。現在のお作法やルールも変化します。つまり，世の中に未来永劫不変の真理なんてないと思ったほうがよいです。水銀を体に塗っていた時代，褥瘡をドライヤーで乾燥させていた時代，年を取ったら肉の摂取量を減らすという時代，２時間ごとにムダに体位変換していた時代，娘や嫁が親の介護をすることが当然の時代，子どもを保育園に預けると「かわいそうに…」と言われていた時代，立食はお行儀が悪いという時代，はたまた神の存在を真理とし地球も人も創造したという時代…しかしその神の存在でさえ技術の発展により天動説をバッサリと斬り，従来の宇宙観は間違いとして地動説を提唱し，世にいう「コペルニクス的転回」を論じたコペルニクスに代表されるように，世の中には絶対的不変の真理なんて存在しないのです。

　それまで真理とされてきたものも，技術の発展でいとも簡単に変

化します。看護も同じです。病院でのアルコール摂取は禁止です，それは分かります。しかし，患者が最期の一口に…と望めば，場合によってはそれもありです。時には，呼吸器のスイッチを止め「死」へのスイッチの変換もあります。そう，**看護に正解はありません。絶対的真理も存在しません。たとえ日常的には否定されているケアであっても，時に，それが「善」であり「正」にもなり得ます。**真理がないとなると，患者に支援するその瞬間の「そのケア」がまさに真理であるという自信が必要になります。だからこそ難しいと感じるし，だからこそ一生学習が必要で，一生，真理を探究する実践の科学でもあり，だからこそ面白いのです。

　組織経営も同じです。正解はありません。不確定要素の多い看護現場ですし，組織成員も多様な価値観を持っています。そんな看護組織の組織経営・管理ですから，難しいと感じるかもしれません。だからこそ信じられる自己がスタッフを愛し，「感」じ，組織を愛し，「理」性を育むさまざまな学習を積み重ねようと，今こうして皆さんは本書を手に取り，組織が潰れないように，組織成員が潰れないように，そして自分も潰れないよう組織「感理」を学んでおられるのです。でも，皆さんはラッキーです！人生すべての経験を看護に活かすことができるように，組織経営・管理も人生すべての経験を活かすことができます。だとすると，やはり**看護師ってなんて幸せな職業かしら！**と実感できますよね！

　本書を読み，改めて皆様が看護師になってよかった〜♥管理職って楽しい♪と思っていただけますと幸甚に存じます。

中島美津子

索　引

【ことば】

記号・数字

%分析　57
＊（アスタリスク）　483
3C分析　45
4P/4C分析　45
4P分析　45
4ディメンション　24, 25
5Forces（ファイブフォース）分析　46
7S（ナナエス）分析　43
8段階理論　403

欧文

ADL低下　98
AI　362, 403, 430, 431, 433, 435, 436, 437, 445
BCP　129, 136
BEP　60
BS　50
change　370
Comprehensive　345
COVID-19　135
CS　55
DESC話法　228, 229
Digtal Labor　434
DNA　13
EBM　373
enactment　370
ERG理論　276
Great Potential　336, 337
High Aspiration　336, 337
ICT化　258, 362, 403
If I were you　232, 233, 238, 240, 241
IoT化　61, 110, 116, 258, 362, 363, 403
IPW　92, 94, 97, 102, 285
IT　363, 372, 491
kizuna　363
manage　63, 208, 212
Manageability　346
Management　208, 209
Meaningfulness　346
NST　395, 396
PDCA　245, 251, 253, 285
PEST分析　46
PL　52
POS　66, 127

PPM分析　44
process　208, 212, 417
retention　370
RNA　14
RPA　92, 93, 97, 110, 116, 434, 435
Sense of Coherence　342
sensemaking　371
sign　165, 169
signal　165, 169
SMART　281
SNS　360
SOC　342
SWOT分析　45
TQM活動　375
VRIO分析　42
well-being　105, 356, 360, 361, 363
Win-Win　229, 233, 234, 235
XY理論　245, 246, 276, 227

あ行

愛着理論　350
アイデンティティ　215, 379, 380
アウトカム　95
アウトフロー　55
アウトリーチ　140
アクシデント　111, 112113, 114
アクションリサーチ法　463
アクセシビリティ　58
アグレッシブ　225, 227
アサーション　214, 223, 224, 227, 228
アサーティブ　213, 222, 224, 225, 228, 230, 232, 233, 234, 235, 236, 243, 314, 397
アスペルガー症候群　300
アセスメント　40, 57, 58, 61, 65, 94, 126, 144, 186, 397, 436, 448, 476
アファーマティブ・アクション　261, 262
アブセンティズム　115
アルゴリズム　93, 97, 165
アンケート調査　466
アンドラゴジー　221, 264, 288, 290, 291
暗黙知　257
生きがい　270
生きづらさ　301
生きにくさ　300, 301, 365

医業収益　52, 60, 61, 420, 423
医業利益　52
育児休業　71
意思決定　44, 46, 371
意思決定理論　19
一般システム理論　16
異動　195, 196
異文化　381
医療安全　104, 111
医療機器　423
医療サービス　50
医療需要　77
医療需要過多　87
医療制度　26, 76
医療組織　27, 30, 50, 52, 53, 58, 60, 72, 77, 90, 258, 400
医療チーム　95, 379
医療の質　107, 251
医療費　26, 82
医療法　50
医療保険　82
因果関係　471
インクルーシブ　76, 87, 88, 262, 270, 299, 304, 310, 355, 365
インシデント　111
インタビュー　468
院内研究　466
インフォーマル（な）組織　28, 29, 30
インフロー　55
うつ病　104, 111, 112, 114, 300
衛生要因　278
エスノグラフィー　468, 475
エビデンス　268, 441, 476
エビングハウスの錯視　197
演繹的　414, 415, 416, 420
エンパワーメント　205, 214, 216, 217, 218
オーディット　390, 391, 392
お互い様（の）精神　355, 358, 359, 361, 363, 364, 365
おとな（成人）の学習　295, 296
おとな（成人）の認識　290

か行

下位概念　457
介護医療院　32
介護サービス　384
介護支援　260
外的資源　348
ガイドライン　130, 134, 137

概念　431，432，433
概念化（concept）　432，433，
　　435，436，453，455，460，
　　466，469，473，486
開発経緯　467
外部環境　26，67
回復力　328，332
カウンセリング　205，214，216
カオス　403，404
科学者　61，66，97，127，162，
　　164，397，419，421，428，
　　430，445，446，479
科学的管理法　28，29
科学的行動　448
科学的思考プロセス　66，162，
　　436，448，468，476
科学的方法　447
学習意欲　186
学習システム　290
学習者　287，294
学習主体　289
学習性無力感　375
学習レディネス　296
可視化　55，65，374，381，409，
　　435，436，455
貸方　56，57
過重労働　107
家族看護　217
家族支援　31
価値観　31，260
「価値」残る組織　32
価値の創造　440
価値判断基準　191，194，426
価値連鎖　44
カテゴライズ　470，474
可動域低下　168
ガバナンス　144
カミングアウト　307，310
借方　56，57
加齢　107，109
間隔尺度　472，473
関係の安定性　303，364
看護覚え書　162，164，165，166
看護過程　64，65，66，125，126，
　　127，198，208，281，319，435，
　　448，449，450，461，462
看護観　163
看護管理者　68，172，416
看護管理者制度　171
看護基準・手順　390，423，488
看護教育課程　320
看護業務基準　392

看護業務の違反　113
看護記録　53
看護計画　87，126
看護研究　217，430，435，440，
　　441，443，445，446，448，
　　450，458，461，472，473，
　　489，492
看護現象　484
看護師長　64，179，180，195，
　　196，198，199，203，207，
　　260，391，414
看護師の地産地消モデル　159
看護師配置　69
看護職の倫理綱領　170，411
看護診断　351
看護組織　12，13，14，15，16，
　　21，22，25，182
看護と看護研究の定義　492
看護とは　163，164，492
看護部長　64，180，198，199，
　　203，207，414，417，420
看護問題関連図　435，453
看護理論　42，46
看護労働時間　70
観察　65，165，166，169
観察能力　94
観察法　468
観察力　164，169，170，362
感謝の心　340
患者の幸せ　65，181，267，384，
　　388，396，421，435，437
患者理解　31，42
感情の安定化　365
感情の安定性　303
感情の吐露　318
関心相関的認識　474
関心相関的方法　464
関心相関的方法修正法　453
慣性の法則　16，245
関節拘縮　168
管理・管理職　63，169，176，
　　181，187，208，209，262，
　　283，284，333，335，374，
　　380，414，419，428，446
官僚制組織　19
機械化　434，437
機械学習　434
危機　125
危機管理　141
企業価値　44
起業期　36
企業理念　44

危険なPDCA　245
期首　56
記述研究　463
基準　390，391，392
絆　348，355，356，357，361，
　　363，364，407，408
既得権益　270
帰納主義　463
帰納的　416
帰納的立ち位置　474
規範　359
期末　56
帰無仮説　449，463
客観データ　238，240
客観的情報　65
キャッシュ・フロー　50，55，
　　56，136，419
キャリアアンカー　184
キャリア形成　167
キャリアステージ　213
キャリア発達　270
キャリア・ビジョン　157，207，
　　422
キャリアプラン　155
急変　125，126，128
共育　197
教育課程　289
教育支援計画　66
教育者　294
共感　216，225，228，315，447
矜持（dignity）　162，167，168，
　　334，380，480
凝集能（Group Cohesion）　97
教授－学習モデル　288
共助　82
競争優位性　43
共通認識　378
共同（協同）　102
協働　102，384，408
興味・関心　169，179，238，358
業務改革　387，396
業務改善　114，325
業務改善報告　488
業務調整　259
業務のスリム化　435
業務分掌　390，392，396
業務分析　72
業務マニュアル　393
業務量　397
業務量過多　113
業務量調査　325
教養　169，170，380，394

497

許可病床数　70
勤務管理　69, 71, 107, 259, 260, 261
空気を読む　194, 302
国の安寧　81
熊本地震　137
クライアント　211
クライシスマネジメント　119, 124, 125, 126, 128, 142, 143, 144, 145, 147
グラウンデッドセオリー　475
クリティーク　218, 479, 480, 481, 482, 483, 484, 485
クリティカルシンキング　217, 241, 377, 438, 479, 480, 481, 492
クリニカルケア　207, 460
クリニカルラダー　176, 290, 292, 294, 295
黒字倒産　55
ケアの質向上　420, 460, 479, 488
ケアの質保証　69
ケアマネジメント　63, 64, 65, 67, 68, 76, 125, 126, 179, 206
経営学　68
経営環境　45
経営参画　72
経営資金　47
経営資源　42, 46
経営戦略　40, 43, 44, 47
経営的視点　72, 74
経営的数値　420
経営的センス　54, 419, 420
経営分析　47
経営目標　208
経験学習　198, 321
経験知　258, 260, 289, 294, 296, 416, 473
形式知　258
経常利益　52, 54
傾聴　216, 225, 226, 228, 315, 447
決算期　56
欠乏動機　275
限界利益　60, 61
研究　442, 445, 446, 448, 455, 461, 476, 488
研究疑問　459
研究支援　442, 461, 486, 491, 492
研究テーマ　450, 451

研究的視点　446, 480, 490
研究デザイン　461, 462, 463
研究動機　453, 458, 487, 490
研究方法　462, 464, 467
研究倫理審査委員会　464
研究論文　479, 480
健康寿命　79
健康診断　40, 41, 47, 68
健康創成論　87
言語的説得　198
減災　119
現象学的分析　475
検証型研究　463
現状把握　448, 458
権利擁護　216
行為（act）　371
合意形成　235, 240
後期高齢者　77
口腔機能　389, 390
口腔ケア　389, 390, 395
考察　476
公助　82, 85
交渉　235, 240
恒常性維持　17
高次欲求　275, 276
構造化　474, 475
構造的空隙（structural holes）　360, 407, 408, 409
行動制御能力　310
高年齢者雇用安定法　262
広汎性発達障害　300, 309
幸福感・幸福度　352, 361
公平な人間関係　378, 384
交絡因子　328
高齢化　77, 82
コーチ　209, 211
コーチング　195, 205, 206, 207, 208, 209, 210, 211, 212, 213, 214, 215, 216, 217, 219
コーディネーター　97
コーディネート　362
コーディング　470, 471
コーピング　202, 344, 348
顧客　45, 404
国民医療費　79
国民皆保険　82
国連ユネスコ　88
互酬性の規範　358, 361, 363, 364
互助・互助機能　82, 85, 86, 89
個人学習行動　96
コスト削減　113

個育て　205, 264, 365
子育て支援　260
国家資格（ライセンス）　67, 162, 261, 262, 421, 446
固定観念　374
固定費　60, 61
孤独　359
コミットメント　215, 426
コミュニケーション　94, 201, 205, 207, 218, 219, 225, 300, 314, 398
コミュニティ　355, 356, 357, 359, 361
コモディティ化　39
孤立　359
ゴルジ体　15, 21, 22
コロナ　135
コンセンサス　371
コンピテンシー　192, 278

━━━━━ さ行 ━━━━━

サーバントタイプ　183
サービス　19, 20, 26, 44, 69, 72, 90, 206, 404
サーベイヤー　177
災害　120, 121, 125
災害訓練　132
災害支援　119
災害弱者　122, 132
災害対策基本法　120
災害リスク　121, 127, 130, 136
在宅医療　171, 384
再凍結　404
細胞質　13
財務活動　55
財務三表　50
財務諸表　49, 50, 55, 56, 57, 58, 59
財務分析　50
採用　157, 159
サイン化　433, 434
作業効率　107, 113
作業能率　29
作業負荷　109
雑談　252, 253, 398
雑談力　252
差別意識　262
サルコペニア　86, 87, 98, 130
産業革命　372, 373
残業時間削減　109
産前・産後休業　71
算定基準　69

サンプリング　465，473
サンプル数　469
恣意性　457，465，466
恣意的　455
シェマ　289
支援　176，177，178，184，185，
　188，190，198，290，490
支援関係　176，178，180，186，187
支援者　181，188，257，420
自我防衛機能　315
自我を形成　350
時間外労働　71
時間の初期投資　476
自記式質問紙調査　468
事業活動　55
資金調達　59
資金流通　47
シグナル　433，434
時系列分析　57
自己アイデンティティ　315
思考　218，219，432
自己概念形成　38
自己決定力　216
自己肯定感　344
自己効力感　198，344，347，365
自己実現　150，381
自己実現欲求　275
自己成長　269
自己責任　230
自己組織化　372，373
事後対策（ポストベンション）
　114
自己統制　263
自己判断基準　187
自己評価　297
自己防衛　187，227
自助　82，86
市場成長率　44
自信　197，199，336，416
地震　134
自然災害　119，120
子孫　436
自尊感情　344，347
自治体　82，85
実現可能性　135，477，491
実行機能障害　310
実質人員　71
実数分析　57
実践　65，66，67，68，87
実践家　476
質的研究　463，468，470，474，
　475

質に関する指標　72
失敗　267，332，333
疾病構造　405
しなやかさ　329，332，336
支配欲求　277，278
自閉症　300
シミュレーション　126，127，
　130，135，144
市民革命　372
社会化　152
社会関係資本　355，356
社会資本　361，362
社会的心理　146
社会的責任　167，168
社会的側面　24，25，30，31，329
社会的体験　393
社会的手抜き　214，215
社会的ネットワーク　361，364
社会的要因　30
社会的要素　26，27，207
社会ネットワーク理論　360
社会不適応　300
社会保障制度　30，76，79，81，
　82，83，86
尺度　467，471
自由意志　464
就業規則　71
自由裁量　350
十七条憲法　373
従属変数　268，453，454，455
自由度　407
受援力　86，142，266，420，
　421，422，428
主観データ　238，240
主観的幸福　105，109，160，264，
　344，351，352，356，357
主観的な情報　65，67
手段　488
受容　216，225，226，228，
　315，447
主要概念　482
受療行動　405
順序尺度　472，473
障害者雇用促進法　261
障害者総合支援法等の改正　89
障害福祉サービス等報酬改定　89
上級管理職　190
小児看護学　349，432
承認欲求　318
情報　26，122，132，145，
　146，296，466
除外条件　465

職場環境　267
職務満足　278，279
食料生産革命　372
女性の晩婚化　153
所定労働時間　70，71
ジョハリの窓　200
処理可能感　345，346
而立　207
自律　230
事理弁識能力　310
事例研究　475
人為的災害　120
人員確保　423
人員計画　419
人員配置　26
人員不足　87，396
人格障害　300
新規性　474
シンギュラリティ　93，97，363
シンクタンク　79
シングル・ループ　406，407
人件費　419
人口減少　93
人口構造　405
人工知能　93，97，102，362，430
人工論　432
人材（人財）育成　102，150，
　157，208，280，409，423
人材（人財）育成ビジョン
　159，402，409，422
人事評価　176
新人看護師　320
新人看護部長　414，415，427
新人（の）管理職　416，417，420
人生100年時代　154
人生経験　350
人生の目標　156
靭帯　408，409
身体的側面　24，25，329
身体的負担（負荷）　108，109
心的環境　108，109，110
心的表象　432，433
人的要素　26，27，207
信頼　358，361，364，371
信頼関係　196，199，334，365，
　372，408
信頼性　358，363，364，457，
　467，468
真理　162，163，164，169
心理的Safety base　350
心理的安全　144，146，147，
　190，191，196，265

499

心理的学習環境　295
心理的幸福感　352
心理的動機づけ　274
心理的不健康　328
診療報酬　26, 27, 52, 53, 54, 69, 71, 72, 90, 136
親和欲求　277, 278
随意筋　210, 442
数量化　463, 470
図式化　453, 491
ステークホルダー　65
ステレオタイプ化　187
ストーリーライン　65
ストライキ　81
ストレス　108, 111, 201, 218, 219
ストレスコーピング　199, 201
ストレス対処　349
ストレスマネジメント　204, 205, 214, 218
ストレッサー　344, 349
スピリチュアルな側面　24, 25, 31, 329
スリップ　112
正規分布　469, 473
政策　441
生産的要素　26, 27, 207
生産年齢人口　104, 110, 153
脆弱性分析　122, 138
正常値　58
成人教育　221, 287
精神健康度　111
精神の作業容量　108
精神的側面　24, 25, 28, 329
精神的病理　328, 331
精神的負担感　108, 114
成長・成長発達　199, 423
成長・発達の理論　431
成長過程　423
成長マトリクス　44
生理的情緒的高揚　199
セクショナリズム　386, 387, 389
説明変数　29
絶滅職種　97
セルフ・ガバナンス　167
セルフヘルプ　86
セルフマネジメント　154, 201
セルフメディケーション　86
繊維性癒着　168
先行研究　452, 455, 464, 465, 466, 469, 470, 473, 476, 482, 486
潜在看護師　247, 248

センシング　165
センスオブコヒアランス　342, 343, 344, 345, 347, 348, 350, 351, 352
専門看護師　134, 171, 172
専門職　162, 164, 167, 168, 169, 170, 282, 380
専門職集団　282
専門職のモチベーション　282
相関関係　471
相関係数　471
操作的定義　455, 482
創造・創造力　66, 78, 282, 416
想像・想像力　65, 78, 126, 282, 337, 416, 433
相対的市場　44
想定外　124, 125, 130, 132, 133
想定内　124, 125, 130, 132, 133
ソーシャルキャピタル　355, 356, 357, 358, 360, 361, 363, 364, 365, 372, 407
ソーシャルサポート　155, 348
ソーシャルネットワーク　348
組織運営　61, 235, 262, 274
組織改善行動　29
組織学習　18
組織活動　52
組織化理論　369
組織感情　28, 29, 30
組織均衡論　17
組織経営　40, 54, 171, 419, 421
組織構造　19, 43
組織構造の耐久性・順応性　47
組織行動　64
組織コミットメント　38
組織診断　47
組織成員　30, 31, 33, 38, 54, 68, 239, 263, 409
組織成長段階　423
組織づくり　299, 304, 374, 384
組織内環境　67
組織の4ディメンション　33
組織の安全文化　112
組織の意思決定　33, 47
組織の価値観　32
組織の構成要素　27, 207
組織の対内的均衡　239
組織の方向性（Direction）　33, 143, 405, 409
組織のライフサイクル　35, 36
組織発展　39, 314
組織は人なり　19, 36

組織ビジョン　402
組織風土　356
組織文化　31, 112, 114, 180, 375
組織分析　40, 41, 46, 47, 49, 50
組織変革理論　403
組織マネジメント　63, 64, 65, 68, 76, 77, 87, 97, 104, 117, 150, 179, 198, 206, 209, 279
組織目標　150, 282, 381, 404
組織離脱　32
組織理念　31, 32, 33, 40
組織理論　18, 24, 33
組織論　17, 19, 181
租税公課　60
損益計算書　50, 52, 55, 419
損益計算書百分比　57
損益分岐点　60, 61

━━━━━ た行 ━━━━━

ダイアローグ　187, 219, 227, 302, 303, 306, 309, 310
代位責任　309
耐久力　328
貸借対照表　50, 51, 55, 419
貸借対照表構成比率　57
対象関係論　349
ダイバーシティ　155, 338, 426
代表性　465
代理体験　198
第六次産業　158
多死時代　77, 104
多重課題　202
多種多様　257
他職種　283, 392, 395, 397
多職種　283, 386, 392, 396
多職種協働　102, 258
多職種相互連携　386
多職種チーム　389
多職種チームの二次元モデル　385
多職種統合連携　384, 387
多職種連携　92, 94, 96, 102, 268, 285, 383, 388, 398, 423
タスクシフト　387
達成体験　198
達成動機理論　277
達成欲求　277, 278
妥当性　457, 467, 468
ダブル・ループ　18, 406, 407, 408
ダブルケア　154, 261
ダブルワーク　285

500

多様性　338
多様な価値観　357
団塊世代　77
男女雇用機会均等法　262
地域　78, 89, 90, 124, 127,
　159, 279, 280, 357, 405
地域・在宅医療　405
地域医療構想　26, 76, 78, 89,
　279, 402, 409
地域住民　87, 89, 90, 361, 404
地域包括ケアシステム　26, 76,
　79, 82, 84, 86, 88, 89,
　100, 102, 127, 136, 160,
　279, 355, 361, 402, 409
チーミング　92, 94, 95, 96,
　97, 99, 102
チーム　16, 94, 96, 400
チームアプローチ　95
チーム医療　94, 95, 96, 99,
　228, 270, 380, 383, 384
チームビルディング　389
地産地消　158, 159, 160
知識労働　378
中央値　469
中心概念　455
超高齢社会　79
調査票　457, 466, 467, 469
調査分析　208, 209, 212, 417
追随研究　452, 459
ディープラーニング　93, 431, 433
抵抗勢力　243, 244, 250, 252,
　253, 254
低次欲求　275, 276
定性的　41, 50
定量的　41, 49
定量分析　50
ディレクション（方向づけ）　207
ディレクター　414
データ　466
データ化　269, 397
データ収集方法　468
適応（adaptation）　156
適応機能　315
適応障害　300
テキストマイニング　474, 475,
　484
手順　390, 391, 392
動員力　349
動機　442, 447
動機づけ　215, 273, 274, 278
動機づけ－衛生理論　278
統合力　432

洞察力　164, 165, 169, 170, 362
統制の所在　344
特定行為研修　171
独立変数　268, 453, 454, 455
土壌　157, 158
独居　86, 360
トライアンギュレーション　470
トランジション理論　251
トリアージ　127, 138
トレランス　333, 339, 340

――――― な行 ―――――

内的資源　348
内発的動機づけ　274
内部環境　67
内容分析　474, 484
ナナエス分析　43
ナラティブ　475
縄張り意識　386
二次元レジリエンス要因尺度　331
日本人気質　260
日本人思想　222
入院基本料　69
入院診療　52
ニューロコンピュータ　93, 165,
　166
二要因理論　278
人間関係論　274
人間発達プロセス　152, 153
忍耐力　330
認知的ストレス対処　344
認知的対処　344
認知的不協和　196
認知発達　289
認知発達理論　350
認定看護管理者　172, 258, 269
認定看護管理者教育課程　197
認定看護管理者研修　68
認定看護師　134, 171, 172
ネガティブ思考　219
ネガティブストローク　241
ネットワーク　359, 360, 363
ノンアサーティブコミュニケー
　ション　225
ノンバーバル　398

――――― は行 ―――――

把握可能感　345
パートナー　178, 213, 319
パートナーシップ　211
バイアス　485
バイタルサイン測定　94

廃用症候群　168
波及効果　407
ハゲタカジャーナル　483
ハザード　120, 121, 122, 127, 138
ハザードマップ　140
働きがい　97, 196, 261, 267
働き方改革　104, 105, 107,
　114, 116, 117, 261, 387
働きやすい環境　196
発現時介入計画　126
発災・発災時　119, 130, 132
発達課題　36, 37, 38, 152, 423
発達支援　364
発達障害　299, 300, 302, 363
発達段階　36
発達年齢　169
パフォーマンス　208, 209, 215,
　274, 277, 284, 285, 357, 364
パフォーマンスマネジメント　282
バリュー　31, 32
バリューチェーン分析　44
半構造化面接　468
反射的傾聴　214
反証的立ち位置　474
阪神・淡路大震災　139
汎心論　432
伴走者　198
判断能力　186
ハンディキャップ　88
汎抵抗資源　349
反転項目　466
汎用化　476, 488, 490
汎用性　483, 484
被害想定　135
比較分析　57
東日本大震災　139
ピグマリオン　203, 322
比尺度　472, 473
非常時対応　119
非常用電源　139
ビジョン　31, 32
ヒストリカル分析　58
ビスマルク政策　81
百科全書　373
ヒューマンエラー　112, 114
病院機能評価　177, 390, 392
病院の三種の神器　64
病因論　87
評価　65, 66, 176, 177, 184,
　187, 188
標準化　374, 466, 467
病態関連図　435, 453

501

病棟会議　247，250
病棟経営　258
開かれた質問　228
比率分析　57
ファイブフォース分析　46
不安全行動　112
フィジカルアセスメント　168
フィロソフィ　196
負荷　108，110，113
俯瞰視　407，486，487
副院長　420
復元力　328，336
復職支援　250
不測の事態　125
負担　108，110，113
普段の不断の努力　411
ぶつかり「愛」　397，398
復旧　122
復興　122
物的要素　25，26，27，207
不平不満　145，317，318，396
プライド（自負心）　167，250，
　264，290，294，297
プライバシー　464
プライマリーバランス　79
不利益　464
プリオ分析　42
プリベンション　114
フレイル　86，87，385
フレームワーク　43，44，45，46
プレーヤー　179，208
プレゼンティズム　115
プログラミング　435
プロセス　95，102，370，371，
　372，383，450
プロダクト・ポートフォリオ・マ
　ネジメント分析　44
プロトジー　321
プロフェッショナリズム　167
プロフェッショナル　167
プロフェッショナル・オートノ
　ミー　167
文献検索　453，456，476，482
分析能力　419
分析方法　471，486
分離－個体化理論　349
平均患者数　70
平均寿命　79
平均値　469
ベクトル　32，33，40，381，
　405，406
ペスト分析　46

ペダゴジー教育　221，288，295
ベテラン看護師　247，249，
　250，251，253
ベネフィット　113
ヘルシーワークプレイス　369，
　370
便益　364
変革型リーダーシップ　181，183
変革時代　181
変数　471，473，474
変数化　469，470
ベンチマーク分析　58
変動費　60
報告，連絡，相談　322
防災　119，121，130
法定労働時間　71
訪問看護　159
包容力　333
ホーソン工場　28，29，274
保健師助産師看護師法の二十八条
　411
ポジティブ　218，219
ポジティブシンキング　490
ポジティブフィードバック　265
母集団　465，473
保身　336，387
ポストベンション　114
ホスピタリティ　206
ホメオスタシス　16，17，18，22
褒める　177，264
ボランティア　359

━━━━━　ま行　━━━━━

マーケティング　46，50，90，404
マグネットホスピタル　157
マクロ環境　46
マジョリティ　53
マトリックス　44，294
マニュアル　130，133，134，
　135，137，144，393，396
マネジメント　21，33，63，64，
　66，67，74，86，87，99，
　102，104，107，110，132，
　179，207，209，212，279，
　352，374，419，442
マネジメント能力　97
マネジメントのプロ　193
マネジメント理論　19
マネジャー　179，374，414
慢性ストレッサー　347
ミクロ環境　46
ミスマッチ入職　280

未成熟・成熟モデル　262，263
ミッション　31，32
ミトコンドリア　13，14，15，
　21，22
魅力ある組織　156
名義尺度　472，473
メタ認知　167，237
メタボリックシンドローム　41，
　86，87
メンター　321
メンタルヘルス　104，108，
　110，111，113，114
メンバー　95，96
目標管理　274，381
モチベーション　113，158，192，
　194，195，196，212，216，490
モチベーション理論　274
モニタリング　65，113
モラール　284

━━━━━　や行　━━━━━

夜勤　71，263
役割　21，22，207，334，384，
　417
役割開放　386
役割認識　191
やりがい　409
やる気スイッチ　95，212
有意味感　345，346，350
有害事象　464
有機的　392
有機的開放システム　18
有機的つながり　387
有給休暇　71
幽体離脱　237
歪んだ認知　303
ゆで蛙　266
ユビキタスケア　92，98，99，
　102，168，270，383，401，
　402，403
欲求階層理論　274，275，276
予防対策（プリベンション）　114
予防的ケアプラン（介入計画）
　125，126

━━━━━　ら行　━━━━━

ライフイベント　201，238
ライフサイクル　35，36，37，
　38，47，152，155
ライフステージ　153，156，213
ライフストーリー　71
ライフライン　140，141

502

ラプス　112
リーダー　95，134，138，143，
　144，146，181，183
リーダーシップ　19，319，395
リーディング　213
リクルート　79，422，423
離職　78，156
リスク　112，124，125，132
リスク回避　134
リスク対応能力　330
リスクマネジメント　124
リハビリテーション　98，168，
　386，387
リフレーミング　218，219
リボソーム　13
良質な人生経験　348，349，352
量的研究　463，470，475
量的数量化　474
理論　415，416
理論の創造　440
臨床判断　65
倫理観　165，166
倫理指針　464
倫理的配慮　464，466
類似研究　470
ルーブリック　290，294
ルール　111，113，114，274，
　282，283，284，285，324，
　325，468，471，473，486
ルール違反　112，113
ルールが守られない３つの問題点
　283
レジリエンス　328，329，330，
　331，332，333，334，336，
　337，338，339，340，343，
　408，409，411
連携（マネジメント）　99，101，
　102，384，397
連想力　433
労作　109，110
労働安全衛生法　369，370
労働環境　112，262，269，350，
　408，446
労働基準法　71，369
労働時間　111
労働生産性　115
労働対価　22
労働負担　93
労働量　397
労働力　69
労務環境　104，107，109，110，
　112，113，114，442

労務管理　69，261，491
労務管理者　259
労務管理表　71，107，259
労務費　60
ローカルルール　113
ロールモデル　156，352
六次（ロクジ）化　156，157，
　158
ロコモティブシンドローム　86，
　87，130
ロボット　93，102，110，111，
　116，165，437
論理の飛躍　485，487

━━━━━ わ行 ━━━━━

ワーク・ライフ・インテグレー
　ション　15，20，21，150，
　151，152，156，182，260，
　270，352
ワーク・ライフ・バランス
　151，152

【人名】

━━━━━ あ行 ━━━━━

アーロン・アントノフキー　343
アクニース・ヴェッチ女史　440
アブラハム・H．マズロー
　274，275，276
アン・ディクソン　229
イゴール・アンゾフ　44
エドガー・H．シャイン　184
エリク・H．エリクソン　152
オレム　42

━━━━━ か行 ━━━━━

カール・E．ワイク　369，372
クリス・アージリス　18，262
クルト・Z．レヴィン　403
クレイトン・P．アルダファー
　275，276

━━━━━ さ行 ━━━━━

ジェイ・B．バーニー　42
ジャン・ピアジェ　289
聖徳太子　373

ジョージ・エルトン・メイヨー
　28，29
ジョン・P．コッター　235，
　403
ジョン・ボウルビィ　349

━━━━━ た行 ━━━━━

ダグラス・M．マクレガー
　245，276
チェスター・I．バーナード
　17，239
デイビッド・C．マクレランド
　277，278
ドナルド・A．ショーン　18
ドナルド・W．ウィニコット
　349

━━━━━ は行 ━━━━━

ピーター・ドラッカー
　369，372
フィリップ・コトラー　46
フィリップ・セルズニック　18
ブルース・リプトン　260
フレデリック・W．テイラー
　28
フレデリック・ハーツバーグ
　278，279
フロレンス・ナイチンゲール
　42，162，164，170
ベアトリス・B．ホワイティング
　とジョン・W．ホワイティ
　ング　350
ペプロウ　42
ヘンダーソン　42

━━━━━ ま行 ━━━━━

マーガレット・S．マーラー
　349
マーガレット・ミード　350
マーシー・シャイモフ　269
マイケル・E．ポーター　44，
　46
マックス・ウェーバー　19
ミルトン・メイヤロフ　362

━━━━━ ら行 ━━━━━

ルース・ベネディクト　350
ルートヴィヒ・V．ベルタランフィ
　15，17，19
レイニンガー　42
ロイ　42
ロナルド・S．バート　360

503

著者紹介

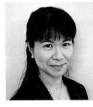

中島美津子 看護学博士／教育学修士

東京医療保健大学
東が丘看護学部看護学科／大学院看護学研究科 教授
厚生労働省医療従事者勤務環境改善のための助言及び調査業務委員
看護職の採用と定着を考える会 理事
アカデミア看護研究会 会長

2005年3月九州大学大学院人間環境学府発達・教育システム専攻修士課程修了（教育学修士）。2009年3月広島大学大学院保健学科研究科博士課程後期課程修了（看護学博士）。九州大学病院，済生会病院，日赤病院などの臨床現場を経て，九州大学，聖マリア学院大学で教育・研究職へ。臨床現場に戻り看護部長，副院長を歴任後，再び教育・研究職として2015年より広島大学大学院医歯薬保健学研究院，2016年4月より現職。2006年より働きがいのある組織づくりに向けた支援を本格化。日本看護協会でのWLB推進事業における複数県モデル事業アドバイザー，認定看護管理者研修講師，2012年より厚生労働省医療労働に関する研究委員，医療勤務環境改善支援センター支援アドバイザーなど，看護の質向上として複数病院の看護研究支援，大学院中島ゼミでは看護職の労務環境改善に関する研究を推進。

似顔絵：松井真理子（小倉第一病院　ホスピタルイラストレーター）

管理職のための組織管理（看護感理）バイブル

2019年6月7日 発行　　第1版第1刷
2025年2月14日 発行　　　　　第5刷

著者：中島美津子（なかしまみつこ）©

企　画：日総研グループ
代　表　岸田良平
発行所　日総研出版

本部　〒451-0051 名古屋市西区則武新町3-7-15（日総研ビル）
☎(052) 569-5628　　FAX (052) 561-1218

日総研お客様センター
名古屋市中村区則武本通1-38
日総研グループ縁ビル　〒453-0017

電話 0120-057671　FAX 0120-052690

[札　幌]☎(011)272-1821　[仙　台]☎(022)261-7660　[東　京]☎(03)5281-3721
[名古屋]☎(052)569-5628　[大　阪]☎(06)6262-3215　[広　島]☎(082)227-5668
[福　岡]☎(092)414-9311　[編　集]☎(052)569-5665

・乱丁・落丁はお取り替えいたします。本書の無断複写複製（コピー）やデータベース化は著作権・出版権の侵害となります。
・ご意見等はホームページまたはEメールでお寄せください。**E-mail：cs@nissoken.com**
・訂正等はホームページをご覧ください。**www.nissoken.com/sgh**